Andreas Bökelberger
Olivia Lehner

Kinesiologisches Taping

Das Arbeitsbuch

2., überarbeitete und erweiterte Auflage

Hogrefe Verlag

Anschrift der Autoren:
a + o Therapie und Ausbildung
Untermayerhofen 121
A-8271 Bad Waltersdorf
www.therapieundausbildung.at

Bibliografische Information der Deutschen Nationalbibliothek
Die Deutsche Nationalbibliothek verzeichnet diese Publikation in der Deutschen Nationalbibliografie; detaillierte bibliografische Daten sind im Internet über https: //dnb.d-nb.de abrufbar.

Verantwortliche Person in der EU: Hogrefe Verlag GmbH & Co. KG, Merkelstraße 3,
37085 Göttingen, info@hogrefe.de

Anregungen und Zuschriften bitte an den Hersteller:
Hogrefe Verlag
Lektorat Medizin/Gesundheit
Länggass-Strasse 76
3012 Bern
Tel.: +41 31 300 45 00
info@hogrefe.ch
www.hogrefe.ch

Lektorat: Dr. Klaus Reinhardt
Herstellung: Daniel Berger
Fotos: Hans Zugschwert, Graz
Umschlagfoto: Hans Zugschwert
Umschlag: Claude Borer, Basel
Druckvorstufe: punktgenau GmbH, Bühl
Druck und buchbinderische Verarbeitung: Finidr, s. r. o., Český Těšín
Printed in Czech Republic

2. Nachdruck 2026 der 2., überarb. und erw. Auflage 2015

(E-Book ISBN [PDF] 978-3-456-95551-3)
ISBN 978-3-456-85551-6

Bökelberger/Lehner
Kinesiologisches Taping

Hogrefe Verlag
Programmbereich Gesundheit

hogrefe

Inhalt

Vorwort zur 2. Auflage 11

Vorwort 12

Danksagung 13

Teil 1: Theorie 15

1 **Von der Idee zur Umsetzung** 17
Der Erfinder: Dr. Kenzo Kase 17
Die Entwicklung der Methode 17
Der Begriff «kinesiologisches Taping» 18

2 **Die Hauptwirkungsweisen des elastischen Tapes** 19
Kommunikation über die Haut 19
Rezeptoren stimulieren – Schmerz reduzieren –
Zirkulation verbessern 20
Homöostase im Gleichgewicht 22
Muskulatur im Gleichklang 22
Korrektur von Gelenkstellungen 23
Vergleich: elastisches vs. klassisches Tape 24

3 **Materialkunde** 27
Qualität ist das «A und O»– auch in der Materialwahl 27
Original vs. Kopie von der Kopie 27
Objektiver Materialvergleich: Kriterien 28
Erster Eindruck beim Auspacken der Taperolle 29
Teststreifen zur Detailerkennung 30
Die Dehnfähigkeit des Tapes überprüfen 33
Materialvergleich, aber richtig! 35
Lagerung des Materials 36

4 **Farblehre** 37
Bunt ist o.k., aber kein Muss 37
Selbst spüren 38
Das Spiel mit der Farbe 38

5 **Indikationen und Kontraindikationen** 39
Indikationen – ein breites Anwendungsspektrum 39
Kontraindikationen beachten – Rücksprache mit dem Arzt 40

6 **Allgemeine Grundlagen zur Anwendung** 43
Vor- und nachbereitende Maßnahmen des Therapeuten 43
Unterstützende Maßnahmen durch den Patienten 44

7 **Handhabung des Materials** 47
Korrektes Anlegen eines elastischen Tapes 47
Nachkontrolle 49
Schonendes Entfernen des elastischen Tapes 49

8 **Anwendung des kinesiologischen Tapes** 51
Grundbegriffe 51
Anlageformen 52
Tapespannung: «Weniger ist mehr» 54
Anlagetechniken 55
Reihenfolge der Anlagen und Kombinationen 56

Teil 2: Praxis 59

9 **Muskelanlage** 61
Ziel der Anlage 61
Anwendungsgebiete 61
Wirkungsweise 62
Anlageformen, Vordehnung, Anlagerichtung 63
Anregende bzw. aktivierende Muskelanlage 64
Hemmende Muskelanlage 66
Mm. scaleni 67
M. sternocleidomastoideus 68
M. sternohyoideus und M. sternothyroideus 69
M. masseter 70
M. biceps brachii 71
M. deltoideus 72

Mm. extensor carpi radialis longus et brevis und M. brachioradialis . . . 74
Unterarmflexoren . . . 75
M. infraspinatus . . . 76
M. latissimus dorsi . . . 77
M. levator scapulae . . . 78
M. pectoralis major . . . 79
M. pectoralis minor . . . 81
Mm. pronator teres und pronator quadratus . . . 82
Mm. rhomboideus minor et major . . . 83
M. supinator . . . 84
M. supraspinatus . . . 85
Mm. teres minor et major . . . 86
M. trapezius . . . 87
M. triceps brachii . . . 89
M. erector spinae (autochthone Rückenmuskulatur) . . . 90
Mm. obliquus externus et internus abdominis . . . 93
M. quadratus lumborum . . . 95
M. rectus abdominis . . . 96
M. transversus abdominis . . . 97
Adduktorengruppe und M. gracilis . . . 98
M. biceps femoris . . . 99
Mm. extensor digitorum longus und extensor hallucis longus . . . 100
M. flexor digitorum longus . . . 101
Glutealmuskulatur und M. piriformis . . . 102
M. iliopsoas . . . 104
M. pectineus . . . 105
Peroneusgruppe: Wadenbeinmuskulatur . . . 106
M. popliteus . . . 107
M. quadriceps femoris . . . 108
M. sartorius . . . 109
Mm. semitendinosus und semimembranosus . . . 110
M. tensor fasciae latae . . . 111
M. tibialis anterior . . . 112
M. tibialis posterior . . . 113
M. triceps surae . . . 114
Zwerchfell (Diaphragma) . . . 116

10 **Faszienkorrektur** . . . 119
Ziel der Anlage . . . 119
Anwendungsgebiete . . . 120

Wirkungsweise 120
Anlageformen, Anlagerichtung 120
Schulter 125
Knie 127
Oberschenkel 128

11 Raum schaffende Korrektur 129
Ziel der Anlage 129
Anwendungsgebiete 129
Wirkungsweise 129
Anlageformen, Vordehnung, Anlagerichtung 130
I-Streifen für den Stern 132
Lochschnitt 134
Netzschnitt 136

12 Mechanische, funktionelle, Band- und Sehnenkorrekturen 139
Ziel der Anlagen 139
Anwendungsgebiete 139
Wirkungsweise 140
Anlageformen, Vordehnung, Anlagerichtung 141
Mechanische Korrektur (Abb. 12-1) 141
Funktionelle Korrektur (Abb. 12-2) 142
Band- und Sehnenkorrektur (Abb. 12-3) 142
Mechanische Korrektur 143
Funktionelle Korrektur 144
Sehnenkorrektur 146
Bandkorrektur 148

13 Lymphanlage 151
Ziel der Anlage 153
Anwendungsgebiete 153
Wirkungsweise 153
Anlageformen, Vordehnung, Anlagerichtung 154
Obere Extremität 156
Untere Extremität 157

14 Neuralanlagen 159
Ziel der Anlage 159
Anwendungsgebiete 159
Wirkungsweise 160
Anlageformen, Vordehnung, Anlagerichtung 160

N. ischiadicus . . . 161
N. medianus . . . 162
N. radialis . . . 163
N. ulnaris . . . 164

15 **Narbentape** . . . 165
Ziel der Anlage . . . 166
Anwendungsgebiete . . . 166
Wirkungsweise . . . 167
Anlageformen, Vordehnung, Anlagerichtung . . . 167
Narbentape mit Raum schaffender und Faszienkorrektur . . . 169

16 **Gitterpflaster** . . . 171
Ziel der Anlage . . . 171
Anwendungsgebiete . . . 171
Wirkungsweise . . . 171
Anlage . . . 172

17 **Indikationsanlagen** . . . 173
Achillodynie . . . 174
Bizepssehnenreizung . . . 176
Daumengrundgelenk – Pathologien . . . 177
DB-Tape – Knie/Schulter . . . 179
DB-Tapes – Rücken . . . 181
Ellbogen-Entlastung . . . 182
Epicondylitis humeri lateralis et medialis . . . 183
Fersensporn . . . 184
Fingerkontusion . . . 186
Frozen Shoulder . . . 187
Hallux valgus . . . 188
Haltungskorrektur . . . 190
Hämatome und Fibrosen . . . 191
Handgelenksstabilisierung . . . 192
HWS-Syndrom . . . 193
Iliosakralgelenk – Korrektur des ISG . . . 194
Impingement-Syndrom . . . 195
Interkostalneuralgie und Rippenprellung . . . 196
Karpaltunnelsyndrom . . . 197
Kiefergelenk – Pathologien . . . 198
Knie – Hyperextension . . . 199
Kollateralbänder am Kniegelenk – Pathologien . . . 200

LWS-Syndrom . . . 201
Menstruationsbeschwerden und Miktionsstörung . . . 202
Muskelfaserriss . . . 203
Nacken-Kombi . . . 204
Obstipation . . . 205
Patellalateralisation . . . 206
Patellaspitzensyndrom . . . 208
Restless Legs-Syndrom . . . 209
Rotatorenmanschette . . . 210
Schleudertrauma . . . 212
Sinusitis . . . 213
Spreizfuß, Senkfuß, Plattfuß . . . 214
Sprunggelenkläsion . . . 216

Teil 3: Kinesiologisches Testen im Sinne der Physioenergetik . . . 221

18 **Einführung in die Physioenergetik** . . . 223
Einleitung . . . 223
Begriffserklärung und Erfinder . . . 223
Ziel der Methode . . . 224
AR-Test nach Raphael Van Assche . . . 225
Vorbereitende Maßnahmen . . . 227

19 **Praktische Anleitung zum Testablauf** . . . 229
Schritt 1: Kontrolle des AR-Tests . . . 229
Schritt 2: Therapielokalisation (TL), Provokation (Challenge) . . . 230
Schritt 3: Einspeichern der Stressreaktion bzw. der TL/Challenge . . . 231
Schritt 4: Auswählen der Farbe . . . 232
Schritt 5: Austesten der Tapeanlage . . . 233
Schritt 6: Austesten einer Band- und Sehnenkorrektur . . . 237
Schritt 7: Löschen der gespeicherten TL/Challenge . . . 238

20 **Kurzanleitung im Flussdiagramm** . . . 239

Literaturverzeichnis . . . 241
Quellenverweise . . . 241
Literaturempfehlungen . . . 241

Sachregister . . . 243

Vorwort zur 2. Auflage

Es freut uns ganz besonders, diese zweite Auflage unseres Fachbuches mit erneut starker Unterstützung unseres Lektors Dr. Reinhardt hier präsentieren zu dürfen.

Der wesentliche Kern der Sache wird in dieser Ausgabe unverändert beibehalten und bedarf auch keiner fachlich relevanten Änderung.

Was Sie jedoch finden, sind einige ergänzende und erweiterte Indikationsanlagen, welche wir in unserer Praxis erarbeitet und erprobt haben. Unter anderem auch Anlagen, die dem kreativen sowie kompetenten Denken und Tapen unseres geschätzten Freundes und Kollegen Dieter Baier entstammen, wofür wir uns auf diesem Weg sehr herzlich bedanken.

Für die an der Physioenergetik Interessierten haben wir im Kapitel 19 «Kinesiologisches Testen» den Testablauf in dieser zweiten Auflage ein wenig adaptiert.

Da in unserem Buch das Thema der Materialkunde durchaus einen Schwerpunkt darstellt, haben wir uns selbstverständlich die Frage gestellt, ob es sinnvoll ist, zu neuem Material am Markt Stellung zu nehmen. Hiervon nehmen wir jedoch bewusst Abstand, da wir in unserer praktischen Tätigkeit nach wie vor mit dem Originalkonzept der Baumwolltapes zur größten Zufriedenheit und mit klarem Erfolg arbeiten. Der Wandel der Zeit bringt natürlich auch immer wieder Innovationen im Bereich der Materialien hervor, und es steht jedem frei, diese zu erproben und zu vergleichen.

Ein großes Dankeschön gilt auch bei dieser Ausgabe wieder unserem geduldigen Fotomodell Oliver Handler sowie unserem engagierten Fotografen Johann Zugschwert.

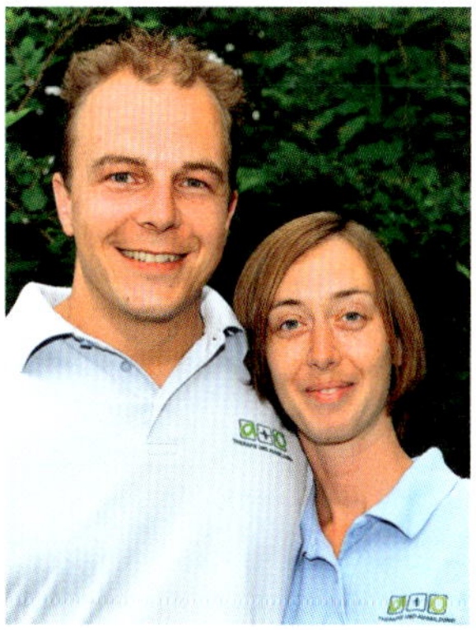

Wir wünschen Ihnen, liebe/r Leser/in mit unserer zweiten, erweiterten Auflage viel Freude und Erfolg.

Im Frühjahr 2015

Andreas Bökelberger und Olivia Lehner

Vorwort

Während unserer langjährigen Tätigkeit in den Bereichen Manuelle Therapie und Massage hat sich das kinesiologische Taping zu einer unserer bevorzugten Maßnahmen entwickelt, um unsere therapeutischen Anwendungen am Patienten zu unterstützen.

Wir haben uns lange Zeit mit den unterschiedlichen Anleitungen zum Taping beschäftigt. Je tiefer wir uns in die Materie eingelesen und geforscht haben, umso klarer wurde, dass sich das Original meist deutlich von den Kopien unterscheidet.

Unser Ziel ist es, Sie anzuregen, selbst Erfahrungen zu sammeln. Man bedenke, dass es gerade in der Therapie eine stetige, kreative Entwicklung neuer Konzepte gibt; dies bedeutet auch *Kopie vom Original.* Manchmal – wenn auch sehr selten – können Kopien gleichwertig oder sogar besser ausgearbeitet und weiterentwickelt sein als das Original; dies gilt es jedoch kritisch zu hinterfragen.

In den Kopien wurden im Laufe der Jahre erhebliche Fehler bezüglich der Anlagetechniken ausgearbeitet; Grundprinzipien zu Physiologie und Materialkunde wurden häufig in den Hintergrund gestellt.

Es ist uns ein Anliegen, mit unserem Buch zum Original zurückzuführen. Es sei betont, dass nach Dr. Kase kein anderer – auch wir nicht – das elastische Taping neu erfunden oder entdeckt hat.

Mit unserem gesammelten Wissen zu diesem Thema und mit Unterstützung unserer Kollegen und Patienten erläutern wir in diesem Buch die wesentlichen Kriterien des ursprünglichen Konzeptes – erkennen Sie selbst die Differenzen!

Des Weiteren ergänzen wir diese geniale Technik um das kinesiologische Testen. Als Grundlagen dienen die Methode der Physioenergetik® und der Armlängenreflextest nach Raphael Van Assche.

Das Zusammenführen des *Tapings* und des *kinesiologischen Testens im Sinne der Physioenergetik®* (nach Raphael Van Assche) war ein Herzenswunsch, den wir uns mit diesem Buch erfüllt haben.

Unser Buch bietet eine Anleitung, Taping zielführend und individuell für Patienten einzusetzen. Wir hoffen, Ihnen, liebe Leser, ein interessantes Werkzeug für Ihre praktische Arbeit an die Hand zu geben. Wir wünschen Ihnen viel Freude an den Details und einen kreativen Blick für das große Ganze!

Andreas Bökelberger und Olivia Lehne

Danksagung

An der Umsetzung dieses Buchs waren viele Personen beteiligt, die uns mit motivierendem Engagement unterstützten:

In erster Linie gebührt unser Dank dem Erfinder des Kinesio-Tapings®, Dr. Kenzo Kase, ohne dessen Spezialisierung, Forschung und Entwicklung auch unser Werk nicht entstanden wäre.

Ein besonderes Anliegen war uns die praxisorientierte Vermittlung des kinesiologischen Testens. Hier gilt unser Dank dem Begründer der Physioenergetik®, Raphael Van Assche. Ohne Deine Offenheit und Kooperation wäre unser Herzenswunsch wohl nicht in Erfüllung gegangen!

Für die praktische Erarbeitung dieses Teils stand uns ein lieber Kollege und wahrer Spezialist der Kinesiologie, Gerfried Lill, mit seinem großen Fachwissen zur Seite – auch Dir vielen Dank für Dein Einbringen!

Für die Fotografien standen Oliver Handler, Christian Hinterschweiger und Reinhard Alois Pichler Modell – ein herzliches Dankeschön für Eure Zeit und Geduld! Unentbehrlich war unser Fotograf, Hans Zugschwert. Für Deinen fachkundigen Blick vielen Dank!

Bei der Darstellung der Grafiken standen uns Evelyne Koller und unser Freund Markus Schuller kreativ zur Seite – ein Dankeschön auch an Euch für die schnelle und exakte Ausführung!

Eine besonders wichtige Stütze auf unserem Weg war und ist Herr Dr. Reinhardt – Cheflektor des Hans Huber Verlags. Ohne ihn wäre diese Reise des Schreibens und Verfassens wohl nicht so reibungslos vonstatten gegangen. Danke für Ihre fachkundige Unterstützung und Begleitung!

Und da es in unser beider Leben glücklicherweise so ist, dass wir stets von unserer Familie unterstützend und mit Wohlwollen begleitet werden: Dank Euch allen für Rat und Tat!

Andreas und Olivia

Teil 1
Theorie

1 Von der Idee zur Umsetzung

Der Erfinder: Dr. Kenzo Kase

Auf der Suche nach einem Weg, seine chiropraktische Arbeit am Patienten zu optimieren, entdeckte der Japaner Dr. Kenzo Kase in den 70er-Jahren die Wirksamkeit elastischer Klebeverbände.

1942 in Tokio geboren, eröffnete Dr. Kase 1975 in den USA seine Klinik für Chiropraktik und definierte schließlich 1979 die Methode des Kinesio-Tapings®.

Sein tiefes Interesse am Menschen führt ihn stets zu neuen, spannenden Erkenntnissen, die er jährlich in neuen Fachbüchern veröffentlicht.

Die Entwicklung der Methode

Für die Methode des Kinesio-Tapings® entwickelte Dr. Kase in 2-jähriger Forschungsarbeit ein spezielles, latexfreies Verbandsmaterial aus Baumwollgewebe. Dieses wird unter exakt definierter Vordehnung mit einem Acrylatkleber auf eine Trägerfolie aufgetragen und ist somit flexibel anwendbar. Im Vergleich zu dem bisher bekannten, herkömmlichen Tapematerial ist dieser Klebeverband der Beschaffenheit unserer Haut bzgl. seiner Eigenschaften, Dicke und Dehnfähigkeit nachempfunden. Kase erkannte, dass der Körper über die Haut in Funktion eines Reflexorgans und Reizsetzung auf die Rezeptoren der verschiedenen Gewebeschichten mit einer Aktivierung von Selbstheilungs- und Regenerationsprozessen reagiert. Die Reizsetzung erreichte er durch die Kombination von elastischen Verbänden und aktiver Bewegung der Muskulatur bzw. des umliegenden Gewebes.

In den Anfängen fand die Technik des elastischen Klebens nur in Kreisen von Chiropraktikern, Orthopäden, Akupunkteuren und diversen Bereichen der Medizin Anwendung, erst über den Sport gelangte die Therapieform dann in die Hände anderer therapeutischer Berufskreise.

1984 gründete Dr. Kase die *Kinesio Taping® Association* in Japan (*KTA Japan*), um kompetente Forschung und Entwicklung auf diesem Sektor sicherzustellen. 1997 folgte die Niederlassung der *KTA US* in den USA, und 2007 schließlich wurde die *Kinesio Taping® Association International* (*KTAI*) gegründet.

Neben steten Veröffentlichungen fundierter Fachliteratur ist Dr. Kase auf dem Forschungs- und Ausbildungssektor sehr aktiv. 2011 wurde die *KTA Germany* erfolgreich gegründet.

Durch Dr. Kases Engagement, seine Patienten wirkungsvoll und nachhaltig zu behandeln, entwickelte er eine völlig neue Therapiemethode, welche die praktische Arbeit am Patienten immens bereichert.

Der Begriff «kinesiologisches Taping»

Kinesiologie bedeutet *Lehre der Bewegung*. Diese Bedeutung spiegelt sich in der Namensgebung dieser Therapiemethode wider, da die Tapes speziell durch Bewegung aktiviert werden und gesunde Bewegung wieder ermöglichen.

In diesem Buch wird die Methode der flexiblen Bänder um die Möglichkeit des *kinesiologischen Testens* erweitert. Anlagevarianten und Farben werden für den Patienten gezielt ausgetestet. In Teil 3: *Kinesiologisches Testen im Sinne der Physioenergetik* wird das Testen detailliert beschrieben.

Wir möchten darauf hinweisen, dass das kinesiologische Testen in keinerlei ursprünglichen Zusammenhang steht mit der Technik des Tapens.

2 Die Hauptwirkungsweisen des elastischen Tapes

Das Material ist im Optimalfall gut hautverträglich, atmungsaktiv und elastisch, und es ist eine ideale Möglichkeit, um verschiedenste Therapieformen zu ergänzen. Als solches ist es gedacht – das Tape kann nicht als Ersatz für manuelle Therapien dienen! Es kann jedoch die Wirkung manueller Therapien verlängern und in vielfacher Hinsicht auch intensivieren. Beispielsweise kann das Anlegen eines Lymphtapes nach einer manuellen Lymphdrainage den mittels Behandlung erreichten *Status quo* erfahrungsgemäß für etwa 1 Woche halten, wohingegen die manuelle Anwendung eine positive Nachwirkung von nur ca. 2 Stunden hat. Das Ziel von Dr. Kase, seinen Patienten auch zwischen den Behandlungen effektive Hilfestellung geben zu können, hat er mit diesem Konzept zweifellos erreicht.

Hauptwirkungsweisen der flexiblen Bänder sind:

- Schmerzreduktion durch Stimulation der Sensoren in der Haut
- Verbesserung der Mikrozirkulation im Gewebe
- Korrektur von Lage und Funktion der Faszien
- Wiederherstellung der Muskelbalance
- Korrektur von Gelenkstellungen.

Kommunikation über die Haut

Aus der Verbindung zweier Zellen entwickelt sich eine Vielzahl von *Zellen*, die alle *miteinander in Beziehung* stehen. Die einzelnen Zellverbände lassen sich zwar unterteilen in Gewebeschichten, Organe, Funktionskreise etc., sie sind jedoch nicht voneinander zu trennen.

> Der Körper bildet eine Einheit, in der jede Zelle jeden Moment und unmittelbar mit allen anderen Zellen kommuniziert.

Diese Einheit macht man sich beim kinesiologischen Taping zunutze. Über die entsprechende Anlagetechnik auf der obersten Hautschicht, der Epidermis **(Abb. 2-1)**, lassen sich gezielt

- tiefere Gewebeschichten beeinflussen, z. B. schmerzlindernd durch Entlastung der Druckrezeptoren
- verschiedenste Gewebefunktionen anregen, z. B. der Lymphfluss
- physiologische Systeme verbessern, z. B. Muskelkontraktionen.

Rezeptoren stimulieren – Schmerz reduzieren – Zirkulation verbessern

> Schnittstelle für die Wirkung des Tapings sind die Rezeptoren bzw. Sensoren in den Hautschichten (**Abb. 2-2**).

Über gezielte Stimulation der Rezeptoren werden die Reize im Körper aufgenommen, weitergeleitet, verarbeitet und mit Reaktionen beantwortet. Das flexible Tape kann Einfluss nehmen auf

- die Mechanorezeptoren (wie Ruffini-Körperchen, Merkel-Zellen, Meissner- und Vater-Pacini-Körperchen)
- die Propriozeptoren (wie Golgi-Sehnenorgane und Muskelspindeln)
- die Nozisensoren des Schmerzleitungssystems.

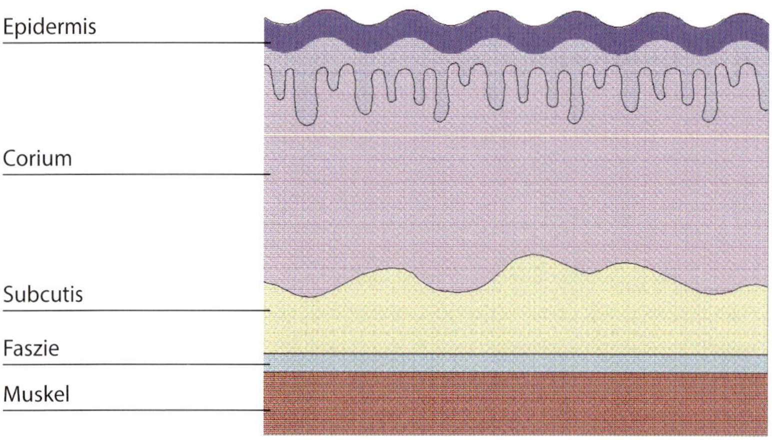

Abbildung 2-1: Die Hautschichten

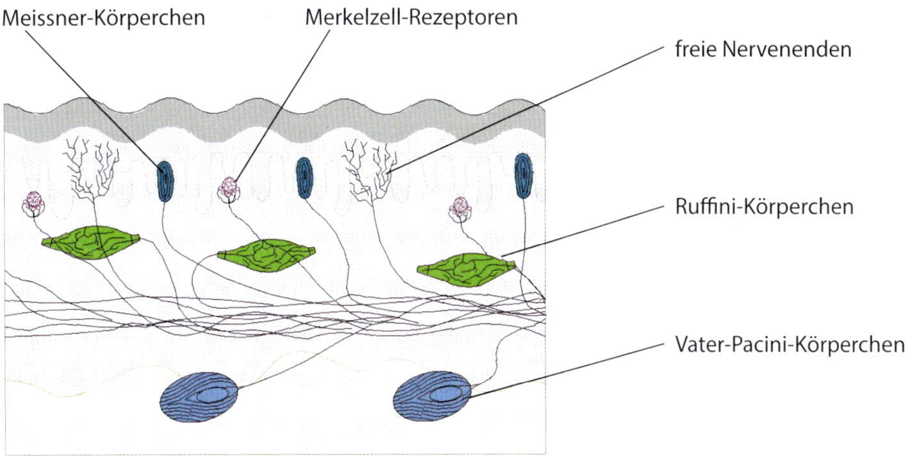

Abbildung 2-2: Aufbau und Rezeptoren der Haut

Bewegung wird durch *Schmerzen* teilweise bzw. völlig eingeschränkt, auf der anderen Seite ist jedoch *Bewegung* ein notwendiger Schritt zur Regeneration. In dieser Schmerzsituation bildet der *elastische Verband* eine Art *Brücke*: Durch spezifisches Anlegen der Klebestreifen und die dadurch entstehenden *Convolutions* (Wellen, Faltenbildung, Zusammenrollen) der Haut **(Abb. 2-3)** wird der interstitielle Raum erweitert. Im Gewebe wird ein Unterdruck erzeugt, wodurch die darunter liegenden Rezeptoren gezielt entlastet werden.

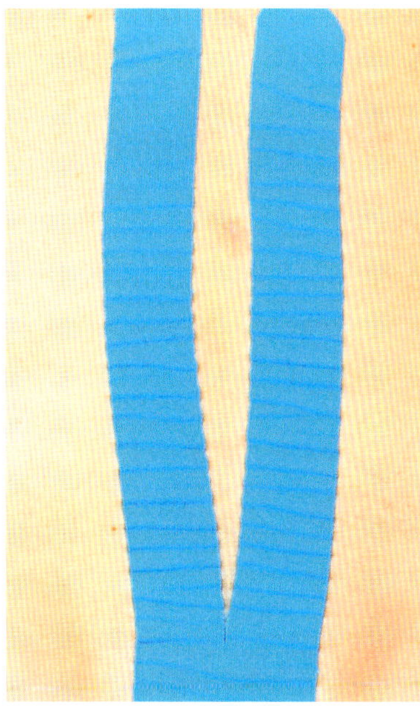

Abbildung 2-3: Convolutions

Durch das Abheben des Gewebes, die damit verbundene Raumerweiterung und die Entlastung der Rezeptoren wird Folgendes erreicht:

- Der Druck wird aus den belasteten Körperzonen genommen.
- Der Lymphfluss wird verbessert; Ödeme und Stauungen können sich lösen.
- Entzündungen und übermäßige Hitze werden reduziert.
- Die Mikrozirkulation wird deutlich verbessert.
- Die Schmerzrezeptoren werden deaktiviert.

> Der Schmerzkreislauf wird effektiv unterbrochen und die Regeneration der betroffenen Körperzonen begünstigt.

Die Anwendungsmöglichkeiten des kinesiologischen Tapes sind sehr vielseitig; sie ergeben sich je nach Indikation aus der Anlageform und -richtung, der Vordehnung des zu behandelnden Gewebes und dem gewählten Ausmaß an Tapespannung. Daher hat diese Therapiemethode neben Schmerzreduktion und Zirkulationsverbesserung noch drei weitere wesentliche Wirkungsweisen.

Homöostase im Gleichgewicht

Mittels spezifischer Anlagetechniken lassen sich Faszien wieder in ihre Position und ihre Funktion, d.h. in ein gesundes Gleichgewicht bringen. Pathologische Verklebungen und Zugwirkungen **(Abb. 2-4)** werden mittels *Faszienkorrektur* gelöst und reguliert.

Diese Problematik tritt meist nach Unfällen und Operationen auf. Es reichen schon kleine Narben und Traumen, um die Kräfteverteilung innerhalb der Faszien schmerzhaft zu verändern.

> Eine Veränderung der Faszien wirkt sich auf alle anderen Gewebeschichten und Systeme aus: Muskulatur, Nerven, Lymph- und Immunsystem usw.

In der Behandlung sollte besondere Aufmerksamkeit auf die Faszien und deren mögliche Veränderungen gelegt werden.

Muskulatur im Gleichklang

Das Ausgleichen muskulärer Dysbalancen im Sinne eines Hyper- oder Hypotonus gehört zur täglichen Praxis eines Therapeuten. Wie oben erwähnt, muss jedoch oftmals zuerst auf Faszienebene gearbeitet werden, um die Muskulatur nachhaltig beeinflussen zu können. Mit den sog. *Muskeltapes* können *hemmende* oder *aktivierende* Reize zum Ausgleich geklebt werden.

> Über das flexible Tape, das eine Stimulation der entsprechenden Rezeptoren bewirkt, kann eine optimale Muskelfunktion wiederhergestellt werden.

Korrektur von Gelenkstellungen

Über die Techniken der *mechanischen, funktionellen* und *Bänder-/Sehnenkorrektur* können pathologisch veränderte Gelenkstellungen in ihre gesunde, physiologische Ausgangsstellung zurückgebracht werden. Durch die Stimulation der Rezeptoren in korrigierter Position wird das Zusammenspiel von Agonisten und Antagonisten beeinflusst **(Abb. 2-5)**. Der Körper kann die ursprüngliche physiologische Haltung wiederherstellen.

> Das Gelenk erfährt Unterstützung und behält gleichzeitig seine Bewegungsfreiheit.

Das kinesiologische Tape ist kein Fixationstape, d.h., es stabilisiert bzw. führt ein Gelenk in seiner physiologischen Bewegung, aber die Bewegung wird nicht unterbunden. Zur Fixation bzw. Ruhigstellung empfiehlt sich eine Kombination mit einem klassischen Tape.

Natürlich gibt es Grenzen, beispielsweise bei ausgeprägten skoliotischen Veränderungen. In dem Fall kann man über die Summe vieler Therapiemethoden eine Sta-

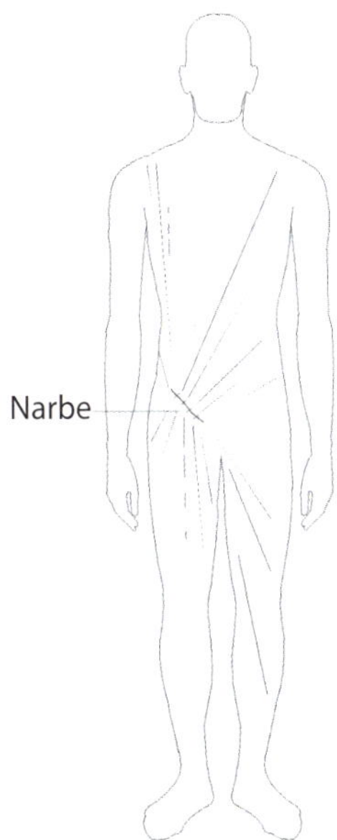

Abbildung 2-4: Pathologische Zugwirkung auf die Faszien

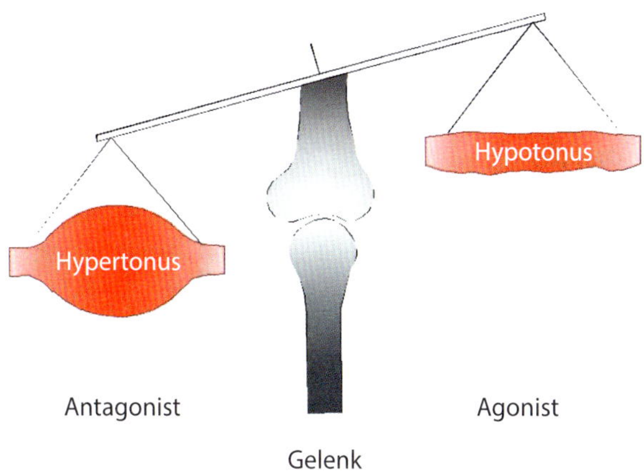

Abbildung 2-5: Muskuläre Dysbalance und deren Einwirkung auf die Gelenke

bilisation und/oder leichte Verbesserung erzielen, die jedoch nicht gleich zu setzen ist mit einer Korrektur oder Wiederherstellung der Homöostase.

Vergleich: elastisches vs. klassisches Tape

Die Methode des Tapings ist im Grunde nichts Neues. Gerade im Sport werden schon lange Zeit erfolgreich *klassische Tapes* eingesetzt. Hauptziele sind vorrangig das *Stabilisieren* von Strukturen und das *Vorbeugen von Verletzungen.* Worin also bestehen die Unterschiede zwischen kinesiologischem und klassischem Tape? Welche Vor- und Nachteile gibt es? Einen kurzen Vergleich zeigt **Tabelle 2-1**.

Fazit: Bei Instabilitätsproblematiken im Sport und erhöhter, unvermeidbarer Belastung ist das klassische Tape als Fixierungsmöglichkeit angezeigt. Jedoch ist eine *Kombination* von straffen und elastischen Verbänden noch wesentlich interessanter: Bereits einige Zeit vor einer geplanten sportlichen Belastung kann man ein kinesiologisches Tape anbringen, und für den Zeitraum der Aktivität ein klassisches Tape zur Fixierung darüber legen.

> Das klassische Tape wird unmittelbar nach der Belastung wieder abgenommen, das flexible Tape kann weiterhin wirken.

Tabelle 2-1: Elastisches und klassisches Tape im Vergleich

	Elastische Klebeverbände	**Klassisches Taping**
Bewegungsausmaß	Normales Bewegungsausmaß im gesunden Rahmen ist erwünscht, möglich und wird gefördert.	Möchte Bewegung einschränken, bei Verletzungen und/oder prophylaktisch vor Belastung.
Tragekomfort	Auf Grund der Flexibilität des Materials ist ein nahezu optimaler Tragekomfort gegeben. Es passt sich einer gesunden Bewegung an.	Die Anlage wirkt über ein hohes Maß an Kompression auf Haut, Muskeln und Gelenke.
Tragedauer	Tragedauer von bis zu einer Woche, daher ist es eine gute Ergänzung zur manuellen Therapie (zwischen den Behandlungsterminen).	Auf Grund der hohen Kompression ist die Tragedauer meist beschränkt.
Verträglichkeit	Die Hautverträglichkeit ist meist sehr gut.	Häufige Negativreaktionen der Haut auf Grund der Kompression und Luftundurchlässigkeit. Daher sollte der Kontakt zur Haut mittels Sprühkleber / Unterzug immer gedämpft werden.
Haftung	Die Haftung ist auch bei Kontakt mit Feuchtigkeit und Nässe bis zu einem gewissen Ausmaß gegeben.	Haftet für die Dauer der Belastung gut, jedoch selten darüber hinaus.
Wirkungsweise	Die Wirkungsweise kann mit der Art der Anlage variiert werden – von stabilisierend, entstauend, bis aktivierend, hemmend oder korrigierend und ist in Summe therapeutisch effektiver als das klassische Tape.	Schützt und stützt Bewegung nur selektiv. Unterbindet eine Schmerz auslösende Bewegung.

3 Materialkunde

Qualität ist das «A und O»– auch in der Materialwahl

Beim Taping ist die Anlagetechnik ausschlaggebend für den therapeutischen Erfolg, also das *Know-how* des Anwenders, sowohl beim klassischen Tape als auch bei der Variante mit flexiblen Bändern.

> Bei korrekter Anlage sollte eine positive Wirkung bereits nach einigen Minuten einsetzen.

Speziell bei elastischen Tapes lohnt es sich, das Material, das zurzeit auf dem Markt angeboten wird, genau zu prüfen. Es bestehen zum Teil sehr große *Unterschiede in der Qualität*, was einem *qualitativen Unterschied in der praktischen Arbeit* am Patienten gleichkommt.

In den folgenden Abschnitten werden die relevanten Vergleichsmerkmale beschrieben, um *Materialien testen* und *Qualitäten unterscheiden* zu können. Wir möchten darauf hinweisen, dass die folgenden Ausführungen unabhängig jedweden Sponsorings durch Produzenten oder Vertreiber von Tapematerial bzw. Fortbildungseinrichtungen sind und auf eigenen Erfahrungen und Untersuchungen gründen. Langjährige Recherche führte zu diesen Ergebnissen. Diese möchten wir weitergeben, um die Orientierung auf dem aktuellen Markt zu erleichtern und *therapeutische Erfolge* zu gewährleisten.

Original vs. Kopie von der Kopie

Wie bereits verdeutlicht, bildet das Originalkonzept des Kinesio-Tapings® nach Dr. Kenzo Kase die Basis für alle bekannten Varianten des elastischen Tapings. Dieses beinhaltet nicht nur die Art der praktischen Anwendung, sondern auch das über Jahre hinweg erforschte und erprobte Material *Kinesio Tex Gold™* bzw. *Kinesio Tex Gold FP*.

Im Rahmen der KTA stellt das Team um Dr. Kase schon seit Jahren Forschung und Entwicklung in diesem Therapiebereich sicher, was auf Mitbewerber nur sehr eingeschränkt zutrifft.

Natürlich gibt es neben dem Originalmaterial einige Tapes auf dem Markt, die in der Anwendung gut funktionieren. Dennoch sind bei genauerer Betrachtung meist wesentliche Qualitätsunterschiede zu erkennen. Diese führen dazu, dass die Therapieergebnisse häufig nicht zufriedenstellend sind bzw. der Erfolg ausbleibt, und dies wiederum schadet dem Ruf der Technik, völlig zu Unrecht.

Des Weiteren wurden Anweisungen zur praktischen Anlagetechnik nach dem Originalkonzept mehrfach falsch verstanden und demzufolge falsch kopiert. Die Tapinganleitungen sind sich zwar ähnlich, aber im Detail finden sich maßgebliche Differenzen. Kommt dann noch qualitativ minderwertiges Material hinzu (häufig liegt der Fokus nicht auf der Sache selbst, dem Taping, sondern in der Vermarktung einer Eigenkreation), wird *die Kopie von der Kopie* in der praktischen Umsetzung ungenau.

Objektiver Materialvergleich: Kriterien

Die grundlegenden Bausteine der elastischen Tapeverbände sind:
- Trägerfolie
- Acrylatkleber
- Baumwollgewebe

Neben diesen Materialbestandteilen ist auch der Preis ein Faktor, der sich zu vergleichen lohnt.

> Teurer steht nicht immer für «besser» – wie in vielen Bereichen des Lebens. Doch die günstigsten Anbieter sind unserer Erfahrung nach selten zu empfehlen.

Ein Vergleich ist nicht immer einfach, da die verschiedenen Marken und Anbieter nicht selten ein und denselben Produzenten haben, üblicherweise aus Asien. Inwiefern es sich tatsächlich um hoch- oder minderwertige Rohstoffe und Verarbeitung handelt, ist für den Endkunden kaum mehr nachzuvollziehen. Daher werden andere Kriterien zum Vergleich herangezogen.

Ausschlaggebende Qualitätsmerkmale sind:
- Baumwollgewebe (Rohstoffe, Verarbeitung, Dicke, Farbe, Dehnung, Spannkraft)
- Klebstoff (Latex, Verteilung, Beschaffenheit, Haftung, Durchlässigkeit, Verträglichkeit)

- Trägerfolie (Lösbarkeit, Spannkraft)
- Dehnfähigkeit (allgemeine Beschaffenheit, Spannung, Wirkung).

Diese Qualitäten lassen sich über Riechen, Tasten und optisches Erfassen der Eigenschaften sowie durch Schneiden und Dehnen objektiv testen und vergleichen.

Die Taperollen werden in verschiedenen Verpackungen geliefert, meist in kleinen Kartonboxen oder Kunststoffbehältern. Die Rollen selbst werden in Kunststofffolien zusammengehalten. Schon wenn man *das Tape aus der Verpackung nimmt*, kann man einige wichtige Kriterien wahrnehmen und vergleichen.

Erster Eindruck beim Auspacken der Taperolle

Geruch
Verbreitet das Material einen *intensiven chemischen Geruch*, ist anzunehmen, dass die verarbeiteten Rohstoffe unter Umständen nicht zur Gänze naturbelassener Qualität sind. Dies ist im Hinblick auf *allergische Reaktionen* der Patienten zu bedenken.

Farbe
Die Farboptik lässt nicht unbedingt auf die Qualität der Farben schließen. Dennoch ist es sinnvoll, zu *hinterfragen, ob es sich um pflanzliche oder künstliche Farbstoffe handelt*, um ungewünschte Hautreaktionen von Patienten zu vermeiden. Wichtig ist, dass der Therapeut selbst *die Farben als ansprechend empfindet*, denn nur so können diese positiv vermittelt und wirkungsvoll eingesetzt werden.

Baumwollgewebe
Ränder (unregelmäßig, ausgefranst)
Oberfläche (unregelmäßig, rau/glatt, fein/grob, dick/dünn).

Auf den ersten Blick lässt sich unmittelbar erkennen, wie exakt das Material in der Herstellung verarbeitet wurde. *Sorgfältig zu betrachten sind die Ränder.* Manche Tapes verlaufen an den Rändern sehr unregelmäßig bzw. weisen Ausfransungen auf. Auch *die Oberfläche des Tapes* kann man sofort beim Auspacken *scannen*. Manchmal kann man bereits auf den ersten Zentimetern Unterschiede im Verweben sehen – stellenweise feiner oder gröber verwebt. Ist die Beschaffenheit eher rau, beeinträchtigt das den Tragekomfort und die Tragedauer (Tape nutzt sich unter der Kleidung schneller ab).

Unregelmäßigkeiten in der Verarbeitung wirken sich negativ auf die Tapeanlage aus.

Eine unregelmäßige Webstruktur macht ein genaues Zuschneiden und Anlegen des Tapes schwierig, und bei ausfransenden Rändern ist die Haftung vermindert. Bei Unregelmäßigkeiten in der Feinheit der Webstruktur und der Dicke des Materials variiert zudem die Wirkung des Tapes auf das Zielgewebe – Spannungsunterschiede können entstehen.

Nachdem das Tape ausgepackt und die ersten Merkmale kontrolliert wurden, schneidet man als Nächstes einen Teststreifen von ca. 20 cm Länge zurecht, um die folgenden Qualitäten prüfen zu können.

Teststreifen zur Detailerkennung

Zuschneiden des Tapes

Zuschneiden
- Ausfransen des Tapes
- leichtes oder zähes Schneiden
- Klebstoffrückstände an den Klingen.

Die Schere ist neben dem Tape ein sehr wichtiger Qualitätsfaktor! Mit einer guten Schere sollten die Taperänder beim Schneiden nicht unmittelbar ausfransen, und der Kleber darf nicht gleich bei den ersten Schnitten an den Klingen haften bleiben. Empfehlenswert sind spezielle *Schneiderscheren.* Diese haben gute Klingen und sind meist angenehm in der Handhabung.

Zur Reinigung der Klingen eignet sich Chinaminze bzw. -öl sehr gut.

Wenn das Tape trotz Verwendung einer guten, sauberen Schere sofort ausfranst, ist das Material zu grob verarbeitet. Was beim Zuschneiden ebenfalls auffallen wird, ist, ob eine Schere leicht oder eher schwer durch das Gewebe gleitet. Daraus lassen sich Rückschlüsse auf Dicke und feines oder grobes Verweben der Baumwolle ziehen (s. u.).

Sollten beim Schneiden mit einer sauberen Schere gleich beim ersten Schnitt *Klebstoffrückstände an der Schere* haften bleiben, kann dies neben einer suboptimalen Scherenqualität auf eine *minderwertige Klebstoffqualität* bzw. *zu viel Acrylatkleber* hinweisen.

Was beim Zuschneiden bereits zu erspüren ist, sollte nun nochmals mit den Händen sorgfältig ertastet werden.

Verarbeitung und Dicke des Baumwollgewebes
- Qualität der Webstruktur
- Dicke des Materials.

Wie fein das Material verwoben wurde, hat, wie bereits erwähnt, Auswirkungen auf den *Tragekomfort* und die *Atmungsfähigkeit* der Haut. Außerdem bringen eine grobe Verarbeitung und raue Oberfläche Nachteile in der *Haftung* und *Tragedauer*, da die Reibung mit der darüberliegenden Kleidung die Abnutzung wesentlich erhöht.

Besonders wichtig ist die Dicke des Materials – hier gibt es sehr große Unterschiede. Durch die Dicke wird neben Tragekomfort und Atmungsaktivität besonders die Wirkung des Tapes auf das Zielgewebe beeinflusst.

> Dickeres Material ist schwerer – und dies wirkt sich eindeutig nachteilig auf die Rezeptoren bzw. Sensoren der Haut aus.

Bei Tapes der gleichen Marke, aber unterschiedlichen Farben können Unterschiede in der Dicke auftreten. Wenn man zwei verschiedene Farbtapes kombiniert anlegt, so könnte dies u. U. zu einer ungleichen Reizung im Zielgewebe führen. Daher sind auch die Tapes aus dem Sortiment eines Anbieters untereinander zu vergleichen.

Ablösen des Tapes von der Trägerfolie

Nächster Schritt ist das *Ablösen des Tapes von der Trägerfolie.* Der Teststreifen wird auf beliebige Weise von der Trägerfolie gelöst. Man beobachtet, ob sich das Tape *leicht* oder *schwer* lösen lässt (**Abb. 3-1**). Ist mehr Widerstand beim Abziehen zu spüren, bedeutet das für die praktische Anwendung einer *Paper off*-Anlage (= direkt von der Trägerfolie auf die Haut kleben), dass man dabei automatisch mehr Zug anwenden muss, wodurch eine ungewünscht starke Wirkung auf das Zielgewebe ausgeübt wird.

> Vermehrter Zug am Tape bedeutet verstärkte Zugwirkung im Gewebe.

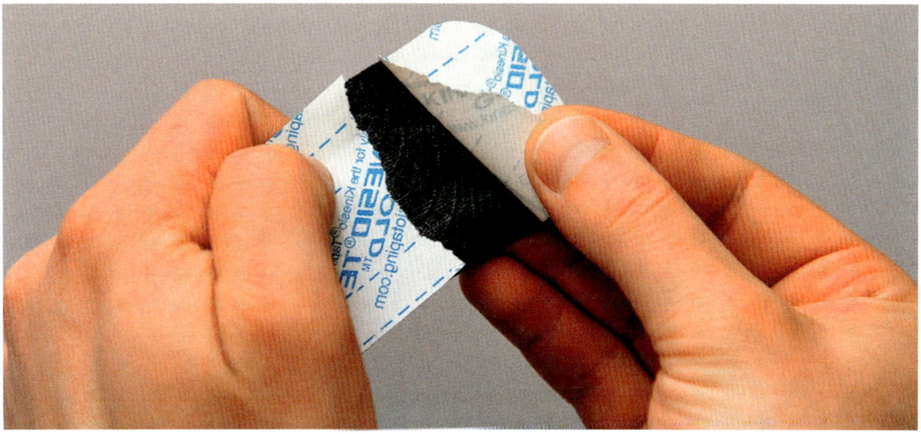

Abbildung 3-1: Ablösen des Tapes. Wichtig ist eine adäquate Zugstärke!

Kriterien für die *Qualität des Acrylatklebers* sind:
- Bestandteile (latexfrei!)
- Beschaffenheit des Klebers
- Verteilung des Klebers.

Die Trägerfolie besteht aus einem mehr oder minder dünnen, mit Kunststoff beschichteten Papier, und ist im Grunde nebensächlich. Wichtig sind die *Beschaffenheit* und das *Verhalten des Klebstoffs*. Der von den meisten Herstellern verwendete Acrylatkleber kann neben anderen chemischen Substanzen auch Latex enthalten.

> Das Material sollte latexfrei sein, um Hautreizungen und allergische Reaktionen zu vermeiden.

Man sollte beobachten, ob sich beim Lösen des Tapes *Kleberreste auf der Folie* finden **(Abb. 3-2)** bzw. *grobe Rückstände auf dem Tape selbst* zu erkennen sind. Ist dies der Fall, kann man von einer ungenauen, groben Verarbeitung ausgehen, welche die bereits genannten Nachteile (Tragekomfort, Verträglichkeit, Haftung, Wirkung etc.) zur Folge haben kann.

Für die Luftdurchlässigkeit des Tapes ist besonders die Verteilung des Klebstoffs von Bedeutung. Dieser sollte immer *wellenförmig* und *in regelmäßigen Abständen* aufgetragen sein. Die Linien zwischen dem Klebstoff gewährleisten die *Atmungsaktivität* und sollten daher stets frei von Klebstoff sein. Eine regelmäßige Wellenanordnung wiederum bringt eine gute *Haftung* und angenehmen *Tragekomfort*. Außerdem sollte der Kleber seine Struktur nicht bereits beim Einreißen der Folie verlieren **(Abb. 3-3, 3-4)**.

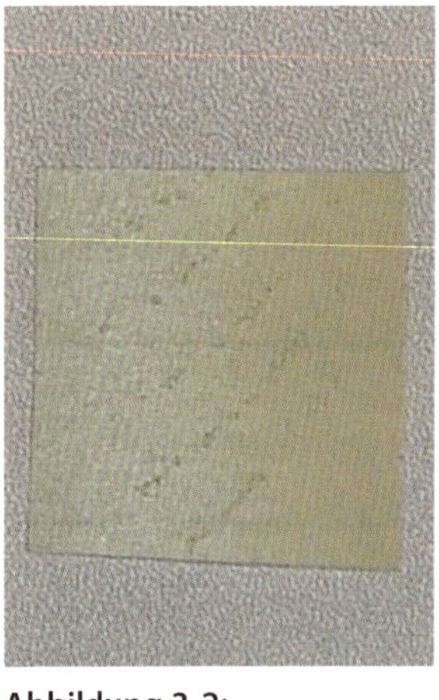

Abbildung 3-2: Klebstoffreste auf der Folie

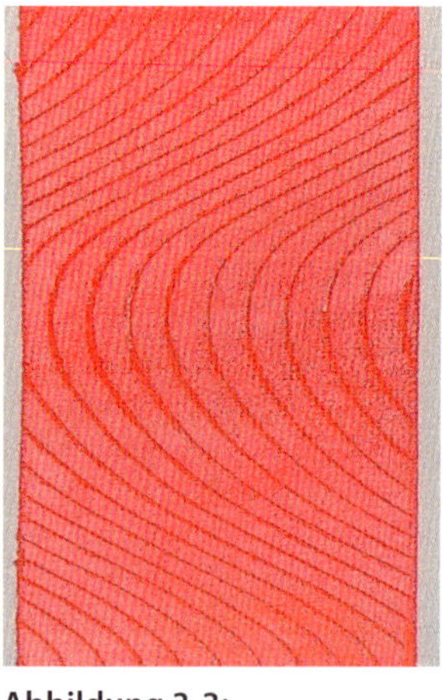

Abbildung 3-3: Schlechte Klebstoffstruktur

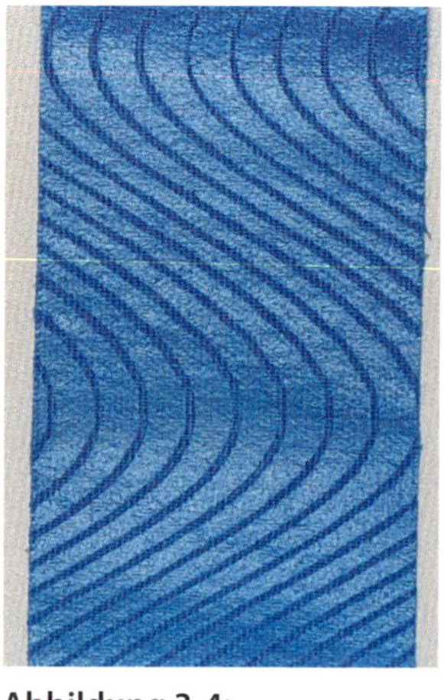

Abbildung 3-4: Gute Klebstoffstruktur

Das letzte und wichtigste Qualitätsmerkmal, das unbedingt kontrolliert und verglichen werden sollte, ist die Dehnbarkeit des Materials.

Die Dehnfähigkeit des Tapes überprüfen

Zur Überprüfung der Dehnfähigkeit des Tapes gibt es zwei Tests, die Aufschluss über die tatsächliche Materialqualität geben.

Test 1: Feststellen der allgemeinen Beschaffenheit

Der Teststreifen wird 6- bis 8-mal hintereinander bis zum Maximum gedehnt **(Abb. 3-5)** und wieder entspannt. Beobachtet wird, wie sich das Tape verändert:

- Bleiben die Ränder schön, oder fransen sie aus?
- Wie sieht die Klebstoffverteilung und -beschaffenheit nach der Dehnung aus?
- Kann das Material seine ursprüngliche Grundspannung annähernd halten, oder ist es völlig ausgedehnt?

Zeigen sich *negative Ergebnisse* (Ränder fransen stark aus, Klebstoff verteilt sich auf die freien Zwischenlinien oder verliert komplett seine Struktur, Spannung geht gänzlich verloren), dann ist dieses *Material nicht zu empfehlen.*

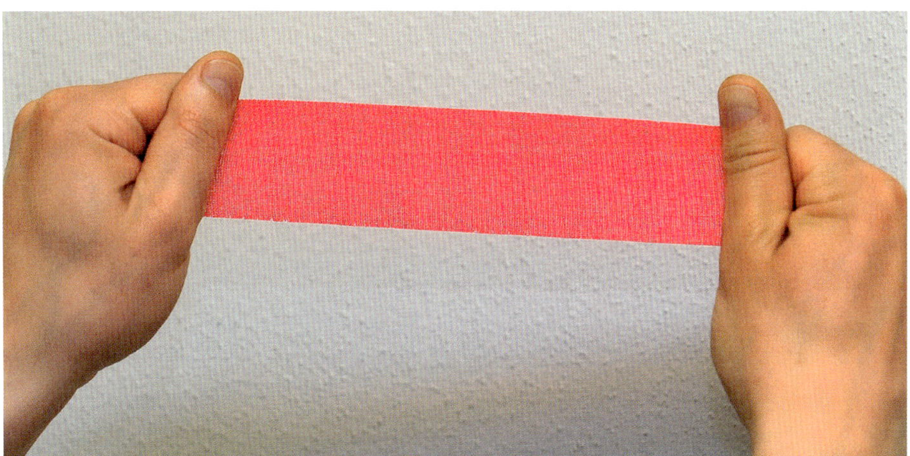

Abbildung 3-5: Dehnung des Tapes bis zum Maximum

Test 2: Dehnfähigkeit feststellen

Die Auswertung dieses Tests ist nur im Vergleich mit Tapes verschiedener Marken möglich – eine Marke alleine zu beurteilen macht wenig Sinn!

Für den Test benötigt man einen neuen Teststreifen. Das Tape wird von der Folie gelöst und ohne Zug (in Nullspannung) auf einen glatten Untergrund geklebt **(Abb. 3-6)**. Das ist die *Ursprungslänge* dieses Tapes (*100 %*). Nun wird mit zwei Strichen eine Länge von 10 cm auf dem Tapestreifen markiert, dann wird das Tape auf sein mögliches Maximum gedehnt und angeklebt. Diese Länge entspricht der *maximalen Dehnfähigkeit* des Materials **(Abb. 3-7)**. Im *Optimalfall* liegt dieser Wert bei ca. *140 %*.

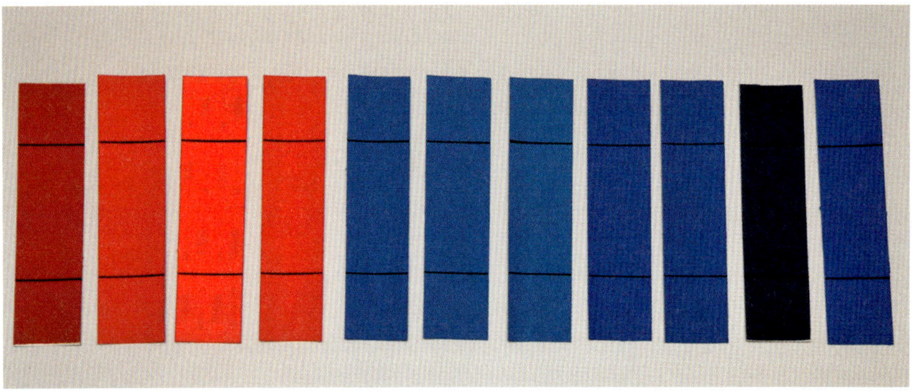

Abbildung 3-6: Vergleich: Ursprungslängen (10 cm in Nullspannung)

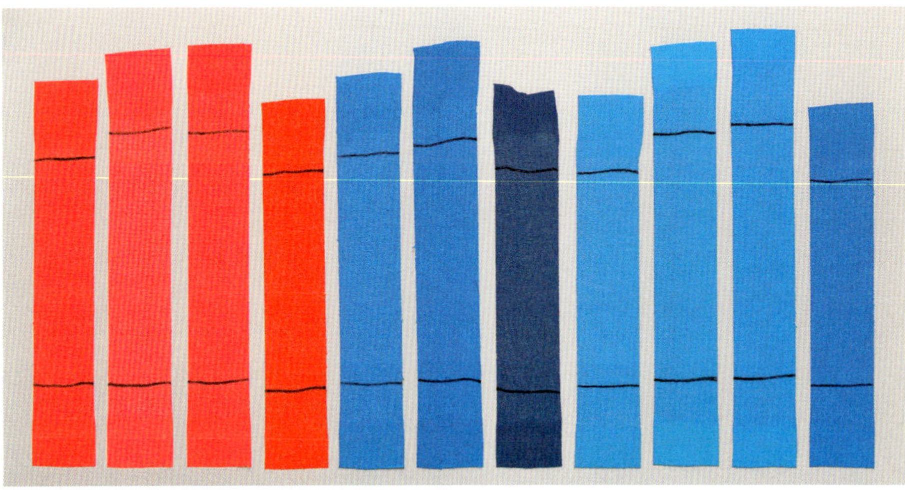

Abbildung 3-7: Vergleich: maximale Dehnung

> Der für die maximale Dehnung benötigte Kraftaufwand entspricht der Wirkung, die das Tape bei entsprechendem Zug auf das Zielgewebe ausübt.

Diese sogenannte *Spannkraft* ist das wesentlichste Qualitätsmerkmal und entscheidet (bei ansonsten adäquatem Umgang mit dem Material) über die Wirkungsweise der Tapeanlage.

Dickes Tapematerial hat häufig eine höhere Spannkraft. Wird dieses nach den üblichen Zug- bzw. Spannungsangaben geklebt – in den meisten Fortbildungen werden zu hohe Zugwirkungen gelehrt – sind unerwünschte, teils *schmerzliche Hautreaktionen* der Patienten vorprogrammiert.

> Nullspannung ist nicht gleich Nullspannung, 50 % sind nicht gleich 50 %, und ebenso ist die maximale Dehnbarkeit je nach Material variabel.

Ein Material, bei dem mehr Kraft benötigt wird, um die maximale Dehnung zu erzielen, muss mit weniger Zug angelegt werden, da es sonst sehr leicht zu massiven Hautreizungen und Überreaktionen in der Therapie kommen kann.

Materialvergleich, aber richtig!

Um Tapematerial objektiv und aussagekräftig testen und vergleichen zu können, müssen stets *dieselben Voraussetzungen* gegeben sein:

- gleiche Länge des Teststreifens
- gleiche Schere (stets gereinigt)
- dieselbe Lagerung
- derselbe Zug etc.

Absolut notwendig ist es auch, neues Tapematerial vor der praktischen Anwendung anhand verschiedener Anlagen *an sich selbst zu testen.* Rückmeldungen von Kunden und Patienten sind häufig ungenau bzw. subjektiv, und es gibt zu viele Faktoren (Umgang des Patienten mit dem Tape zuhause, Bewegung, Kleidung etc.), die nicht berücksichtigt oder beeinflusst werden können. Im *Selbsttest* kann außerdem der Tragekomfort besser bewertet werden.

Auch beim Selbsttest sollte man stets darauf achten, dieselben Voraussetzungen und Maßnahmen zu treffen:

- Haut entfetten (oder nicht), und mit welchem Mittel?
- Enthaaren (oder nicht)?
- Sprühkleber (= Barrierefilm zur Schonung der Haut) verwenden (oder nicht), und welcher Sprühkleber?

- Die Tragedauer sollte immer gleich sein.
- Das Material sollte in etwa gleich strapaziert werden (Nässe, Kleidung, Bewegung etc.).
- Die Anlagen sollten identisch sein, mit jeweils gleichem Zug etc.

Interessant ist es auch, das getragene Material nach 3–5 Tagen auf Ränder, Klebstoffverteilung, Spannkraft etc. zu vergleichen.

Um ein Material ausreichend zu testen, sollte man sich *stets einige Zeit auf eine Marke konzentrieren.* Man sollte mindestens 2 Rollen eines Anbieters benutzt und verschiedenste Anlagen – an sich selbst und mehreren Probanden – durchgeführt haben, um ein deutliches Ergebnis zu erhalten.

> Für ein Taping auf hohem Niveau sollte man sich für eine hohe Materialqualität entscheiden!

Fazit: Unter Berücksichtigung der jeweiligen Eigenschaften der Tapes und deren Wirkung auf das Gewebe, kann man mit etwas Erfahrung schließlich mit sämtlichen Qualitäten erfolgreich und effektiv arbeiten.

Lagerung des Materials

Grundsätzlich sind Taperollen nicht sehr empfindlich, solange sie in der Originalverpackung bleiben. Trotzdem empfiehlt es sich, die Rollen möglichst *vor Sonne* und *Hitze* zu *schützen.*

> Bei hohen Temperaturen verändert der Klebstoff seine Konsistenz, und die Haftung ist nicht mehr gegeben.

Bei *langer Lagerung* (ein halbes Jahr und darüber) zieht sich bei angebrochenen Rollen das Baumwollgewebe zusammen. Das erkennt man daran, dass an den Rändern die Trägerfolie zu sehen ist – *das Tape zieht sich auf der Trägerfolie zurück.* Deshalb empfiehlt es sich, auf ein Vorschneiden von Tapestreifen zu verzichten!

Das Zusammenziehen des Baumwollgewebes bedeutet natürlich auch, dass sich die *Spannungsverhältnisse verändern* und das *Haftungsvermögen abnimmt.* Eine Nutzung des Materials ist dann nicht mehr empfehlenswert.

> Wird Tapematerial mobil mitgeführt, empfiehlt sich eine einfache Styroporbox zum Schutz vor Hitze und Sonneneinstrahlung.

4 Farblehre

Je nach Anbieter ist heute bereits eine sehr *breite Palette an Farben* erhältlich. Es sei erwähnt, dass es durch die Farben *keine Unterschiede* in der Beschaffenheit oder chemischen Zusammensetzung gibt, zumindest nicht in Europa. In *Asien* gibt es bekanntlich auch Tapes *mit Wirkstoffen*. Die farbigen Tapes in unseren Breitengraden haben jedoch lediglich Bezug zur Lehre der Farbtherapie.

Bunt ist o.k., aber kein Muss

Das erste Kinesio-Tape® von Dr. Kase war beige, da diese Farbe am unauffälligsten war und sich daher auch für sichtbare Körperareale (Gesicht, Hände etc.) eignete. In Anlehnung an die Farblehre wurden schließlich blaue und rote Bänder produziert. Die schwarzen Tapes wurden für die Anwendung im Sport entwickelt.

Der Therapeut kann die Farben in erster Linie nach folgenden Gesichtspunkten auswählen:

- kinesiologisches Austesten (siehe Teil 3: Kinesiologisches Testen im Sinne der Physioenergetik®)
- Erfahrung
- Indikation (kühlend oder wärmend)
- Gefühl.

Für die Spezialisten der Farbtherapie sind detaillierte Ausführungen zu diesem Thema hier überflüssig. Als Nicht-Farbtherapeut, kann man nach Belieben mit den verschiedensten Farben experimentieren. Überschaubar ist auch die *allgemeine Farblehre*, für die gilt:

- **Blau**: bei akuten Zuständen, zur Kühlung.
- **Rot**: bei chronischen Zuständen, zur Erwärmung.
- **Beige**: neutrale Wirkung.

- **Schwarz**: absorbiert mehr Licht und Wärme, was die Haftung verbessert (speziell für den sportlichen Bereich).

> Die Wirkung der Farben sollte therapeutisch nicht in den Vordergrund rücken.

Wie bereits erwähnt, ist die Anlagetechnik vorrangig für eine zielführende Therapie!

Selbst spüren

Eigene Erfahrungen zeigen, dass sich häufig ein Gefühl von Kälte oder Wärme einstellt. Man kann dieses sehr gut im direkten Vergleich testen, indem man beispielsweise am Bauch parallel zwei Streifen anbringt, einen blauen und einen roten. Häufig ist ein Unterschied spürbar **(Abb. 4-1)**. Manchmal kann es auch sein, dass die Wahrnehmung genau «umgekehrt» ist: Ein laut Farblehre kühlender, blauer Streifen kann u.U. auch ein wärmendes Gefühl erzeugen.

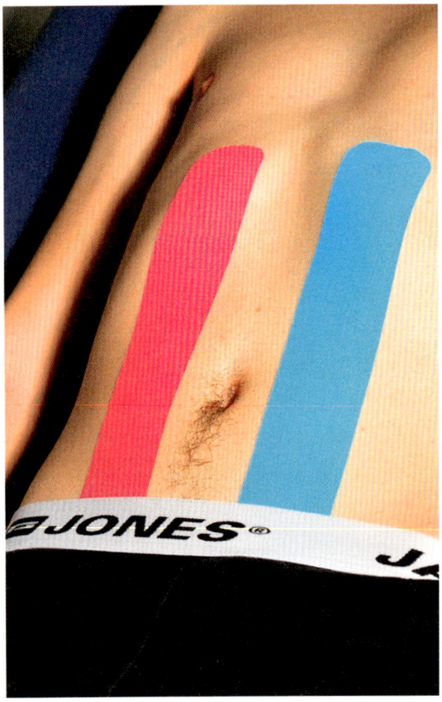

Abbildung 4-1: Erspüren der Farbunterschiede

Das Spiel mit der Farbe

Speziell bei *Kindern* ist «das Spiel mit der Farbe» eine gute Möglichkeit, entspannt und zielführend zu arbeiten.

Wie aus der Homöopathie bekannt, sind Kinder (wie auch Tiere) meist noch in der Lage, das für sie stimmige Präparat *intuitiv zu wählen*. Diese Fähigkeit kann man beim Taping nutzen: Man lässt das Kind spielerisch und frei eine Farbe auswählen – sie wird passend sein!

> Bei der Arbeit mit Kindern sind bunte Farben nicht nur o.k., sondern oft sogar ein «Muss».

5 Indikationen und Kontraindikationen

Wann ist das kinesiologische Tape Mittel der Wahl, um eine manuelle Therapie zu ergänzen, und wann nicht? Diese Frage kann nicht allgemeingültig in einem Satz beantwortet werden. Grundsätzlich sollte sich jeder Therapeut an den ihm bekannten Werkzeugen der Anamnese und Befundung orientieren, und die Wahl des Tapes danach richten.

Indikationen – ein breites Anwendungsspektrum

Anwendungsbereiche sind muskuläre, orthopädische und chiropraktische sowie neurologische Problematiken. Die flexiblen Tapes sind auch bestens zur Ergänzung von viszeralen Therapieformen sowie reflektorischen, vaskulären und energetischen Behandlungen geeignet. In jedem Fachgebiet kann man zumindest ergänzend damit arbeiten – ob als Physiotherapeut, Osteopath, Arzt, Hebamme, Chiropraktiker, Orthopäde, Ergotherapeut, Heil-/Sportmasseur oder Energetiker.

Aus dem sehr breiten Anwendungsspektrum seien einige *Indikationen* genannt:

- muskuläre Dysbalance: z. B. nach Überbeanspruchung von Muskelpartien
- aktive Triggerpunkte: lokal oder im Muskel- oder Faszienverlauf
- instabiler Kapsel-Band-Apparat: z. B. Meniskusverletzungen
- Haltungskorrektur: z. B. Hallux valgus, Patella lateralisata
- Gelenkverletzungen/-instabilitäten: z. B. AC-Gelenkschmerz, Schulterinstabilität
- Bänder und Sehnen: z. B. Achillodynie, Karpaltunnelsyndrom
- pathologisch veränderter Bewegungsablauf: z. B. durch Schonhaltung, postoperativ
- neurologische Symptome: z. B. Interkostalneuralgie
- Ödembehandlung und Entstauung: z. B. postoperativ, chronische Lymphödeme
- Hämatome und Fibrosen: z. B. Rippenprellung
- Narbenbehandlung: großflächig und punktuell
- Faszienbehandlung: Reorganisation der Faszienstruktur, Verklebungen lösen
- Schmerztherapie allgemein: z. B. Muskelschmerzen, Bursitis, Kopfschmerz
- viszerale Pathologien: z. B. Menstruationsbeschwerden, Obstipation

Mittels kinesiologischer Tapes kann auch die Funktion der *Organe* beeinflusst werden. Die Möglichkeiten sind vielfältig: Je nach Zugang des Therapeuten kann über *Dermatome, Reflexzonen, Segmente, Reflexbögen, energetische Zusammenhänge* etc. gearbeitet werden (Beispiele siehe Teil 2, Kap. 17: Indikationsanlagen).

Kontraindikationen beachten – Rücksprache mit dem Arzt

Beachtet werden müssen absolute und relative Kontraindikationen.

Diese *Kontraindikationen* sind unbedingt einzuhalten:

- offene Wunden und unvollständig verheilte Narben
- ungeklärte Hautreizungen und aktive Hautinfektionen
- unklare bzw. nicht abgeklärte Pathologien
- Sonnenbrand
- Neurodermitis- und Psoriasisschübe
- bekannte Allergien und Unverträglichkeit des Acrylatklebers
- maligne Erkrankungen im aktiven Stadium
- Zellulitis und tief liegende Venenthrombosen.

Bei *relativen Kontraindikationen* ist eine Tapeanlage *nur nach ärztlicher Absprache* anzuraten:

- Bei Kortisoneinnahme/-therapie über einen längeren Zeitraum wird die Haut sehr empfindlich.
- Bei Diabetikern, Babies, älteren Menschen gilt die Sorgfalt der Haut. Bei diesem Personenkreis ist die Haut wesentlich empfindlicher als bei anderen; daher sollte das Tape mit wenig bzw. ohne Zug angelegt und die Haut durch einen geeigneten Barrierefilm (Sprühkleber) vor dem Acrylatkleber geschützt werden. Auch die Entfernung des Tapes obliegt dem Therapeuten (spezielle Techniken siehe Kap. 7: Handhabung des Materials).
- Bei Patienten, die Blutgerinnungsprobleme haben bzw. Blutverdünner einnehmen, darf ein Tape nur mit wenig Zug angelegt werden. Abnahme nur durch den Therapeuten, auf äußerste Sorgfalt ist zu achten!
- Während der ersten 3–4 Schwangerschaftsmonate sollte weitestgehend auf therapeutische Reize verzichtet werden. Danach kann durchaus therapiert und ein Tape angelegt werden. Es gilt zu beachten, dass u. U. die Haut wie der gesamte Organismus empfindlicher reagieren.
- Bei Patienten mit Nierenerkrankung, Herzinsuffizienz und koronarer Arterienkrankheit ist eine mögliche Überlastung der Funktionskreise zu bedenken und die Therapie entsprechend zu adaptieren.

Behandlung von hautempfindlichen Patienten (Diabetikern, Blutern etc.):
Neben der Verwendung eines Sprühklebers gibt es eine weitere Möglichkeit, um Reizungen durch den Kleber zu vermeiden: Das Tape wird ohne Zug und Druck leicht auf die Haut aufgebracht, ohne es anzureiben. Dann wird es vorsichtig wieder abgenommen und erst danach endgültig angelegt. So wird bereits ein Teil des Klebstoffs deaktiviert, da Hautschuppen daran haften. Die Klebekraft ist verringert, und damit auch die Haltedauer. Dies ist ausschließlich erwünscht, wenn es gilt, Haut- oder Gewebereizungen zu vermeiden!

6 Allgemeine Grundlagen zur Anwendung

Für ein wirkungsvolles Tape haben sowohl Therapeut als auch Patient die korrekte Anwendung zu beachten.

Vor- und nachbereitende Maßnahmen des Therapeuten

Nachfolgende Punkte sind für ein effektives kinesiologisches Taping zu beachten:

- *Untersuchung* und *Befundung* unmittelbar vor und nach dem Anlegen: Muskeltests, Funktionstests etc. entsprechend dem Fachgebiet bzw. kinesiologisches Austesten entscheiden über die passende Anlage. Bei *optimaler Anlage* sollte nach einigen Minuten bereits eine positive Wirkung bzw. ein angenehmes Tragegefühl eintreten!
- Zu tapende Körperareale ggf. *enthaaren* (Rasur mit einfachem Haarschneider ist meist ausreichend), um kontrollierte Reizleitung und Haftung zu sichern. Wenn das Tape einen unangenehmen Zug auf die Haarfollikel auslöst, ist die gewünschte Wirkung fehlgeschlagen!
- Haut von Schweiß, Öl, Schmutz etc. mit Alkohol *reinigen*, um eine gute Haftung zu gewährleisten. Keine Desinfektionsmittel benutzen, da diese nachfetten.
- Haut vollständig *trocken legen*. Es ist darauf zu achten, dass der zur Reinigung verwendete Alkohol vollständig verdampft ist, damit *kein Einschluss unter dem Tape* entsteht, der dann zu Hautreizungen führen kann.
- Auf adäquate *Lagerung des Patienten* achten, gemäß den individuellen körperlichen Möglichkeiten und den situationsbedingten Umständen der Umgebung.
- Bestmögliche *Vordehnung des Zielgewebes* ist nötig, um spätere Hautreizungen durch Bewegung zu vermeiden: aktive Dehnung durch Patient oder passive Dehnung durch Therapeut.
- *Muttermale nicht überkleben*, um keine unnötigen Reizungen hervorzurufen. Wenn nötig, kleine Öffnungen oder Aussparungen in die Tapestreifen schneiden.
- Anlagen und Behandlungen *ausführlich dokumentieren*, die Details sind sonst bis zur nächsten Behandlung vergessen (Anlagerichtung/-form, Farbe).

- Beim *Entfernen der Klebestreifen* unnötige Hautreizungen und Schmerzen vermeiden (geeignete Techniken siehe Kap. 7: Handhabung des Materials).
- Bei Allergikern bzw. hautsensiblen Patienten (Diabetikern, Blutern, älteren Menschen etc.) vor der eigentlichen Anlage einen *Teststreifen* anbringen (siehe auch Hinweis in Kap. 5: Indikationen und Kontraindikationen) und die Reaktion über ca. 1–2 Tage beobachten.

Nicht nur der Therapeut ist gefordert, Fehlerquellen auszuschließen. Auch der Patient sollte instruiert werden, einige Punkte zu beachten, um den Effekt des Tapes positiv zu unterstützen.

Unterstützende Maßnahmen durch den Patienten

Unserer Erfahrung nach sind die Patienten nach klarer Instruktion und Aufzeigen der Vorteile sehr kooperativ und halten sich meist an die Empfehlungen:

- Am Tag der Therapie *nicht eincremen* und keine hautfettende Waschlotion verwenden, um die Tragedauer zu erhöhen.
- Zur Behandlung *bequeme, nicht einengende* Kleidung tragen.
- Solange der Tapeverband getragen wird, in diesem Areal *auf Schmuck verzichten.*
- Nach dem Duschen oder Baden das Tape nur leicht abtupfen und an der Luft *vollständig trocknen lassen.*
- Das Tape niemals mit einem Fön trocknen – wirkt wie Superkleber!
- Das Tape *vor unnötiger Nässe, Schmutz und Reibung schützen.*
- Sich *lösende Streifenenden* abschneiden, sofern das restliche Tape noch über ausreichende Haftung verfügt.
- *Bewegung in gesundem Maß* betreiben, um die Heilung zu beschleunigen. Allerdings ist darauf zu achten, dass bei erfolgreicher Anlage und daraus folgender Schmerzreduktion kein plötzliches Übermaß an Bewegung stattfindet.
- Das Tape ersetzt nicht schwaches bzw. krankes Gewebe!
- Bei Empfindlichkeiten kann es trotz der beachteten Maßnahmen zu leichten Hautreizungen kommen. Ist dies der Fall, sollte der Patient *Sonne* und *Solarium meiden.*
- Nach dem Entfernen des Tapes kann zur Beruhigung bzw. *Nachbehandlung der Haut* ein neutrales Öl aufgetragen werden.
- Bei *hautsensiblen Patienten* wie Diabetikern, Blutern, älteren Menschen und Babies sollte das Tape vom Therapeuten abgenommen werden. Darauf ist ausdrücklich hinzuweisen, und dem Patienten sind die Risiken zu erläutern.

Auch bei korrekt angelegten Tapes können Komplikationen nicht immer ausgeschlossen werden.

Ein *sofortiges Abnehmen* des Tapeverbands durch den Patienten selbst oder den Therapeuten ist indiziert bei

- stark zunehmenden Schmerzen
- Schwellung (speziell im Bereich der Finger und Zehen)
- blauer oder weißer Verfärbung von Körperarealen (Fingern, Zehen)
- unangenehmem Kribbeln
- Gefühl von Ameisenlaufen
- Taubheitsgefühl oder intensivem Juckreiz
- plötzlich auftretender Bewegungseinschränkung.

Grundsätzlich gilt: Körperreaktionen auf eine Tapeanlage sollten nur in einem «gesunden» Ausmaß vorkommen und für den Patienten keinesfalls unangenehm, einschränkend oder schmerzhaft sein!

7 Handhabung des Materials

Neben der richtigen Vor- und Nachbereitung des Patienten sowie der Beschaffenheit des Materials sind die richtige Handhabung und Anlagetechnik ausschlaggebend für den therapeutischen Erfolg.

Einige *Grundregeln* sollten im Umgang mit elastischen Tapes unbedingt beachtet werden, nicht nur, um die gewünschte Wirkung zu erzielen, sondern auch, um die therapeutische Arbeit so leicht und effizient wie möglich zu gestalten.

Korrektes Anlegen eines elastischen Tapes

- Für *großzügiges Abmessen* der Tapestreifen entscheiden. Zu kurze Bänder verführen dazu, mehr Zug als nötig auszuüben.
- Die *Enden abrunden* (**Abb. 7-1**), um die Haftung zu verbessern (beim Zuschneiden Stoff auf Stoff legen, um ein Verrutschen zu vermeiden).
- Die *Trägerfolie* an gewünschter Stelle einfach *einreißen* (**Abb. 7-2**) und *abziehen* (**Abb. 7-3**), oder die Folie vorerst nur zurückklappen (**Abb. 7-4**); dies hat den Vorteil, dass der Kleber unberührt bleibt.
- Direkten Kontakt von Händen und Fingern mit dem Klebstoff vermeiden, da sonst die Haftung vermindert wird.
- Bei der Vorbereitung zur Anlage das Tape nicht unnötig dehnen, denn damit verändert sich der gewünschte Spannungszustand.
- Nach dem Anbringen muss der *Kleber durch Anreiben der Streifen aktiviert* werden (**Abb. 7-5**), um die Haftung zu gewährleisten. Beim Anreiben sollte ein deutliches Wärmegefühl entstehen.
- Beim Anlegen mehrerer Streifen das *Überlappen der Tapeenden vermeiden.* Ein Überlappen reduziert lokal die Haftung und erhöht eine unerwünschte Reizung.
- Niemals bereits angelegte Streifen von der Haut lösen und diese erneut anbringen, um die Anlage zu korrigieren! Damit würde sowohl die Haftung als auch die Spannung verändert werden.
- Entspricht das Tape tatsächlich nicht der gewünschten Position, muss die gesamte Anlage neu gemacht werden!

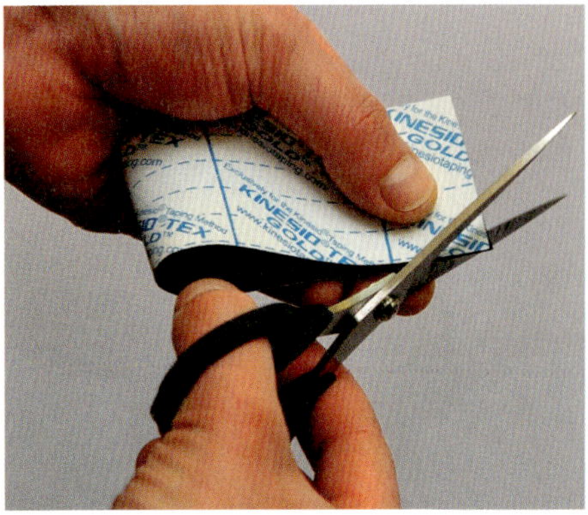

Abbildung 7-1: Tapeenden abrunden

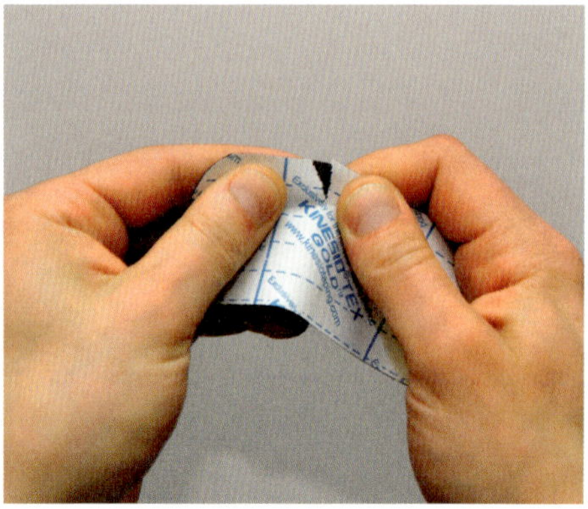

Abbildung 7-2: Trägerfolie einreißen

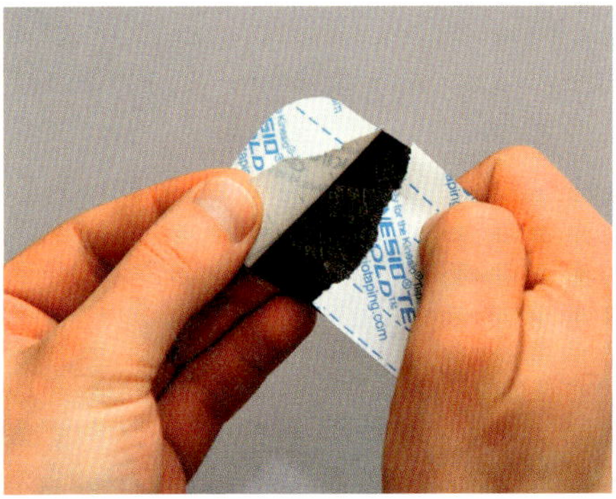

Abbildung 7-3: Trägerfolie abziehen

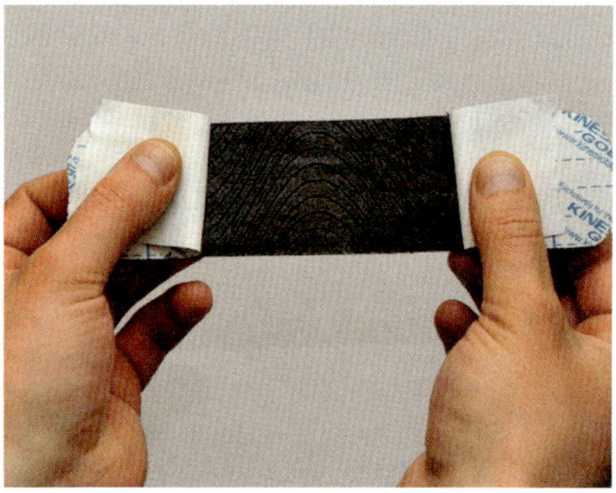

Abbildung 7-4: Trägerfolie zurückklappen

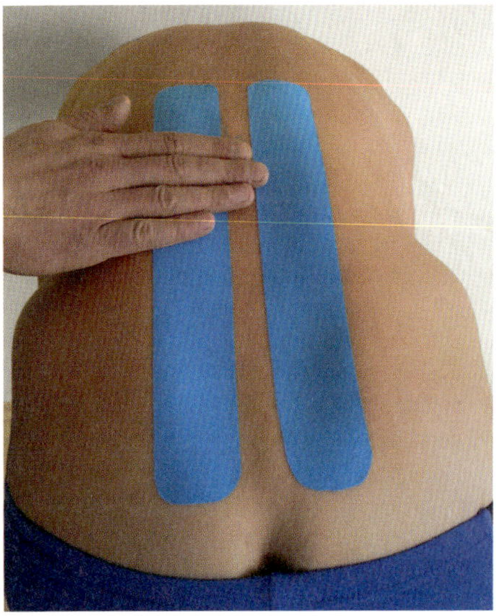

Abbildung 7-5: Kleber aktivieren

Nachkontrolle

Nach dem Anlegen des Tapes wird kontrolliert, ob der Patient sich frei bewegen kann, *Einschränkungen dürfen nicht entstehen.* Der Therapeut sollte nachfragen, ob Irritationen (Haarfollikel, Zug, Spannung, Druck, Temperatur etc.) spürbar sind. Fühlt der Patient sich wohl, wird die Wirkung nochmals nachgetestet. Der Therapeut sollte sich ehrlich folgende Fragen stellen:

- War mein Befund richtig?
- Habe ich die gewünschte Wirkung erzielt?

Ist dies nicht der Fall, wird das Tape neu angelegt.

Schonendes Entfernen des elastischen Tapes

Unter alltäglicher Belastung hält ein kinesiologisches Tape ca. 3–5 Tage. Das bedeutet, dass die *Haftung sehr intensiv* ist, und das Abnehmen des Tapes fühlt sich oft etwas unangenehm bis leicht schmerzhaft an. Dem kann mit *speziellen Techniken* sehr gut entgegengewirkt werden. Auch Hautreizungen und Rötungen werden dadurch stark gedämpft. Zwei Möglichkeiten bieten sich an.

Möglichkeit 1: Abziehen unter Vorspannung

Das Zielgewebe wird entgegen der Haarwuchsrichtung gespannt und der Streifen in Haarwuchsrichtung abgezogen **(Abb. 7-6)**. Nicht zu schnell und ruckartig abziehen, dies führt zu vermehrten Irritationen und Schmerzen!

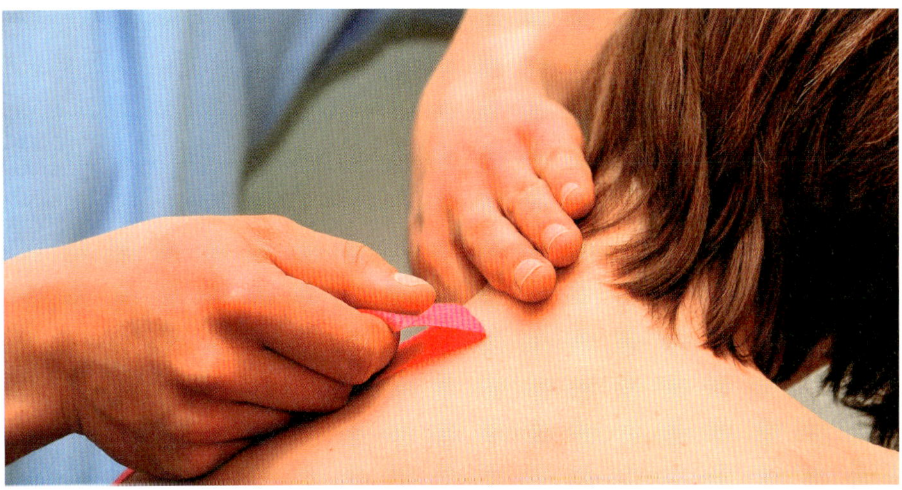

Abbildung 7-6: Abziehen des Tapes: unter Vorspannung

Möglichkeit 2: Abziehen unter Druck

Beim Abziehen des Streifens in Haarwuchsrichtung übt der Therapeut mit einem Finger oder der Hand Druck auf das Tape aus **(Abb. 7-7)**.

Unabhängig von der gewählten Variante sollte der Streifen *immer in Haarwuchsrichtung* abgezogen werden. Oftmals ist auch ein vorhergehendes Befeuchten oder Eincremen hilfreich, beispielsweise beim Baden oder Duschen.

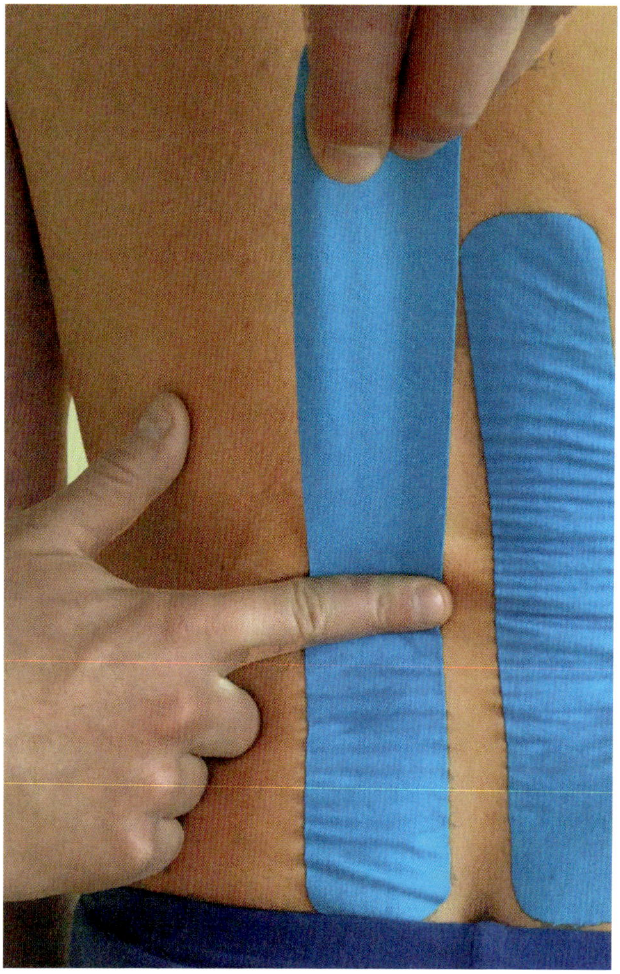

Abbildung 7-7: Abziehen des Tapes: unter Druck

8 Anwendung des kinesiologischen Tapes

Grundbegriffe

Für eine einheitliche und eindeutige Kommunikation ist es nötig, einige Grundbegriffe zu definieren; diese orientieren sich am Original nach Dr. Kase.

Unabhängig von den Anlageformen wird das Tape immer in drei Abschnitte unterteilt **(Tab. 8-1)**.

Die *Anlagerichtung* wird als *proximal* (nahe der Körpermitte) oder *distal* (fern von der Körpermitte) bezeichnet. Speziell bei den Muskelanlagen ist die Anlagerichtung wichtig, um entweder eine hemmende oder aktivierende Wirkung auf die Rezeptoren zu erzielen.

Die bereits erwähnten *Convolutions* sind Falten, Wellen der Haut. Diese sollten bei einer korrekten Anlage in neutraler Position meist zu sehen sein, auch wenn es nur kleine Wellen sind. Sollte dies nicht der Fall sein,

- wurde das Tape mit zu viel Zug angelegt (was sehr häufig passiert), oder
- das Zielgewebe selbst hat eine erhöhte Grundspannung und ist nicht mehr ausreichend dehnfähig und beweglich.

Tabelle 8-1: Unterteilung des Tapes

Anker	Basis (über dem Zielgewebe)	Ende
= der Anfangspunkt des Streifens ↓	= zwischen Anker und Ende Zielgewebe: Der Bereich, der einer Behandlung bedarf.	= der Endpunkt des Streifens ↓
OHNE Spannung anlegen	Spannung VARIIERT je nach gewünschter Wirkung	OHNE Spannung anlegen

Eine *veränderte Muskelspannung* kann trotz gleichmäßigen Anlegens zu einer unterschiedlichen Tapelänge bzw. -optik führen **(Abb. 8-1)**.

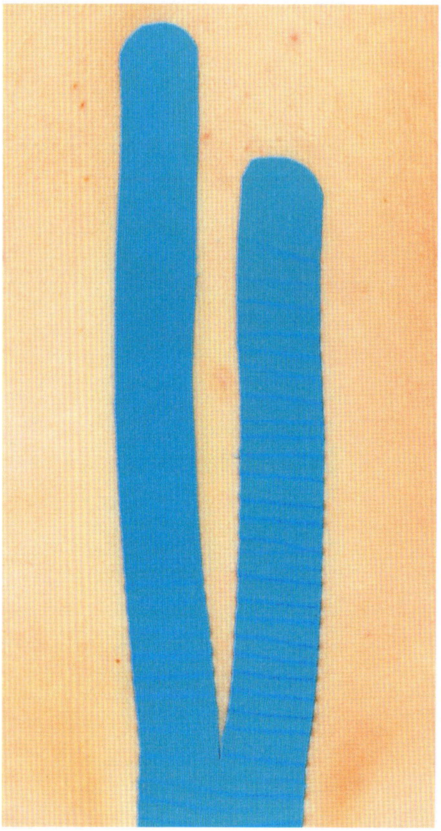

Abbildung 8-1: Tapeanlage im Lumbalbereich bei veränderter Muskelspannung

Anlageformen

Abhängig von der zu behandelnden Struktur und der gewählten Technik wird das Tape in einer bestimmten Form zugeschnitten. Grundgedanke ist die optimale Übertragung und Verteilung der Spannung auf das Zielgewebe.

> Die Anlageform orientiert sich an der Struktur des Zielgewebes.

Am häufigsten werden die in **Tabelle 8-2** dargestellten Formen verwendet.

Grundsätzlich kann man das Tape nach eigenem Ermessen in jeder erdenklichen Form anlegen, solange es die erforderliche Dehnfähigkeit zulässt. Ziel sollte stets eine *vernünftige* und *wirkungsvolle Spannungsverteilung* sein.

Tabelle 8-2: Anlageformen

I-Streifen	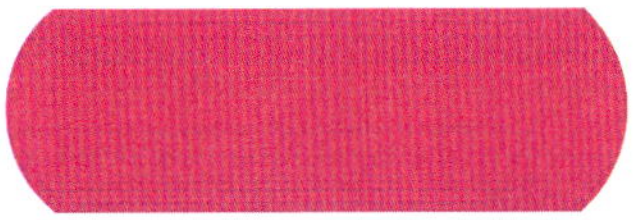	Spannungsübertragung direkt auf das Zielgewebe
Y-Streifen	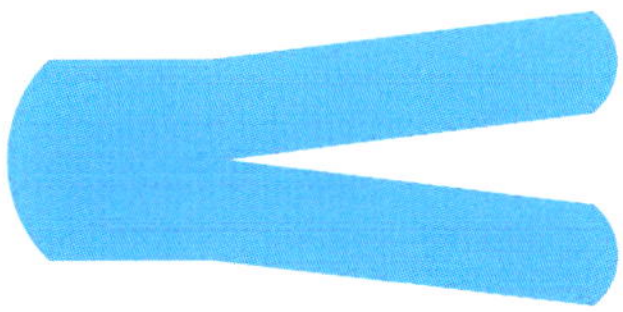	Spannung verteilt sich auf bzw. um das Zielgewebe
X-Tape	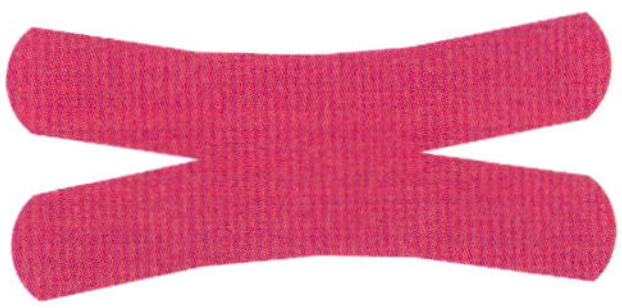	Spannung konzentriert sich auf die Mitte und wird auf die vier Enden verteilt
Fächer	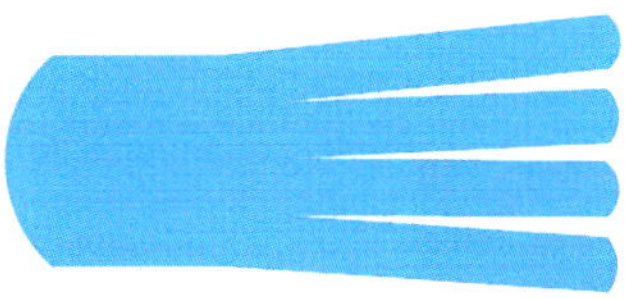	Spannung verteilt sich auf das Zielgewebe
Weitere Varianten speziell für raumschaffende Korrekturen:		
Loch	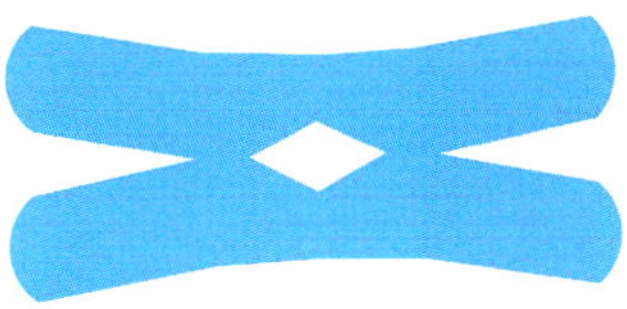	z. B. geeignet für Triggerpunkte oder Knochenerhebungen
Netz	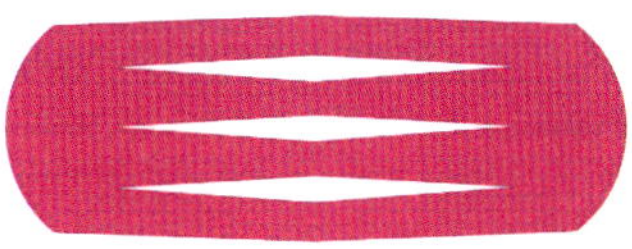	Für eine raumschaffende Korrektur, zur Druckreduktion
Gitter	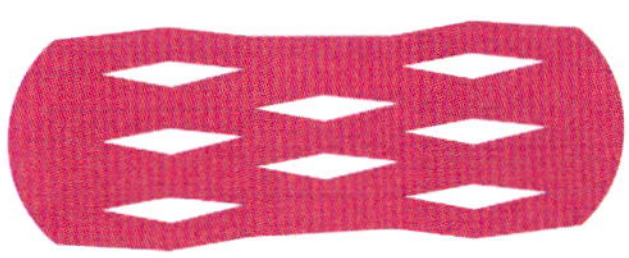	

Tapespannung: «Weniger ist mehr»

Da die elastischen Bänder z. T. sehr große Unterschiede in Dehnbarkeit und Elastizität aufweisen, sind die *Richtwerte* der Zugstärken je nach dem verwendeten Material zu betrachten. Denn wie in Kapitel 3: Materialkunde, bereits beschrieben: 25 % Zug bei dem einen sind nicht gleich 25 % bei dem anderen Tape. Und somit kann die Wirkung letztendlich nicht dieselbe sein.

Grundsätzlich gelten bei Tapes, die mit einer Grundspannung von ca. 10 % auf der Trägerfolie aufgetragen sind und eine max. Dehnfähigkeit von ca. 140 % erreichen, folgende Richtwerte:

- 0 %: Spannung, die für den Anker und das Ende verwendet wird (unabhängig von der Technik) **(Abb. 8-2)**.
- Bis 15 %: sehr leichter Zug, 10 % ist in etwa die Eigenspannung (*Paper off*) des Materials **(Abb. 8-3)**.
- 15–25 %: leichte Spannung, wird sehr häufig verwendet.
- 25–35 %: mäßige Spannung.
- 50–75 %: starker Zug.
- 100 %: sehr starke Spannung, daher nur bei Bänderkorrekturen verwenden.

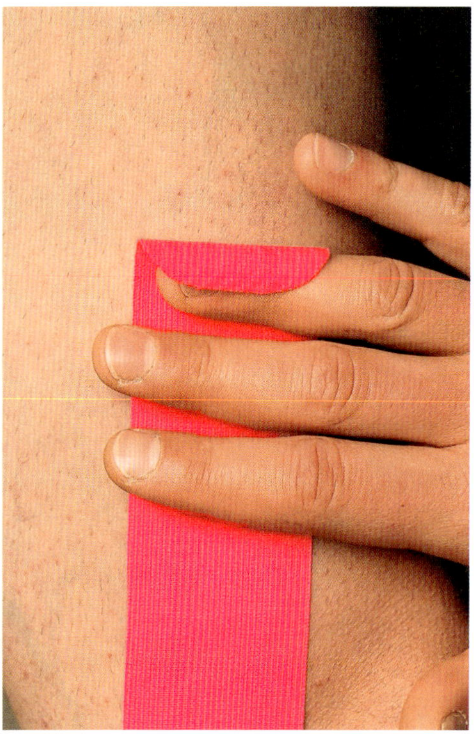

Abbildung 8-2: Anker und Ende ohne Zug anlegen

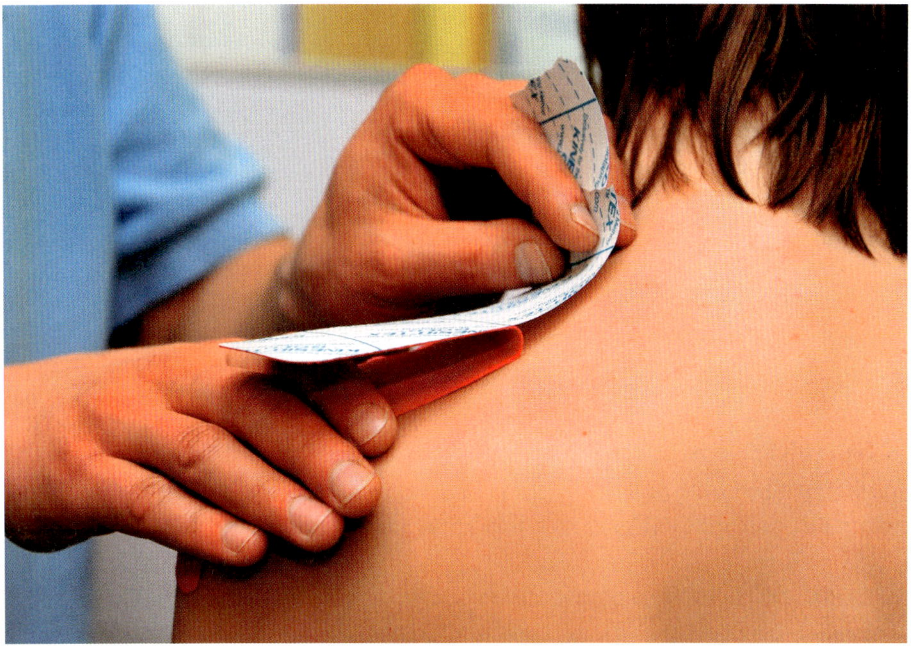

Abbildung 8-3: *Paper off*-Anlage

Bei Anlagen *bis zu 50% Spannung* entsteht immer eine *Zugwirkung in Richtung Anker*, bei Anlagen über 50% Spannung entsteht eine Stabilisierung.

> Wichtig ist, den Anker mit der Hand zu fixieren, um beim Anlegen des Tapes das Gewebe nicht unkontrolliert zu verschieben oder Gelenkpositionen zu verändern.

Anlagetechniken

Die Anlagetechniken unterscheiden sich im Wesentlichen durch die *Spannung*, mit der das Tape angelegt wird, und die *Zugrichtung*, die auf das Gewebe ausgeübt werden soll. Auch wenn bei Lernenden die Techniken je nach Körperstrukturen unterteilt werden, darf man nicht vergessen:

> Alle Körperstrukturen stehen in Verbindung, keine Struktur reagiert für sich allein!

Das heißt, auch wenn eine Anlage auf einen Muskel fokussiert, werden gleichzeitig Faszien, Lymphe etc. stimuliert. Es ist wichtig, das Zusammenspiel der Zellen nie aus den Augen zu verlieren, behandelt wird der ganze Mensch und nicht nur ein Teil von ihm.

Im kinesiologischen Taping gibt es folgende Anlagetechniken:

- Muskelanlage
- Faszienkorrektur
- Raum schaffende Korrektur
- mechanische Korrektur
- funktionelle Korrektur
- Band- und Sehnenkorrektur
- Lymphanlage
- Neuralanlage
- Narbentape
- Gitterpflaster.

Reihenfolge der Anlagen und Kombinationen

> Absolute Priorität hat die Schmerzlinderung!

Erst wenn der Schmerzkreislauf erfolgreich unterbrochen wird, kann der Körper selbstregulierende Maßnahmen zielgerecht und nachhaltig in Gang setzen.

Beispielsweise hat eine Person konstant Schmerzen bei Belastung des rechten Knies. Wenn nun eine passende Anlage zur Haltungskorrektur durchgeführt würde, hätte diese Information für den Körper nicht Priorität, und bei Belastung würde nach wie vor Schmerz signalisiert werden. Erst wenn die Schmerzreizleitung unterbrochen ist, können die Mechanorezeptoren auf den Impuls zur korrekten Haltung reagieren.

Fazit: Schmerz reduzieren mit einer geeigneten Anlage! Sollte man für eine Anlage mehrere Tapes und Techniken benötigen, folgt die *Reihung nach Spannungsgrad* der Streifen. Die Anlage mit der höchsten Spannung erfolgt grundsätzlich zum Schluss. Mit dieser Reihenfolge sind Zugwirkung und Haftung der einzelnen Tapes bestmöglich gewährleistet.

Im Grunde kann man alle Techniken miteinander kombinieren, doch sollte man eine goldene Regel berücksichtigen: «Weniger ist mehr!»

> Viele Schichten bedeuten nicht automatisch «viel» Verbesserung! Was mit wenigen Streifen nicht zu beeinflussen ist, kann auch mit sinnlosem Zukleben des Zielgewebes nicht aufgeholt werden.

Speziell bei Korrekturanlagen wie Raum schaffenden oder Bandkorrekturen sollte man beim Anlegen *mehrerer Tapeschichten* darauf achten, den *Zug zu reduzieren*. Denn zwei übereinanderliegende Tapes mit je 50 % Zug wirken sich natürlich doppelt intensiv auf das darunter liegende Zielgewebe aus.

Dies ist neben der verminderten Haftung ein weiterer Grund, warum sich die Tapeenden nicht überlappen sollten. Dort wo sich Tapes kreuzen oder aufeinandertreffen, verstärkt sich die Reizwirkung auf das Gewebe.

Umso mehr Zug, desto schlechter die Haftung.

Teil 2
Praxis

9 Muskelanlage

Der Ausdruck «Muskelanlage» lässt vielleicht annehmen, dass der Muskel unmittelbar in seinem Tonus verändert würde. Doch es ist nicht möglich, den Muskel mittels Taping direkt zu tonisieren oder detonisieren.

Lediglich der Reiz der Sensoren und die Kommunikation über die Rezeptoren ermöglicht eine verbesserte Versorgung des Zielgewebes, und somit eine Reaktion des Muskeltonus.

Ziel der Anlage

Pathologische Veränderungen der Haut, Faszien und Muskulatur führen längerfristig zu einer Dysbalance zwischen Agonisten (Spieler) und Antagonisten (Gegenspieler). Um wieder ein gesundes Gleichgewicht herzustellen, können Muskeltapes eingesetzt werden.

Ziel ist es, die *Muskelkontraktionen* zu *modulieren*, so dass beide Muskelgruppen in Balance kommen. Dazu wird Einfluss auf sämtliche Sensoren bzw. Rezeptoren genommen (siehe Kap. 2: Die Hauptwirkungsweisen des flexiblen Tapes). Die Selbstregulierungsmaßnahmen des Körpers sollten durch den adäquaten Tapereiz zu einem bestmöglichen *Normotonus* führen.

Anwendungsgebiete

Eine Muskelanlage wird eingesetzt, um bei Kontraktionsveränderungen eine hemmende oder aktivierende Wirkung auf die Rezeptoren auszuüben. Dabei orientiert man sich auch am *Zusammenspiel von Agonist und Antagonist*, d.h., über eine aktivierende Anlage auf dem hypotonen Muskel lässt sich eine indirekte Hemmung des hypertonen Gegenspielers erzielen, und umgekehrt. Es ist auch möglich, beide Muskeln gleichzeitig zu stimulieren.

Wie bei allen Therapien sind klare Befundung sowie Vor- und Nachuntersuchung des Patienten eine wichtige Voraussetzung für die Wahl der Anlage.

> Beziehen Sie in die Befundung alle Gewebeschichten mit ein, da alle Strukturen in Verbindung stehen. Denken Sie so ganzheitlich wie möglich!

Mit einem Tape beeinflusst man neben einem Detail auch stets den ganzen Mensch!

Bei der Voruntersuchung sollte die Beweglichkeit von Muskulatur, Faszien und Gelenken geprüft werden: auch aktive Bewegungen testen, und nicht nur den betroffenen Muskel, sondern die gesamte Muskelkette überprüfen. Dann erst sollte man sich für eine Muskelanlage entscheiden, oder aber man testet kinesiologisch die optimale Anlage aus.

Wirkungsweise

Grundgedanke ist, nicht nur Ursprung und Ansatz eines Muskels, sondern auch beteiligte Strukturen in deren Funktion zu betrachten. Kontrahiert sich der Muskel, bewegen sich die umliegenden Gewebe wie Haut und Faszien mit in diese Richtung – es entsteht Zug auf alle Strukturen in ein und dieselbe Richtung!

Das Tape bewirkt durch Erweiterung des interstitiellen Raums (*Convolutions*) eine Raumschaffung im Gewebe. In der Folge führt dies zu

- vermindertem Druck auf die Rezeptoren
- verbesserter Mikrozirkulation
- gesteigertem und beschleunigtem Abtransport entzündungsfördernder Stoffe
- Entstauung des Gewebes durch verbesserten Lymphfluss
- Unterbrechung des Schmerzkreislaufs
- freier Beweglichkeit von Gelenken, Muskeln und Faszien.

Diese Veränderungen beeinflussen die Kontraktion des Muskels – hemmend oder anregend.

> Das Tape kann nur an Körperstellen eine regulierende Wirkung haben, an denen pathologische Veränderungen vorliegen. Bei bereits optimaler Gewebsfunktion ist keine zusätzliche Verbesserung möglich.

Wie wirkt ein Muskeltape auf den Muskel ein? Dazu sei auf die Innervationsphysiologie der Muskulatur, den *monosynaptischen Reflexbogen*, verwiesen **(Abb. 9-1)**.

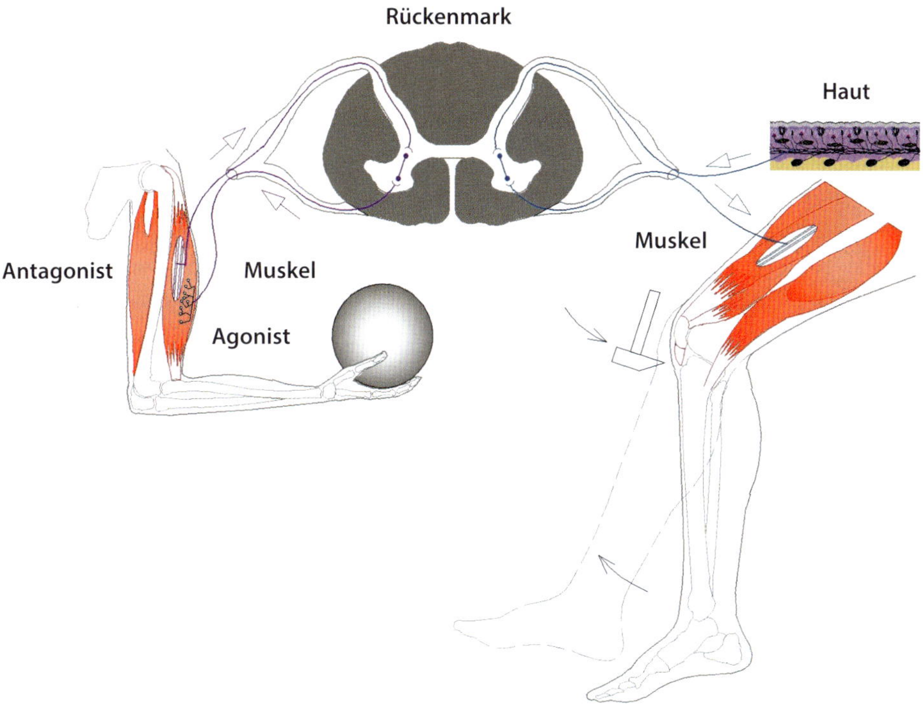

Abbildung 9-1: Monosynaptischer Reflexbogen

Beim monosynaptischen Dehnungsreflex registriert die Muskelspindel eine Dehnung der Muskelfasern. Als Antwort auf den Dehnungsreiz reagieren die Muskeln mit Anspannung (Agonist), auf die dann eine Entspannung des Antagonisten folgt.

Die Golgi-Sehnenorgane am Übergang zwischen Muskel und Sehne fungieren als Spannungsmesser. Reaktion auf einen Spannungsreiz ist ebenfalls eine Muskelkontraktion.

Fazit: Mittels Taping können Länge und Spannung der Muskeln, die Bewegung sowie die Regeneration der Muskulatur indirekt beeinflusst werden.

Anlageformen, Vordehnung, Anlagerichtung

Die Form der Anlage richtet sich nach der Struktur des Muskels, für den M. sartorius nimmt man z. B. einen langen *I-Streifen,* für den M. deltoideus einen *Y-Streifen.* Das Tape wird immer im Verlauf des Muskels angelegt, entweder direkt über dem Muskelbauch oder als Einfassung bzw. Umrandung des Muskelbauchs.

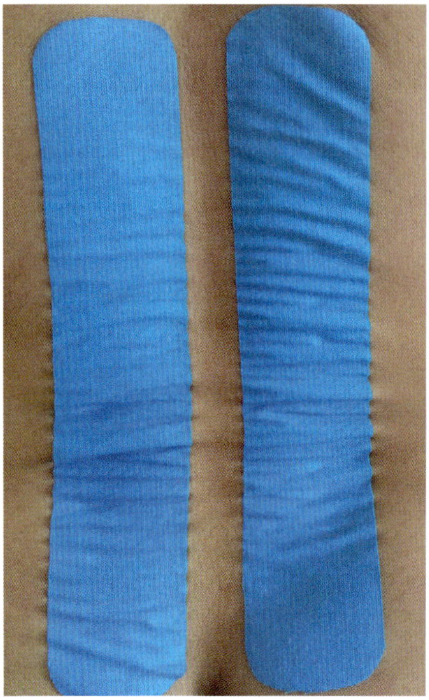

Abbildung 9-2: Convolutions

Das Ausmaß der Raum schaffenden Wirkung (*Convolutions*, **Abb. 9-2**) ist abhängig davon, wie stark das Tape beim Anlegen gedehnt wird (Spannkraft), in Kombination mit der Vordehnung des Gewebes (aktiv oder passiv).

> Gewählte Spannkraft + mögliche Vordehnung = Ausmaß der Raumschaffung im Gewebe.

Ist eine ausreichende *aktive Vordehnung nicht möglich*, empfiehlt es sich, das Zielgewebe mit geringem *manuellen Hautvorschub* in Vorspannung zu bringen (sollten keine Wellen entstehen, siehe Kap. 8: Anwendung des kinesiologischen Tapes).

Die Richtung der Anlage ist maßgebend dafür, ob ein hemmender oder anregender Reiz auf die Rezeptoren ausgeübt wird. Die Anlagerichtung geht nach distal oder proximal, bezogen auf die Körpermitte, bzw. am Rumpf nach Ursprung und Ansatz.

Anregende bzw. aktivierende Muskelanlage

Ziel: Durch Anregung der Rezeptoren wird die Muskelkontraktion gefördert, somit entsteht indirekt eine stärkende Wirkung.

Anlagerichtung: von proximal nach distal bzw. vom Ursprung zum Ansatz.

Anker: Am proximalen Ende des Muskels ohne Zug ankleben **(Abb. 9-3)**.

Zielgewebe: In bestmöglicher Vordehnung (aktiv oder passiv) max. 35 % Zug auf das Tape bringen **(Abb. 9-4)**.

Ende: Das Ende ohne Spannung bzw. Zug am distalen Teil des Muskels anbringen. Den Kleber durch Anreiben aktivieren **(Abb. 9-5)**, bis ein deutliches Wärmegefühl entsteht.

Ergebnis: Zugwirkung in Richtung Anker. Durch die Vordehnung des Gewebes und den max. 35 %-Tapezug entstehen in Neutralstellung *Convolutions* **(Abb. 9-6)**. Dadurch wird die Muskelspannung indirekt optimiert.

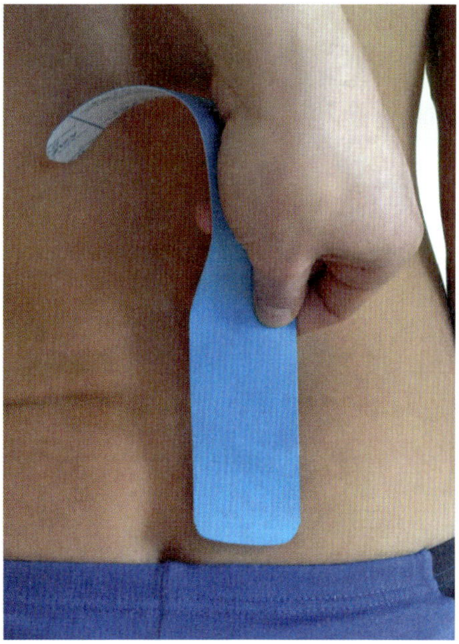

Abbildung 9-3: Anregende Muskelanlage: Anker ohne Zug anlegen

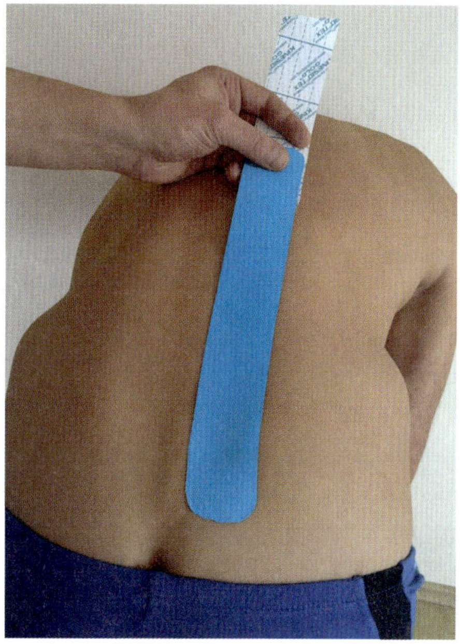

Abbildung 9-4: Anregende Muskelanlage: Tape unter Vordehnung des Zielgewebes anlegen

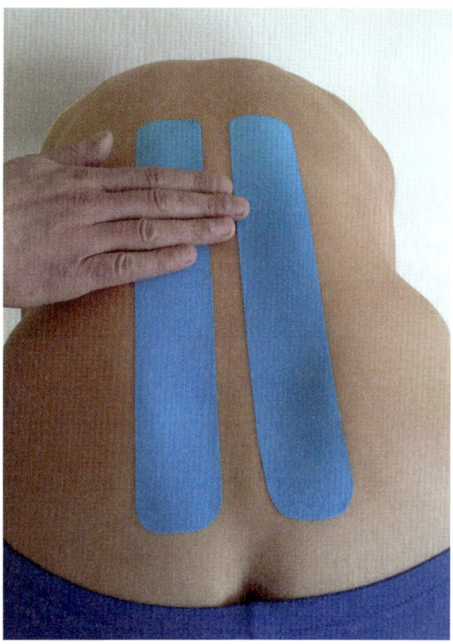

Abbildung 9-5: Anregende Muskelanlage: Kleber aktivieren

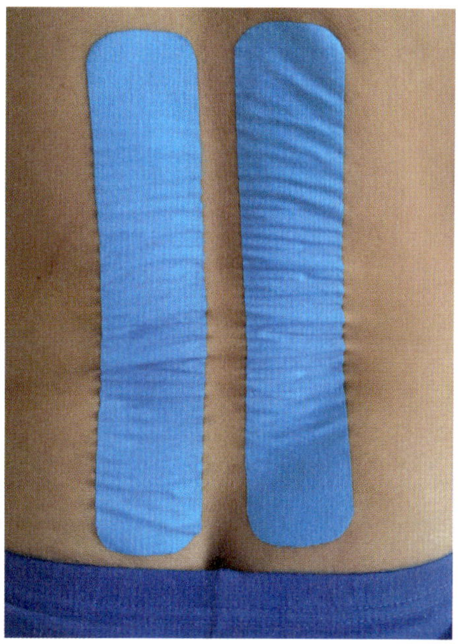

Abbildung 9-6: Anregende Muskelanlage: fertige Anlage mit Convolutions

Fazit: Bei fachgerechtem Anlegen eines kinesiologischen Tapeverbands kommt es nicht zu einem gesteigerten Bewegungs- oder Kraftausmaß, lediglich die Funktion des Muskels wird optimiert.

Hemmende Muskelanlage

Ziel: Durch Hemmung der Rezeptoren wird die Muskelkontraktion vermindert, somit entsteht indirekt eine entspannende Wirkung.

Anlagerichtung: Von distal nach proximal bzw. vom Ansatz zum Ursprung.

Anker: Am distalen Ende des Muskels ohne Zug anbringen.

Zielgewebe: In bestmöglicher Vordehnung (aktiv oder passiv) maximal 25 % Zug ausüben.

Ende: Das Tapeende ohne Spannung bzw. Zug am proximalen Teil des Muskels anbringen. Den Kleber durch Anreiben aktivieren, bis ein deutliches Wärmegefühl entsteht.

Ergebnis: Zugwirkung in Richtung Anker. Durch die Vordehnung des Gewebes und den max. 25 %-Tapezug entstehen nun in Neutralstellung die *Convolutions*. Dadurch wird die Muskulatur indirekt entspannt.

Mm. scaleni

	Ursprung	Ansatz
M. scalenus anterior	Querfortsätze C3-C6	1. Rippe, nahe Brustbein
M. scalenus medius	Querfortsätze C2-C7	1. Rippe, leicht lateral vom Ansatz des M. scalenus anterior
M. scalenus posterior	Querfortsätze C5-C7	2. Rippe, Oberrand

Funktion:	Beidseitig: Ventral-FLEX der HWS Einseitig: Seitneigung zur gleichen Seite, ROT zur Gegenseite Bei fixierter WS: Hebung der Rippen (Atemhilfsmuskeln)
Innervation:	Ramus ventralis (Plexus cervicalis und Plexus brachialis) C4-C8

Muskelanlage:

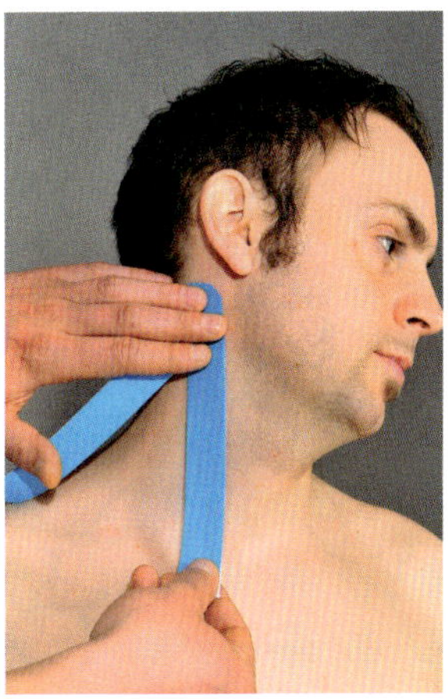

Abbildung 9-7: Anker ohne Zug anlegen, Muskeln in Vordehnung bringen

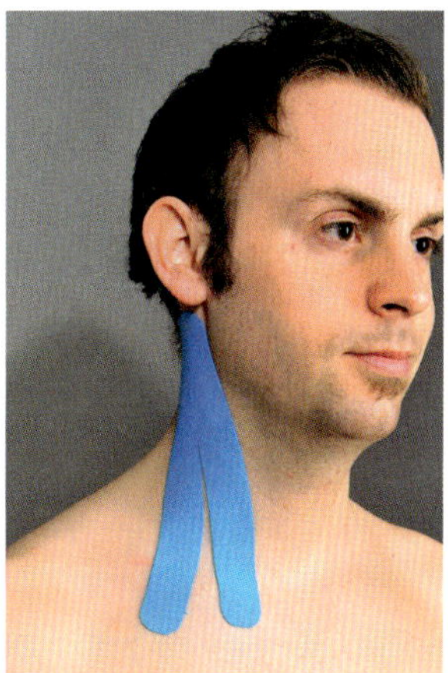

Abbildung 9-8: Fertige Anlage mit Y-Streifen

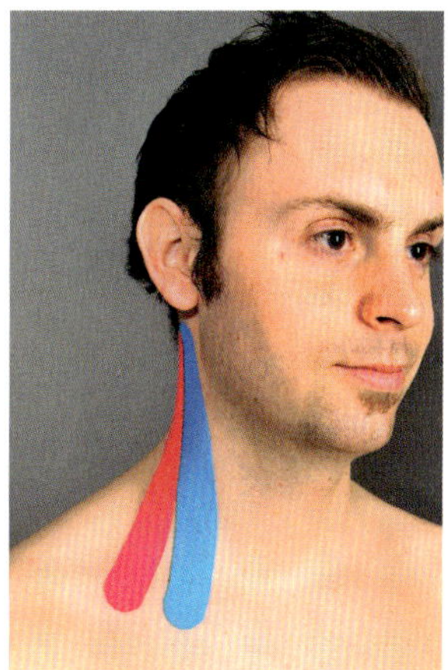

Abbildung 9-9: Anlage mit I-Streifen

Anlage:	anregend, max. 35 % Zug
Anlageform:	Y-Streifen, je nach Muskelbau auch zwei einzelne I-Streifen (verschiedene Farben)
Anlagerichtung:	vom Ursprung zum Ansatz

M. sternocleidomastoideus

	Ursprung	Ansatz
Caput sternale	Manubrium sterni	Proc. mastoideus
Caput claviculare	Mediales Drittel der Clavicula	

Funktion: Einseitig: ROT zur Gegenseite, Seitneigung zur gleichen Seite
Beidseitig: Kopfheber, Atemhilfsmuskel

Innervation: N. accessorius, Plexus cervicalis C1-C2

Muskelanlage:

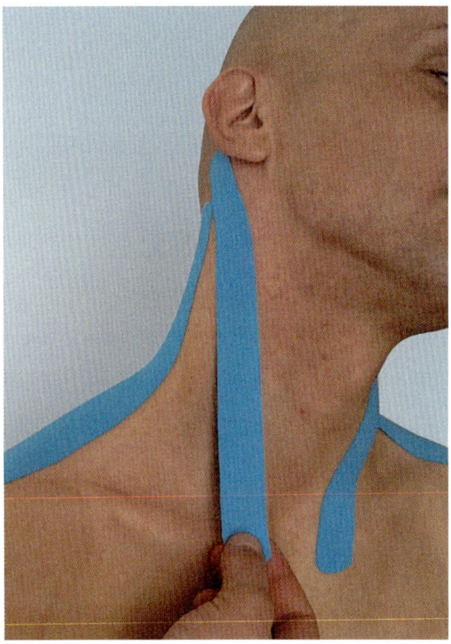

Abbildung 9-10: Vordehnung des Muskels

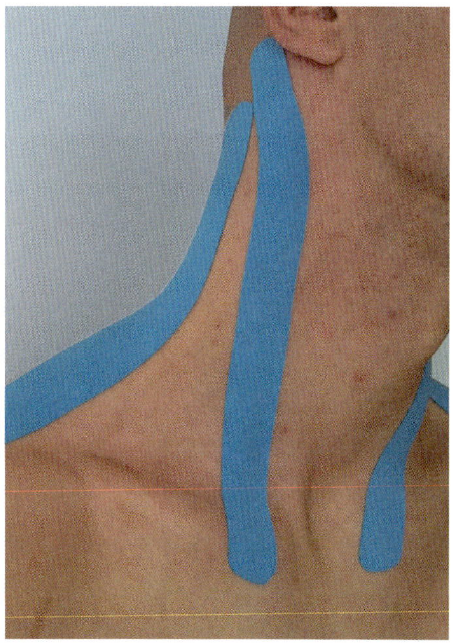

Abbildung 9-11: Fertige Anlage mit großzügig bemessenem Anker und Ende

Anlage:	hemmend, max. 25 % Zug
Anlageform:	I-Streifen
Anlagerichtung:	vom Ansatz zum Ursprung (in diesem Fall mit halber Tapebreite, je nach Muskelbau auch Gesamtbreite)

M. sternohyoideus und M. sternothyroideus

	Ursprung	Ansatz
M .sternohyoideus	Medialer Anteil der Clavicula, dorsale Fläche des Manubrium sterni	Zungenbein (Corpus ossis hyoidei)
M. sternothyroideus	Dorsale Fläche des Manubrium sterni, dorsale Fläche des 1. Rippenknorpels	Schildknorpel (Cartilago thyroidea)

Funktion: **M. sternohyoideus:** senkt das Zungenbein, indirekte FLEX der HWS, öffnet indirekt den Unterkiefer
M. sternothyroideus: senkt den Kehlkopf (Larynx) und bringt ihn nach dem Schlucken in die Ausgangslage zurück, indirekte FLEX der HWS

Innervation: Ansa cervicalis C1-C4

Muskelanlage:

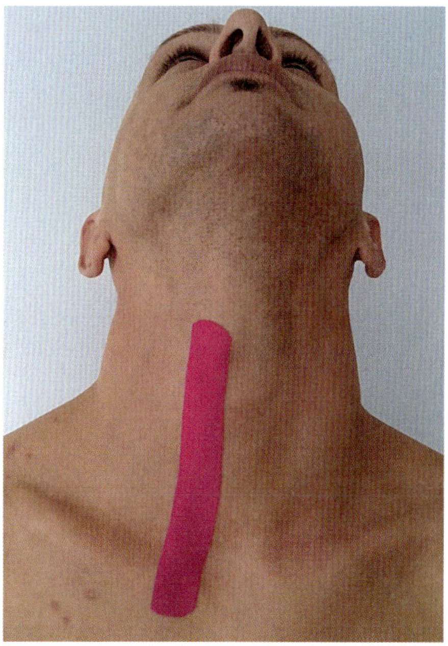

Abbildung 9-12: Vordehnung, um das Zielgewebe zu erreichen

Anlage:	hemmend, max. 25 % Zug
Anlageform:	I-Streifen (halbe Tapebreite)
Anlagerichtung:	von distal nach proximal

M. masseter

Ursprung	Ansatz
Jochbein	Unterkiefer

Funktion: Anheben sowie Vor- und Zurückschieben des Unterkiefers

Innervation: N. trigeminus (V. Hirnnerv)

Muskelanlage:

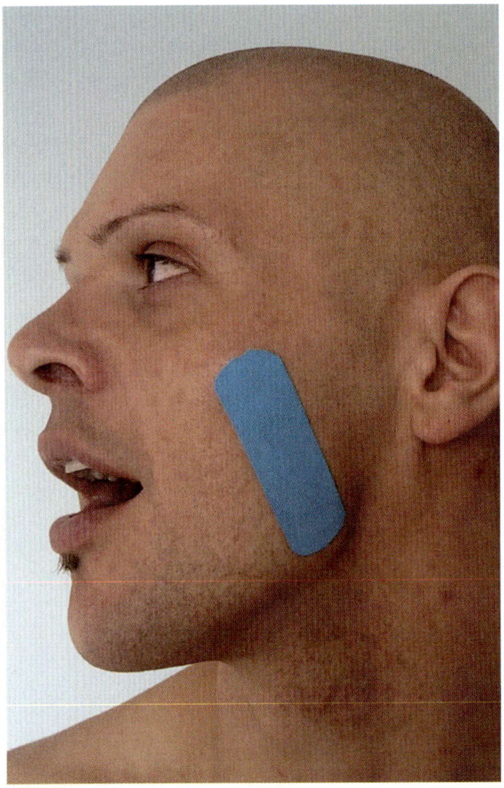

Abbildung 9-13:
Vordehnung des Zielgewebes

Anlage:	hemmend, max. 25 % Zug
Anlageform:	I-Streifen
Anlagerichtung:	vom Unterkiefer zum Jochbein

M. biceps brachii

	Ursprung	Ansatz
Caput longum	Tuberculum supraglenoidale	Tuberositas radii, mittels Aponeurose zur Unterarmfaszie
Caput breve	Proc. coracoideus	

Funktion:	FLEX des Unterarms, SUP Wirkt im Schultergelenk: Caput breve: ANTE, IR, ADD Caput longum: ABD
Innervation:	N. musculocutaneus C5-C6

Muskelanlage:

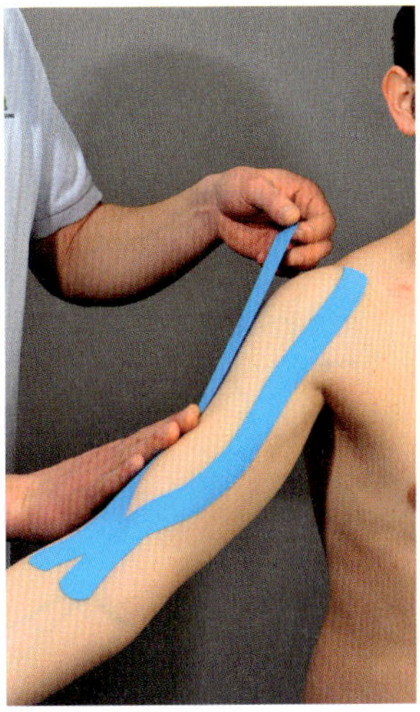

Abbildung 9-14: Vordehnung des Arms in Extension

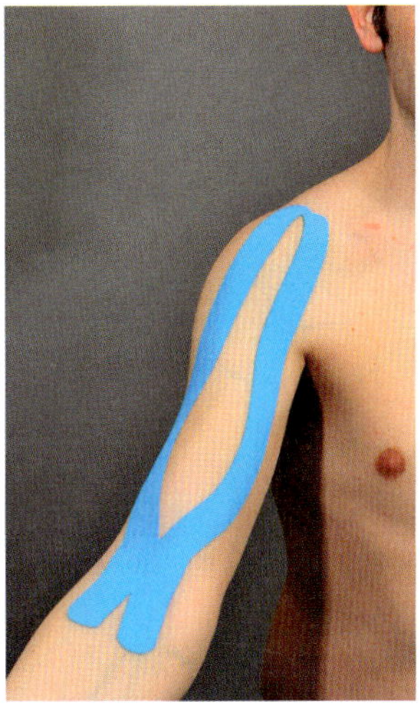

Abbildung 9-15: Fertige Anlage mit Y-Streifen

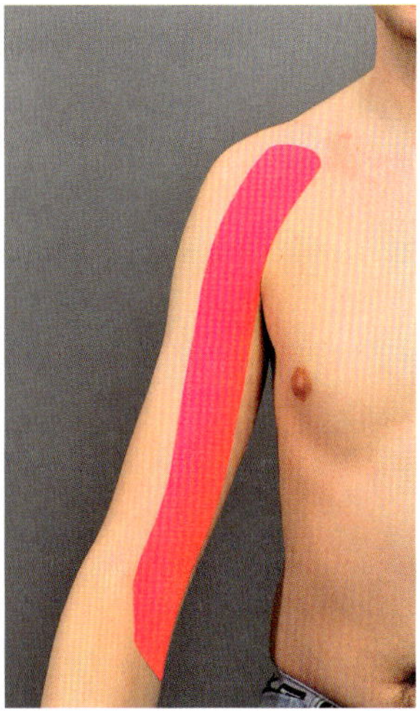

Abbildung 9-16: Anlage mit I-Streifen; M. brachialis und M. coracobrachialis werden mitstimuliert

Anlage:	hemmend, max. 25 % Zug
Anlageform:	X-Streifen; Umrandung des Muskelbauchs mit zwei langen Zügeln, am Anker zwei kurze Zügel, um die Beweglichkeit bestmöglich zu erhalten
Anlagerichtung:	von distal nach proximal

M. deltoideus (Forts. n. Seite)

	Ursprung	Ansatz
Pars clavicularis	Laterales 1/3 der Clavicula	Tuberositas deltoidea
Pars acromialis	Acromion	
Pars spinalis	Unterrand der Spina scapulae	

Funktion: ANTE und RETRO
ABD und ADD
IR und AR

Innervation: N. axillaris C5

Muskelanlage:

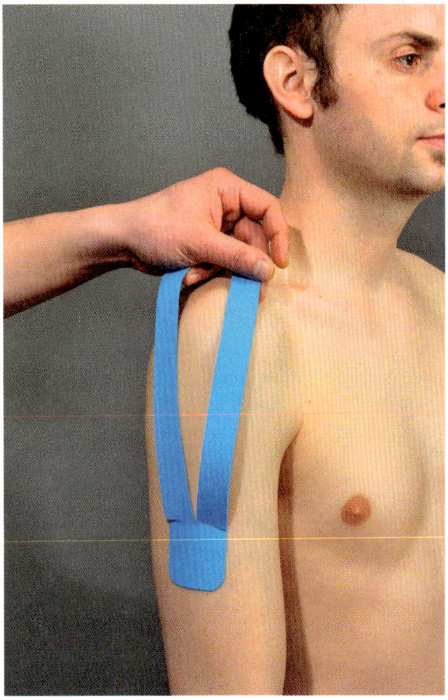

Abbildung 9-17: Anlegen des Y-Ankers, ohne Spannung

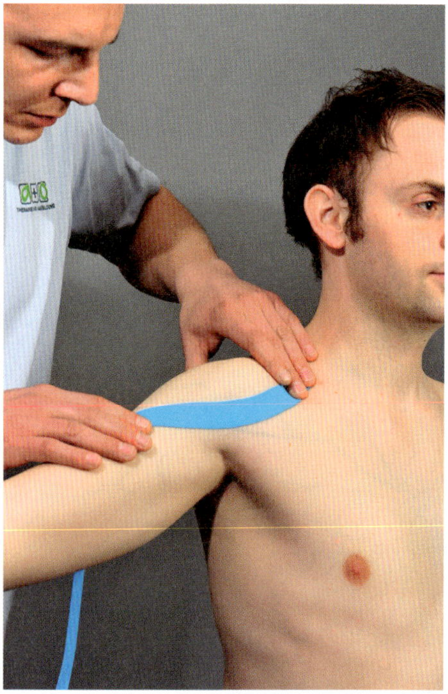

Abbildung 9-18: Vordehnung des Arms für den ventralen Zügel, Ende ohne Zug

M. deltoideus (Forts.)

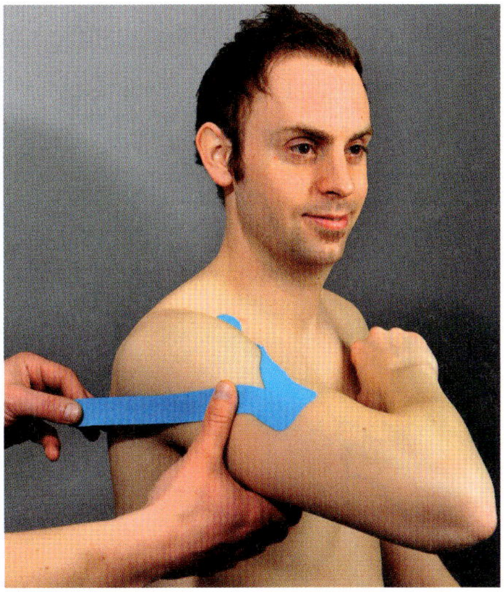

Abbildung 9-19: Dorsalen Zügel in Vordehnung anlegen, Ende ohne Zug

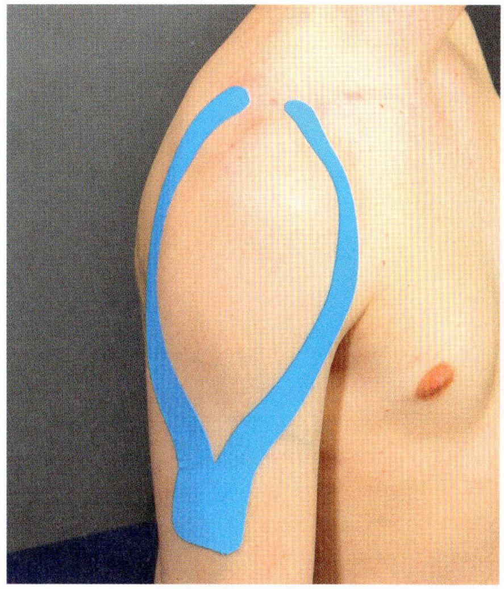

Abbildung 9-20: Die fertige Anlage umrandet den Muskelbauch

Anlage:	hemmend, max. 25 % Zug (**Abb. 9-17** bis **9-20**)
Anlageform:	Y-Streifen
Anlagerichtung:	von distal nach proximal

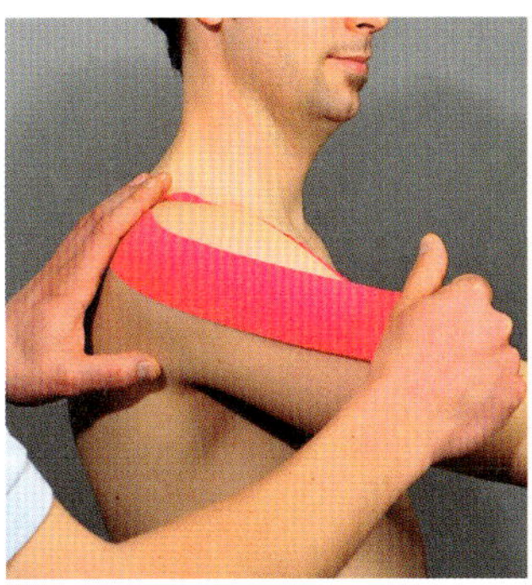

Abbildung 9-21: Anlegen der I-Streifen

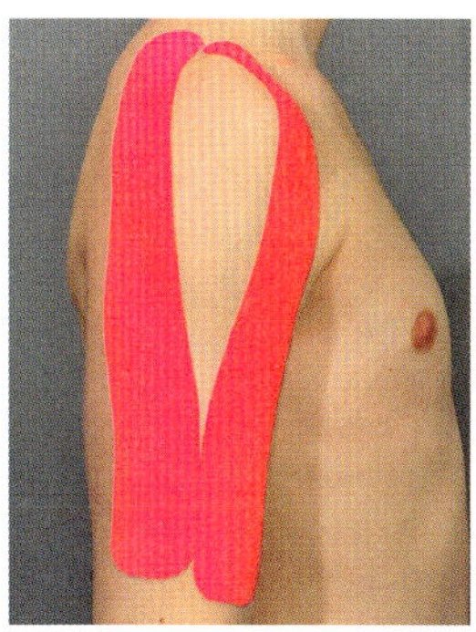

Abbildung 9-22: Fertige Anlag

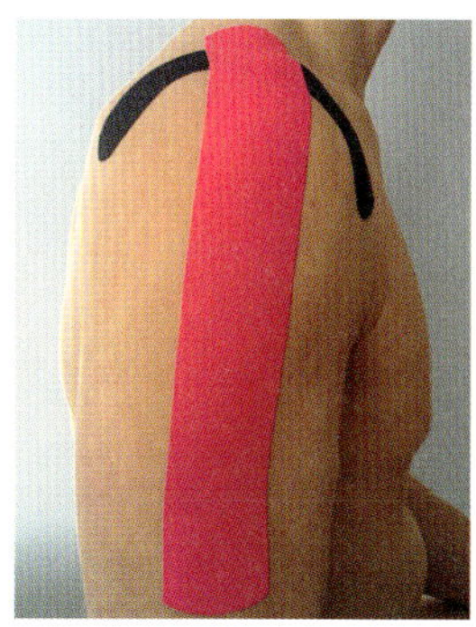

Abbildung 9-23: Zusätzlich wurde hier ein schwarzer Streifen zur Stabilisation über das AC-Gelenk angelegt (max. 75 % Zug)

Anlage:	anregend, max. 35 % Zug (**Abb. 9-21** bis **9-23**)
Anlageform:	einzelne I-Streifen
Anlagerichtung:	von proximal nach distal

Mm. extensor carpi radialis longus et brevis und M. brachioradialis

	Ursprung	Ansatz
M. extensor carpi radialis longus	Laterale Oberarmleiste, Septum intermusculare laterale bis Epicondylus lateralis	Basis des Os metacarpale II
M. extensor carpi radialis brevis	Epicondylus lateralis, Ringband des Radius	Basis des Os metacarpale III
M. brachioradialis	Crista supracondylaris lateralis humeri, Septum intermusculare brachii laterale	Laterale Fläche des Radius, proximal der Basis des Proc. styloideus radii

Funktion:	FLEX im Ellbogen Dorsal-FLEX und Radial-ABD im Handgelenk Mittelstellung zw. PRO und SUP
Innervation:	N. radialis C6-C7

Muskelanlage:

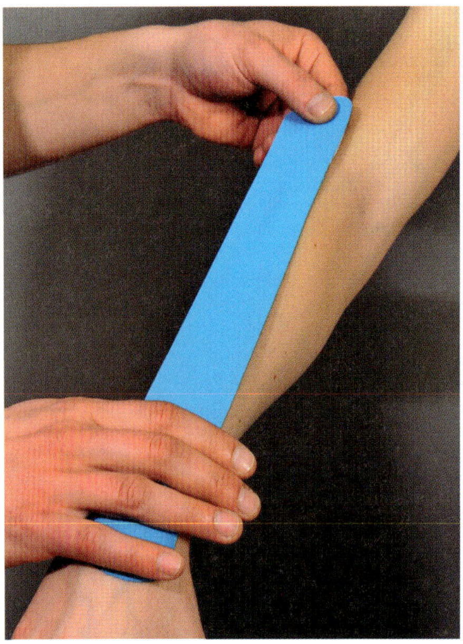

Abbildung 9-24: Vordehnung im Handgelenk durch Palmarflexion

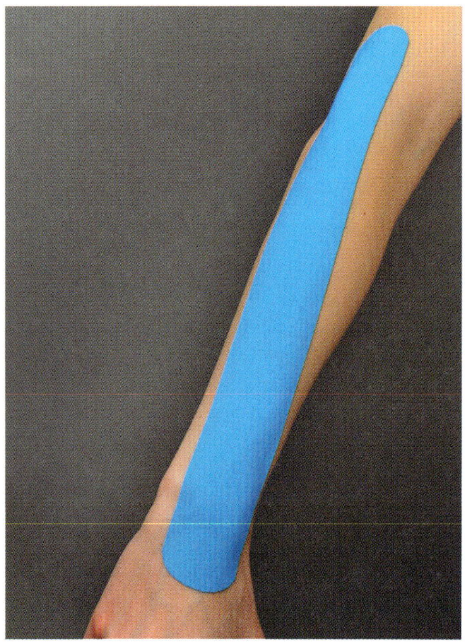

Abbildung 9-25: Fertige Anlage

Anlage:	hemmend, max. 25 % Zug
Anlageform:	I-Streifen
Anlagerichtung:	von distal nach proximal

Unterarmflexoren

	Ursprung	Ansatz
M. flexor carpi radialis	Epicondylus medialis humeri, Unterarmfaszie	Basis Os metacarpale II
M. flexor carpi ulnaris	Epicondylus medialis humeri, Olecranon, hintere Ellbogenkante, Fascia antebrachii	Os hamatum, Os pisiforme, Os metacarpale V
M. flexor digitorum superficialis	Epicondylus medialis humeri, Proc. coronoideus ulnae, vordere Fläche des Radius	Mit vier Sehnen an den Mittelphalangen II-V
M. flexor digitorum profundus	Palmarfläche der Ulna, Membrana interossea	Mit vier Sehnen an den Endphalangen II-V
M. palmaris longus	Epicondylus medialis humeri	Palmaraponeurose

Funktion:	PRO, Palmar-FLEX, Radial-ABD, Ulnar-ABD M. flexor digitorum: FLEX in allen übersprungenen Gelenken
Innervation:	N. medianus C5-Th1, N. ulnaris C7-Th1

Muskelanlage:

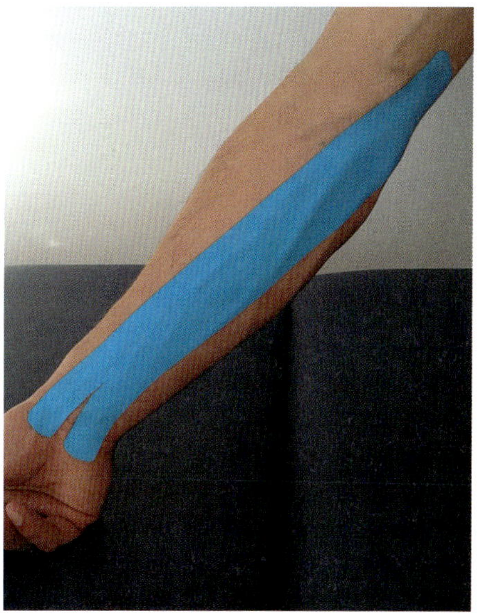

Abbildung 9-26: M. flexor carpi radialis: I-Streifen, mit Y-Anker für Beweglichkeit im Handgelenk

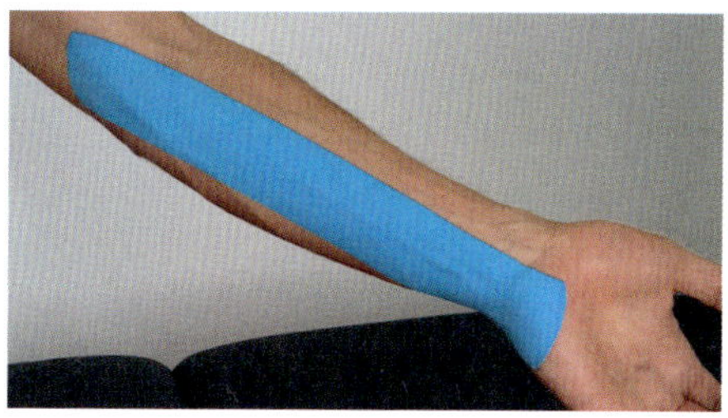

Abbildung 9-27: M. flexor carpi ulnaris: I-Streifen

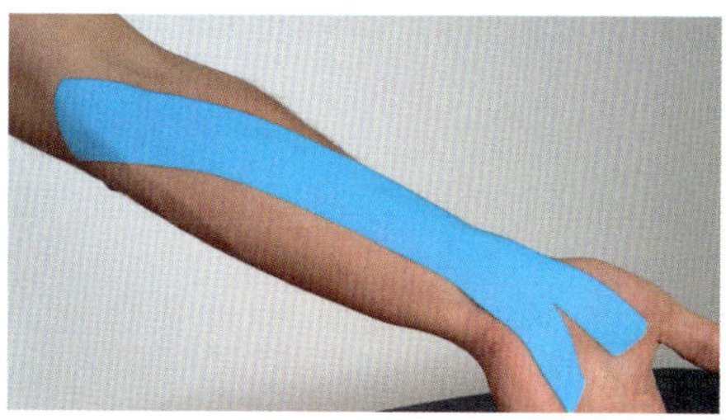

Abbildung 9-28: M. flexor digitorum: Y-Schnitt am Anker

Anlage:	hemmend, max. 25 % Zug
Anlageform:	I-Streifen, teils mit Y-Anker
Anlagerichtung:	von distal nach proximal

M. infraspinatus

Ursprung	Ansatz
Fossa infraspinata, unterer Rand der Spina scapulae	Mittlerer Anteil des Tuberculum majus

Funktion: AR, ABD und ADD, Kapselverstärker

Innervation: N. suprascapularis C5-C6

Muskelanlage:

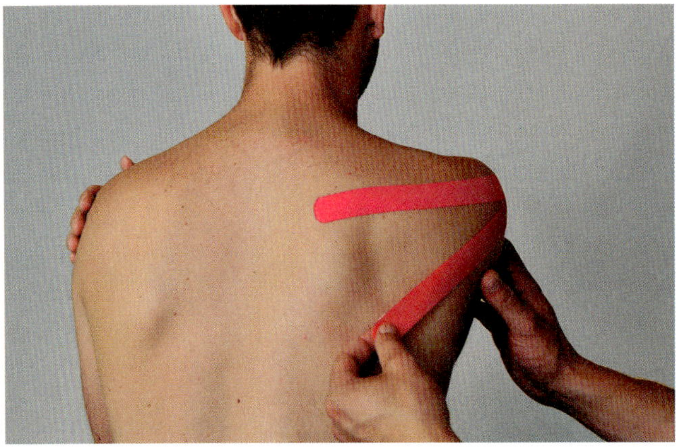

Abbildung 9-29: Muskel vordehnen, Anker und Ende ohne Zug anlegen

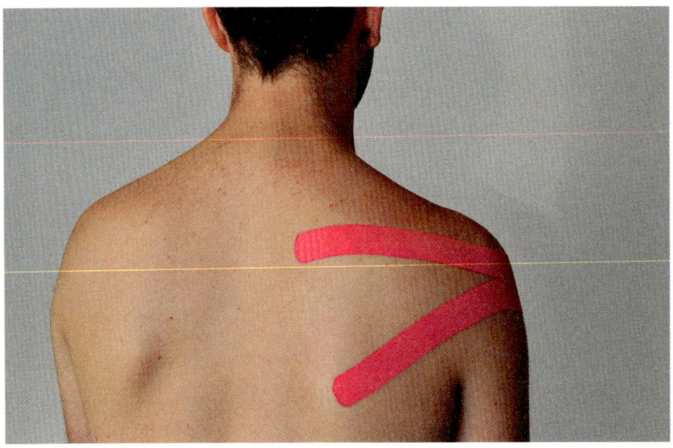

Abbildung 9-30: Fertige Anlage

Anlage:	hemmend, max. 25 % Zug
Anlageform:	meist Y-Streifen, auch ein oder zwei I-Streifen
Anlagerichtung:	von distal nach proximal

M. latissimus dorsi

Ursprung	Ansatz
Mittels der Rückenfaszie von Th7-Th12 und L1-L5, Crista iliaca und Os sacrum, 10.-12. Rippe, teils Scapula	Crista tuberculi minoris

Funktion: IR, ADD, EXT (RETRO), «Fracktaschenmuskel»

Innervation: N. thoracodorsalis C6-C7

Muskelanlage:

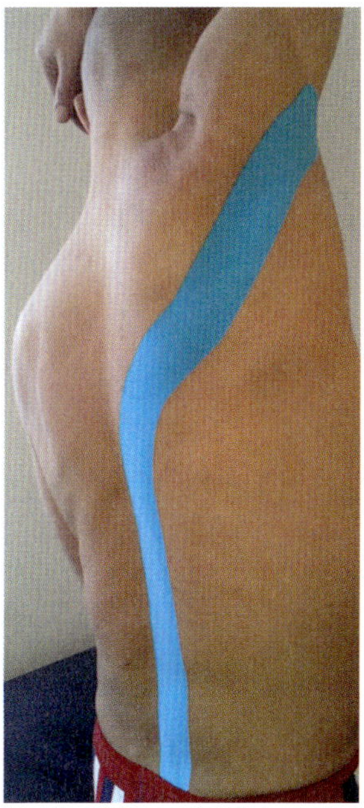

Abbildung 9-31: Die einzelnen Zügel werden in Vordehnung angelegt

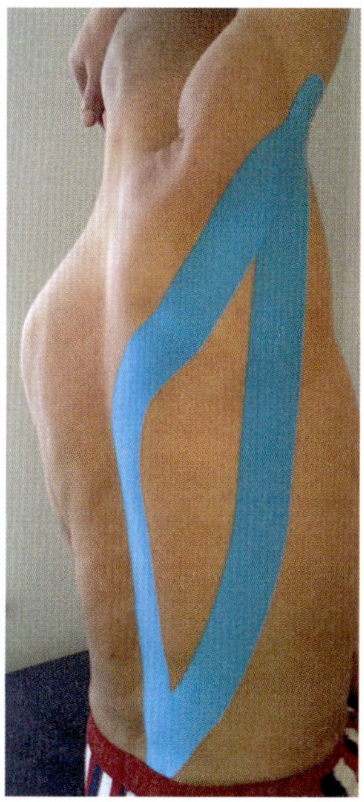

Abbildung 9-32: In der Achselfalte werden unangenehme Spannungen oder Zugwirkungen vermieden

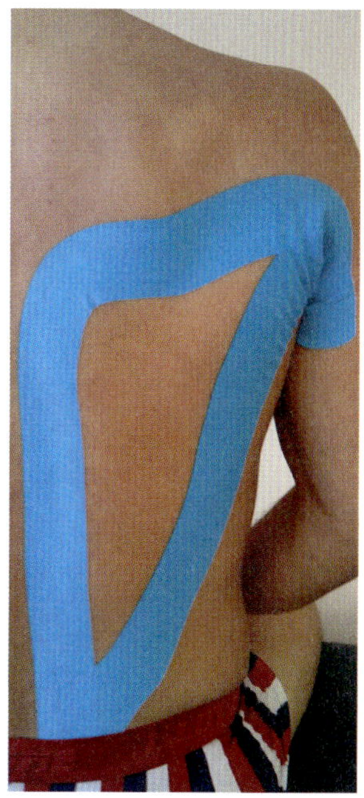

Abbildung 9-33: Fertige Anlage. Bei Rückkehr in Neutralposition sieht man die gewünschten Convolutions

Anlage:	anregend, max. 35 % Zug
Anlageform:	einzelne I-Streifen für eine Muskelumrandung, Breite der Streifen an den Körperbau anpassen
Anlagerichtung:	von proximal nach distal

M. levator scapulae

Ursprung	Ansatz
Hinterseite des 1.-4. HW-Querfortsatzes	Angulus superior scapulae

Funktion:	Hebt die Scapula, dreht das Schulterblatt nach der Elevation wieder zurück
Innervation:	N. dorsalis scapulae C3-C5

Muskelanlage:

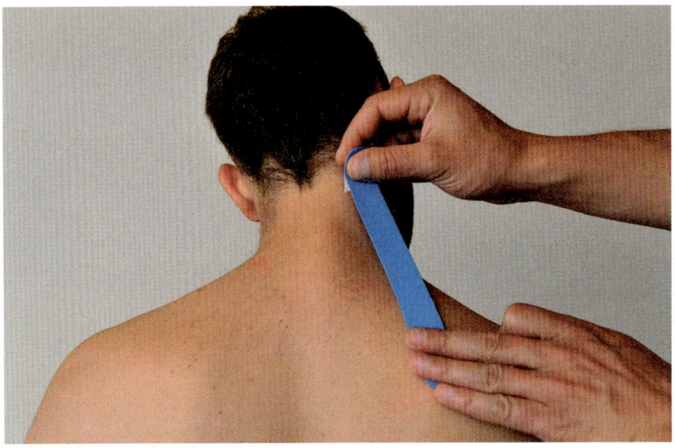

Abbildung 9-34: Muskel in Vordehnung bringen

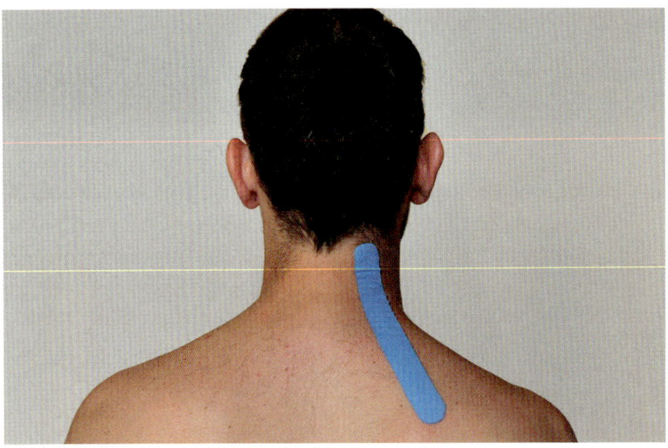

Abbildung 9-35: Fertige Anlage. Anker bzw. Tapeende werden nicht in den Haaransatz geklebt, um unangenehme Reizungen und verminderte Haftung zu vermeiden

Anlage:	hemmend, max. 25 % Zug
Anlageform:	I-Streifen (je nach Muskelbau mit halber Breite)
Anlagerichtung:	vom Ansatz zum Ursprung

M. pectoralis major (Forts. n. Seite)

	Ursprung	Ansatz
Pars clavicularis	Mediale Claviculahälfte	Crista tuberculi majoris humeri
Pars sternocostalis	Ventrale Fläche des Sternums, 2.–6. Rippenknorpel	
Pars abdominalis	Oberer Rippenbogen, vorderes Blatt der Rektusscheide	

Funktion: ADD, IR, ANTE, Schultersenkung, Atemhilfsmuskel

Innervation: Nn. pectorales medialis und lateralis C5-Th1

Muskelanlage:

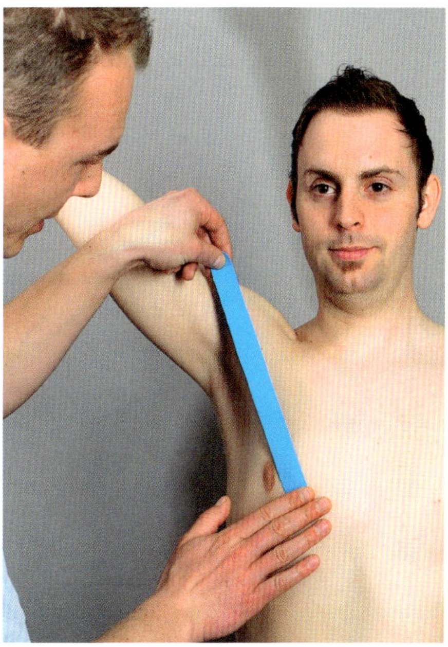

Abbildung 9-36: Muskelvordehnung, Anker und Ende ohne Zug

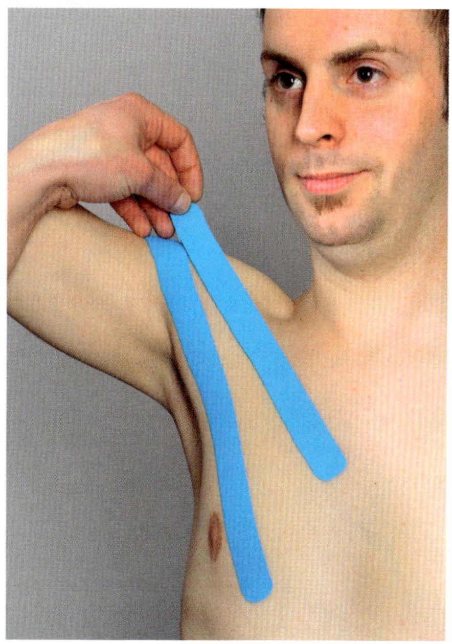

Abbildung 9-37: Anlage für die beiden oberen Anteile des Muskels

M. pectoralis major (Forts.)

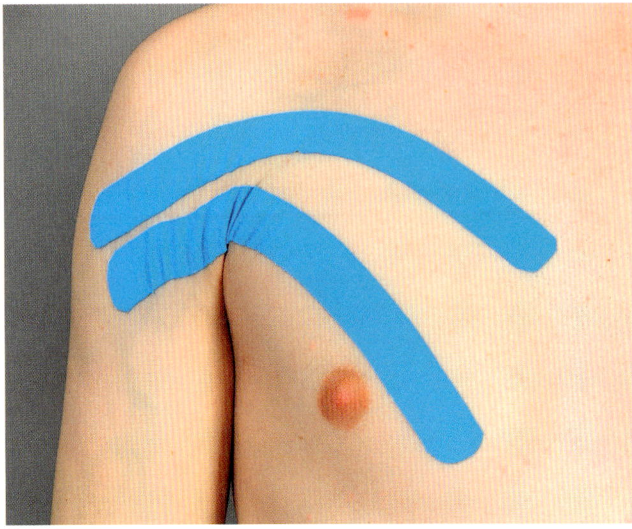

Abbildung 9-38: Fertige I-Anlage. Bei Entspannung des Arms entstehen Convolutions

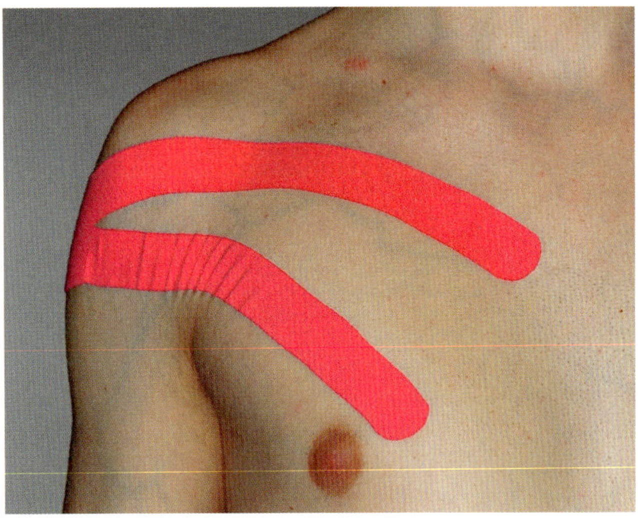

Abbildung 9-39: Anlage mit Y-Streifen

Anlage:	anregend, max. 35 % Zug
Anlageform:	zwei einzelne I-Streifen oder ein Y-Streifen
Anlagerichtung:	von proximal nach distal

Nicht die Brustwarzen bekleben!

M. pectoralis minor

Ursprung	Ansatz
3.-5. Rippe, nahe Knochen-Knorpel-Grenze	Spitze des Proc. coracoideus scapulae

Funktion: Schultersenkung und -drehung, Atemhilfsmuskel (inspiratorische Rippenhebung)

Innervation: Nn. pectorales medialis und lateralis C6-C8

Muskelanlage:

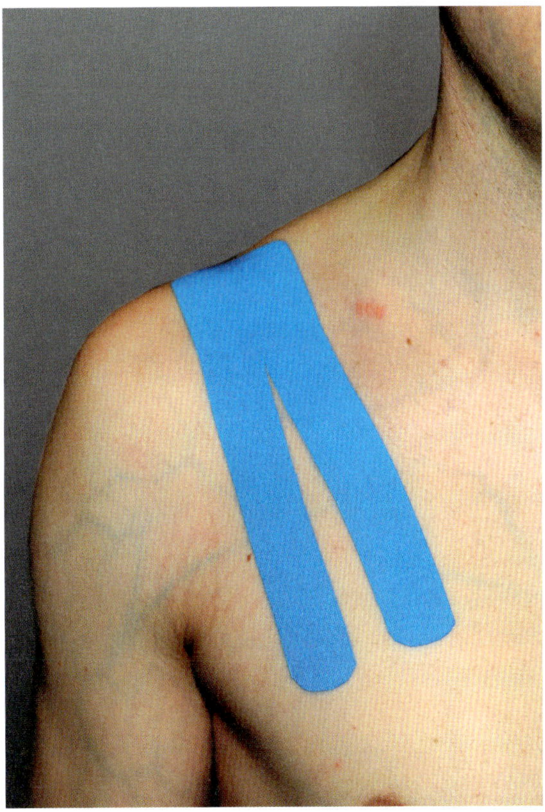

Abbildung 9-40: Fertige Anlage

Anlage: hemmend, max. 25 % Zug

Anlageform: Y-Streifen

Anlagerichtung: von distal nach proximal

Mm. pronator teres und pronator quadratus

	Ursprung	Ansatz
M. pronator teres	Epicondylus medialis humeri, Proc. coronoideus ulnae	Tuberositas pronatoria – mittlerer Radius, laterale Fläche
M. pronator quadratus	Distales 1/4 der Ulna – Ventralfläche	Distales 1/4 des Radius – Ventralfläche

Funktion:	PRO
Innervation:	N. medianus C6-C7 (M. pronator teres), C6-Th1 (M. pronator quadratus)

Muskelanlage:

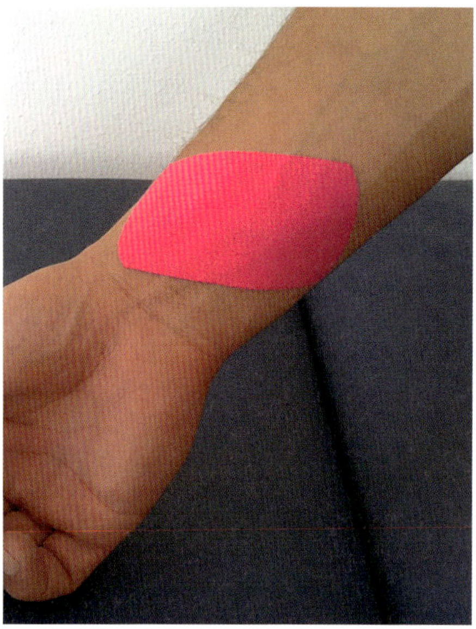

Abbildung 9-41: M. pronator quadratus: Anlage mit I-Streifen

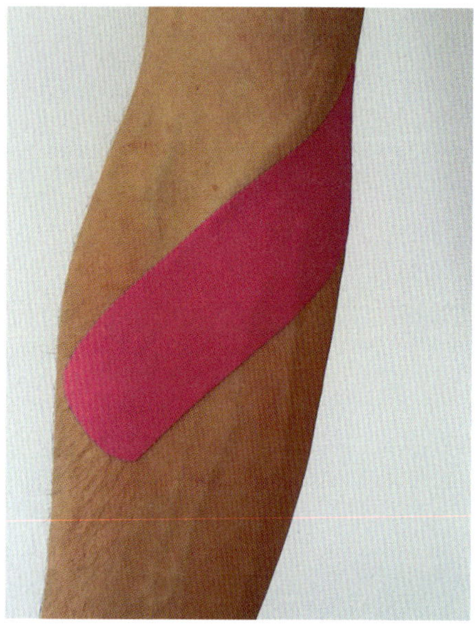

Abbildung 9-42: M. pronator teres: I-Streifen in Extension anlegen

Anlage:	hemmend, max. 25 % Zug
Anlageform:	I-Streifen
Anlagerichtung:	von distal nach proximal

Besonders bei der Anlage für den *M. pronator teres* ist auf ausreichende Streckung im Ellbogen zu achten, ansonsten kann es bei Bewegung zu Hautreizungen kommen!

Mm. rhomboideus minor et major

	Ursprung	Ansatz
M. rhomboideus minor	Dornfortsätze C6 und C7	Margo medialis scapulae
M. rhomboideus major	Dornfortsätze Th1-Th4	

Funktion:	Heben die Scapula, ziehen sie nach medial, pressen den medialen Schulterblattrand an den Thorax
Innervation:	N. dorsalis scapulae C4-C5

Muskelanlage:

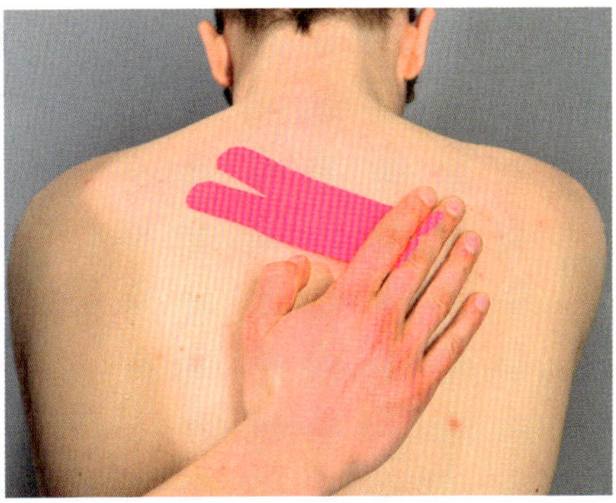

Abbildung 9-43: M. rhomboideus major: X-Tape zur besseren Spannungsverteilung, Anker ohne Zug anlegen

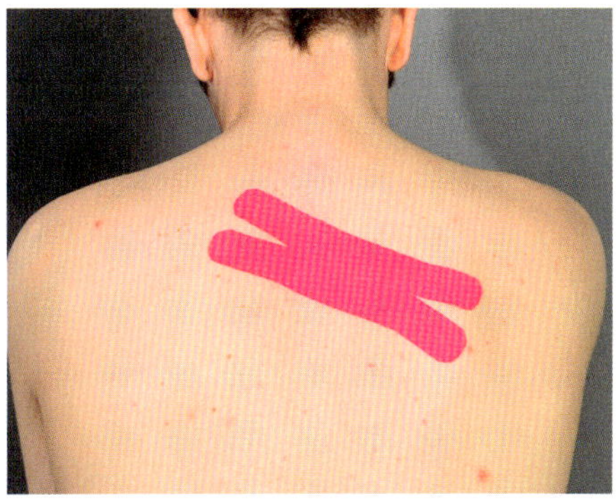

Abbildung 9-44: M. rhomboideus major: Zielgewebe in Vordehnung bringen und Tape anlegen, Ende ohne Zug

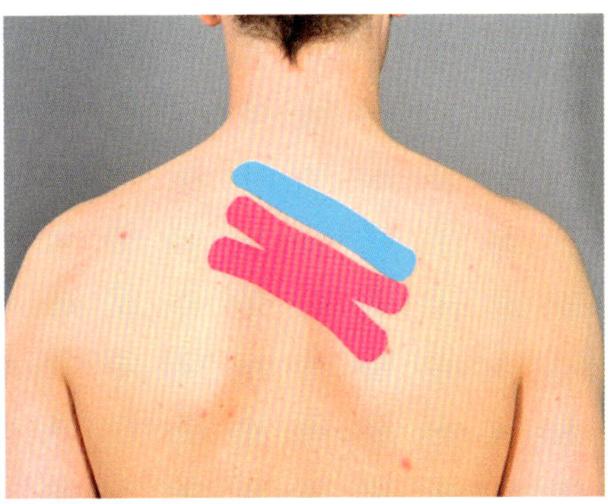

Abbildung 9-45: Mm. rhomboideus major et minor: fertige Anlage inkl. I-Streifen für den M. rhomboideus minor

Anlage:	anregend, max. 35 % Zug
Anlageform:	X-Tape
Anlagerichtung:	vom Ursprung zum Ansatz

M. supinator

Ursprung	Ansatz
Epicondylus lateralis humeri, Crista musculi supinatoris ulnae	Proximales 1/3 des Radius

Funktion: SUP

Innervation: N. radialis C5-C6

Muskelanlage:

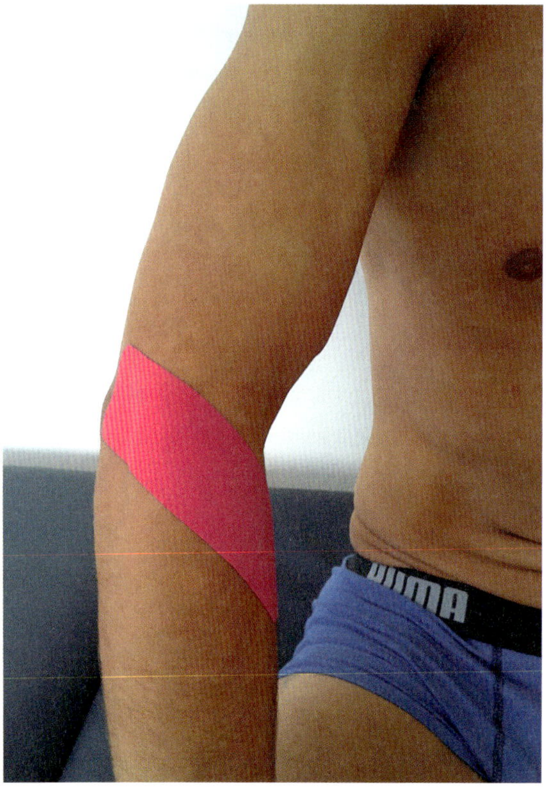

Abbildung 9-46:
Fertige Anlage mit I-Streifen

Anlage:	hemmend, max. 25 % Zug
Anlageform:	I-Streifen
Anlagerichtung:	von distal nach proximal

M. supraspinatus

Ursprung	Ansatz
Fossa supraspinata – Fascia supraspinata	Oberer Anteil des Tuberculum majus

Funktion: ABD, IR und AR, Zentrierung des Humeruskopfs, Kapselspanner

Innervation: N. suprascapularis C4-C6

Muskelanlage:

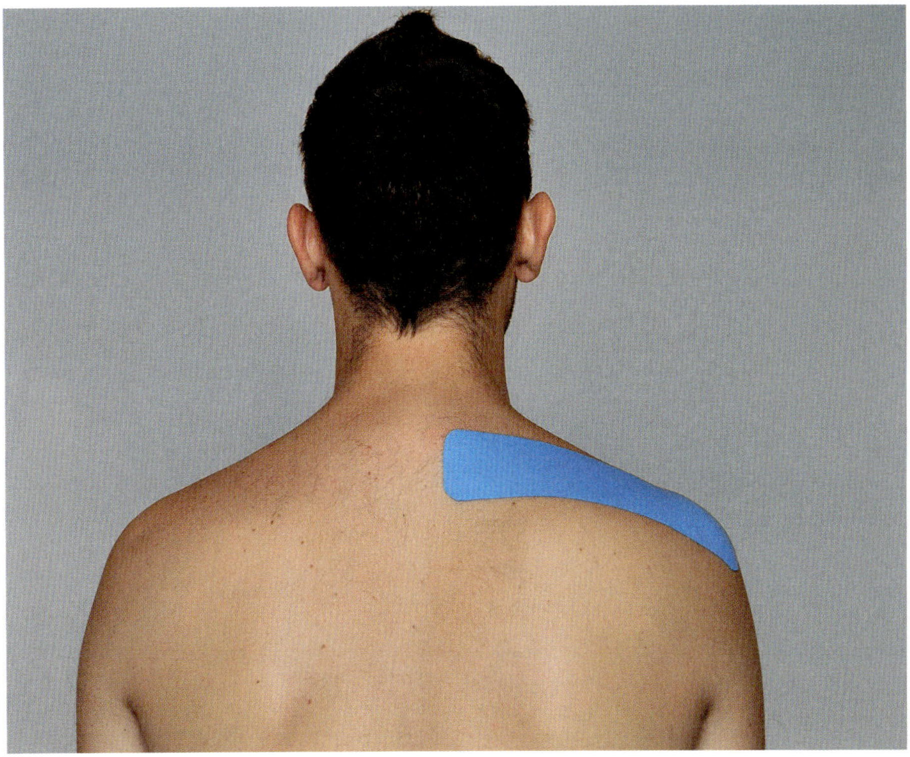

Abbildung 9-47: Fertige Anlage

Anlage:	anregend, max. 35 % Zug
Anlageform:	I-Streifen oder Y-Tape
Anlagerichtung:	von proximal nach distal

Mm. teres minor et major

	Ursprung	Ansatz
M. teres minor	Obere 2/3 des Margo lateralis scapulae	Tuberculum majus humeri
M. teres major	Angulus inferior scapulae	Crista tuberculi minoris humeri

Funktion: ADD
M. teres minor: AR
M. teres major: IR und RETRO

Innervation: N. axillaris C5-C6 (M. teres minor), N. thoracodorsalis C5-C7 (M. teres major)

Muskelanlage:

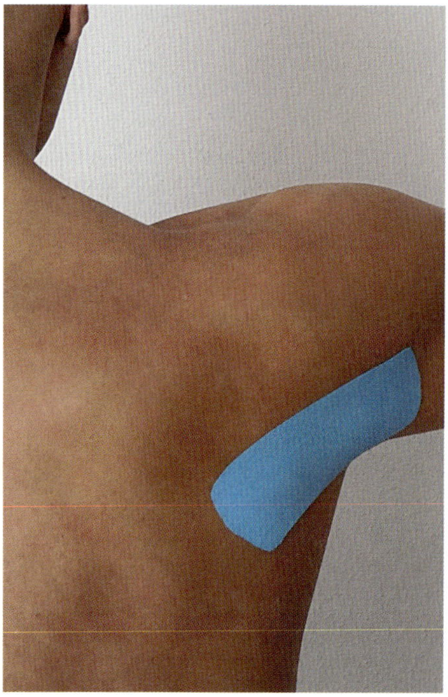

Abbildung 9-48: M. teres minor: Vordehnung des Muskels

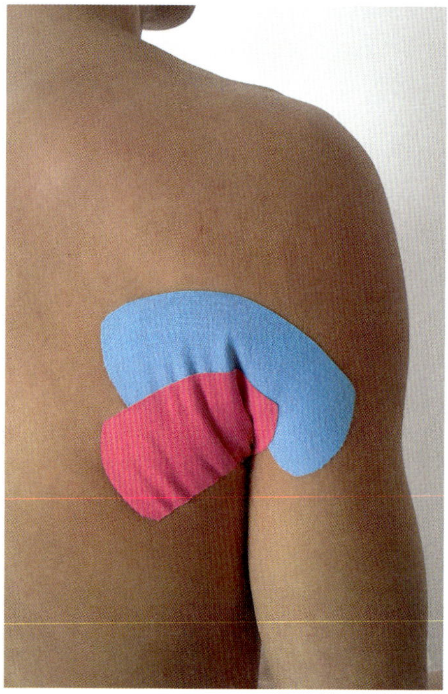

Abbildung 9-49: Mm. teres minor et major: fertige Anlage mit Convolutions (mit zwei verschiedenen Farben geklebt)

Anlage:	anregend, max. 35 % Zug
Anlageform:	I-Streifen (je nach Muskelbau halbe Tapebreite)
Anlagerichtung:	von proximal nach distal

M. trapezius (Forts. n. Seite)

	Ursprung	Ansatz
Pars descendens	Linea nuchae superior ossis occipitalis, Lig. nuchae	Laterales 1/3 der Clavicula
Pars transversa	7. HWK-3. BWK	Ende Clavicula, Acromion, Spina scapulae
Pars ascendens	2./3. BWK-12. BWK	Trigonum spinae

Funktion: Fixiert Schultergürtel, Scapula und Clavicula an der WS, Drehung, ADD der Scapula

Innervation: N. accessorius (XI. Hirnnerv)

Muskelanlage:

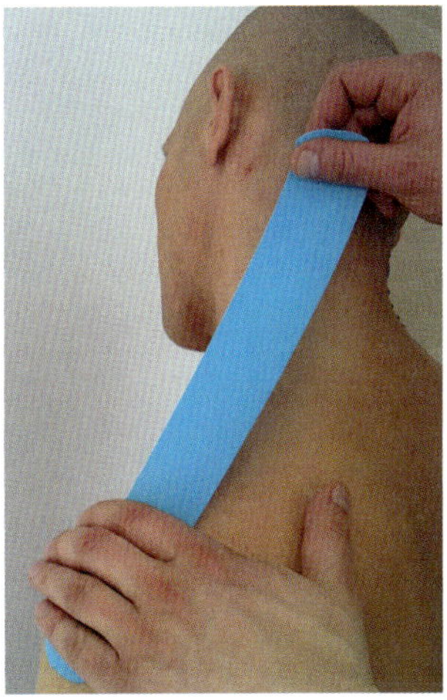

Abbildung 9-50: I-Streifen in Vordehnung anbringen

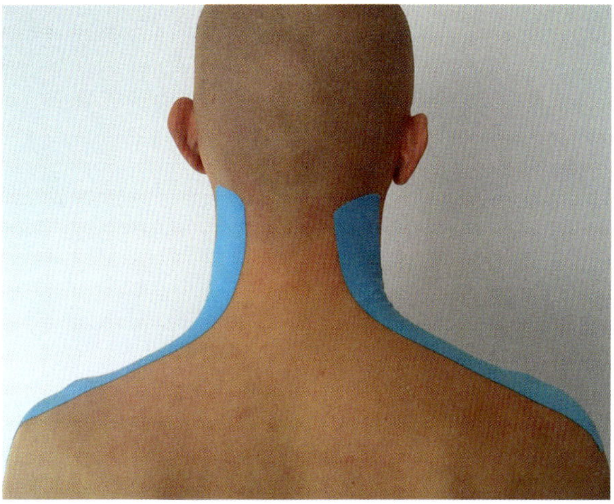

Abbildung 9-51: Pars descendens beidseitig geklebt

Im Nacken sollte nach Bedarf beidseitig getapet werden. Auch wenn nur eine Seite behandlungsbedürftig ist – einseitige Stimulation kann zu weiteren Beschwerden führen.

M. trapezius (Forts.)

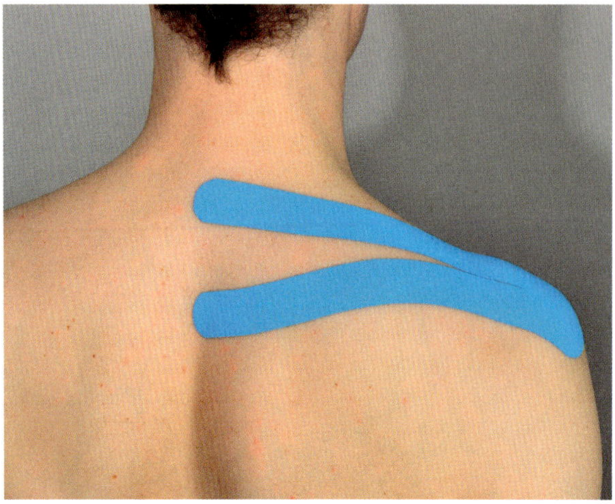

Abbildung 9-52: Für die Pars transversa eignet sich ein Y-Streifen

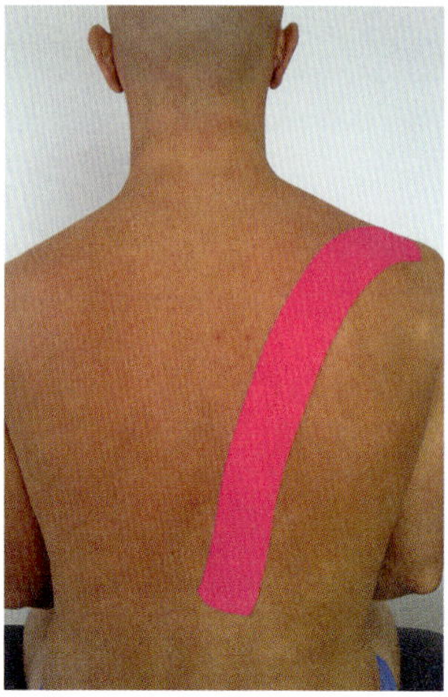

Abbildung 9-53: I-Tape für die Pars ascendens

Anlage:	hemmend, max. 25 % Zug
Anlageform:	I-Streifen
Anlagerichtung:	von distal nach proximal bzw. vom Ansatz zum Ursprung

M. triceps brachii

	Ursprung	Ansatz
Caput longum	Tuberculum infraglenoidale	Olecranon, Unterarmfaszie
Caput laterale	Dorsale Humerusfläche, lateral und proximal des Sulcus n. radialis	
Caput mediale	Dorsale Humerusfläche, distal des Sulcus n. radialis	

Funktion:	Ellbogengelenk: EXT, Schultergelenk: ADD, RETRO, AR
Innervation:	N. radialis C6-C8

Muskelanlage:

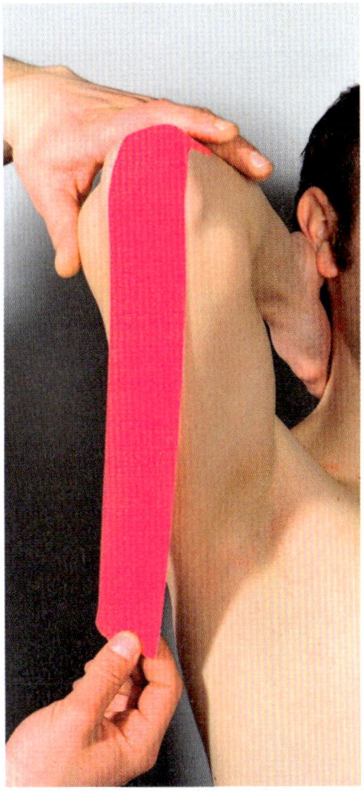

Abbildung 9-54: Anker ohne Zug anlegen, dann Vordehnung des Muskels

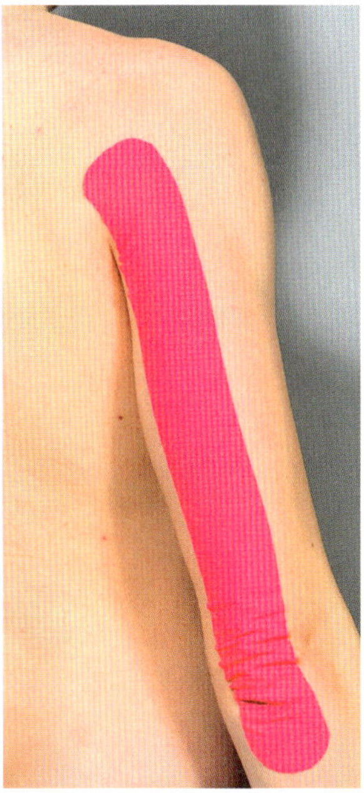

Abbildung 9-55: Fertige Anlage mit Convolutions

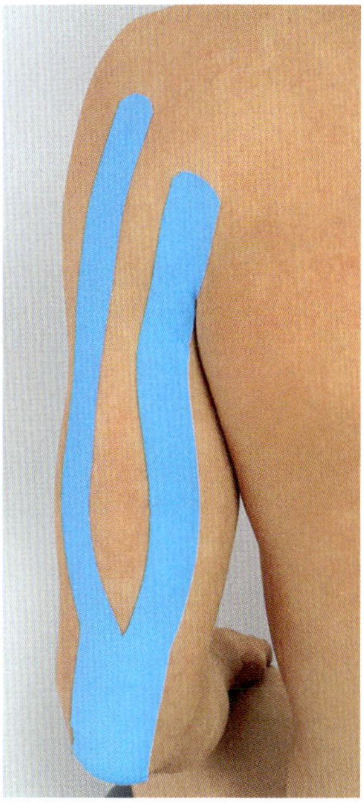

Abbildung 9-56: Y-Streifen zur Umrandung des Muskelbauchs

Anlage:	hemmend, max. 25 % Zug
Anlageform:	I-Streifen oder Y-Tape (angepasst an den Muskelbau)
Anlagerichtung:	von distal nach proximal

M. erector spinae (autochthone Rückenmuskulatur) (Forts. n. Seite)

		Verlauf	Funktion
Lateraler Trakt	Spinotransversale Muskeln	Im gesamten Bereich zwischen Becken und Schädel	Seitdrehen des Rumpfes
Lateraler Trakt	Intratransversale Muskeln		Seitbeugung des Rumpfes
Medialer Trakt	Geradsystem		
Medialer Trakt	Schrägsystem		Seitdrehen des Rumpfes
			Alle Anteile: Aufrichtung des Rumpfes

Innervation: Rr. dorsales der Spinalnerven

Muskelanlage: M. erector spinae lumbal

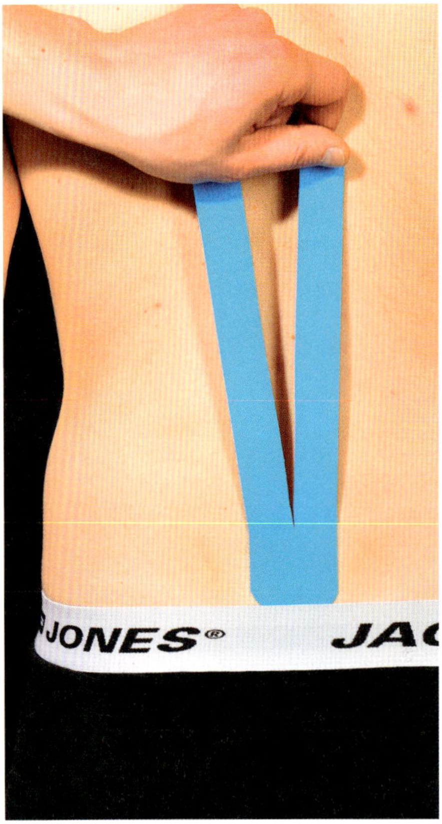

Abbildung 9-57: Anker ohne Zug anlegen

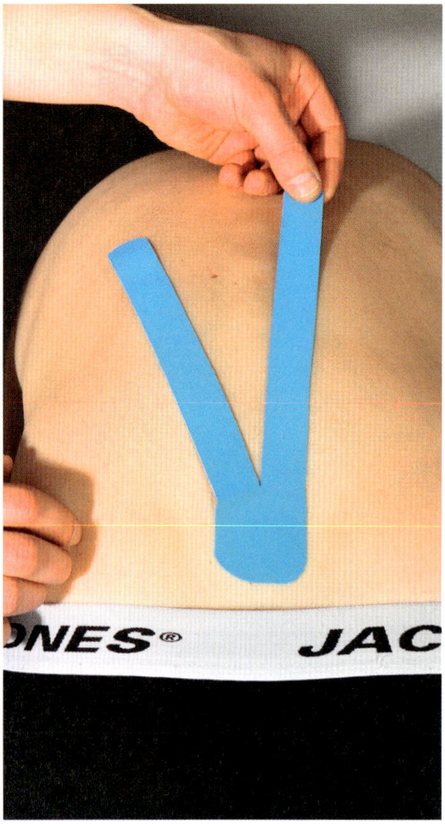

Abbildung 9-58: Vordehnung der Muskulatur

M. erector spinae (autochthone Rückenmuskulatur) (Forts. n. Seite)

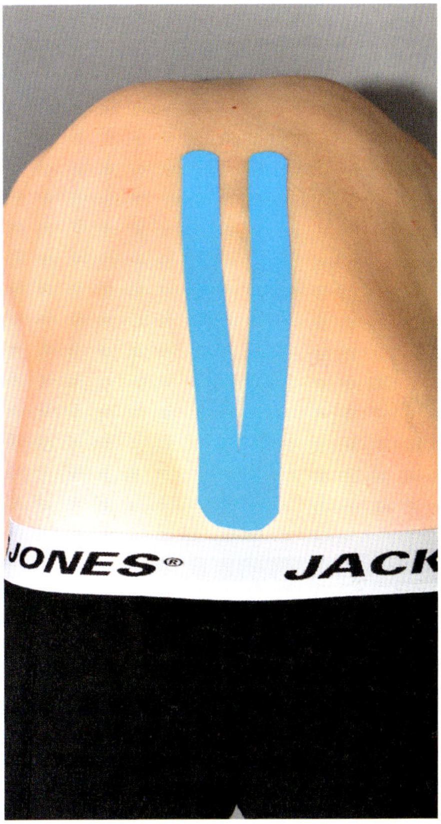

Abbildung 9-59: Fertige Anlage. Die Tapezügel verlaufen paravertebral

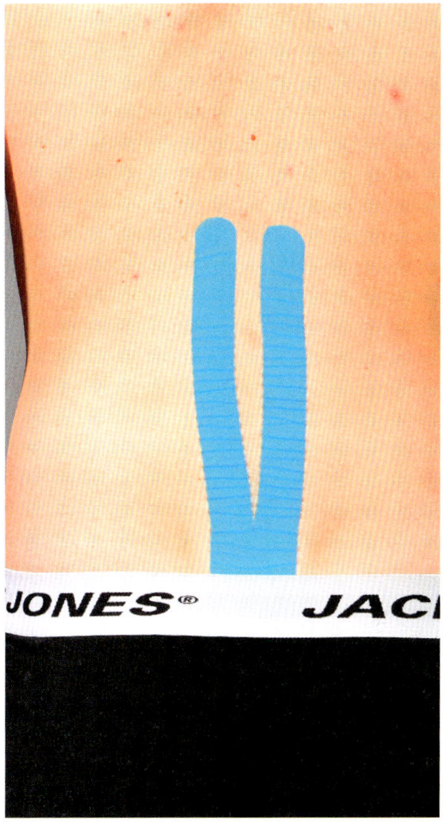

Abbildung 9-60: Fertige Anlage zeigt Convolutions

Anlage:	anregend, max. 35 % Zug
Anlageform:	Y-Streifen, auch mit zwei I-Streifen möglich
Anlagerichtung:	von kaudal nach kranial

M. erector spinae (autochthone Rückenmuskulatur) (Forts.)

Muskelanlage: M. erector spinae zervikal

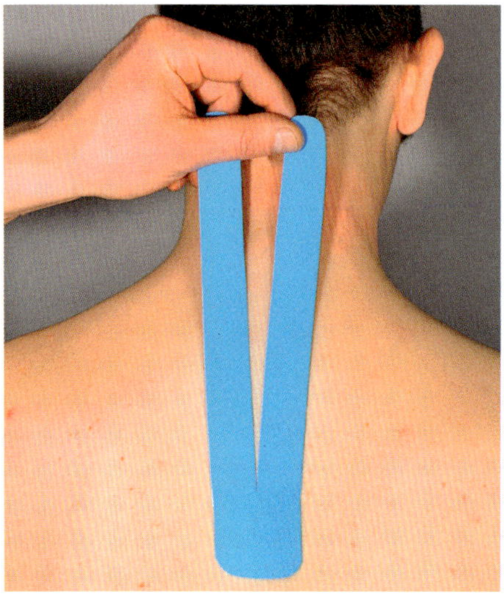

Abbildung 9-61: Anker ohne Zug anlegen

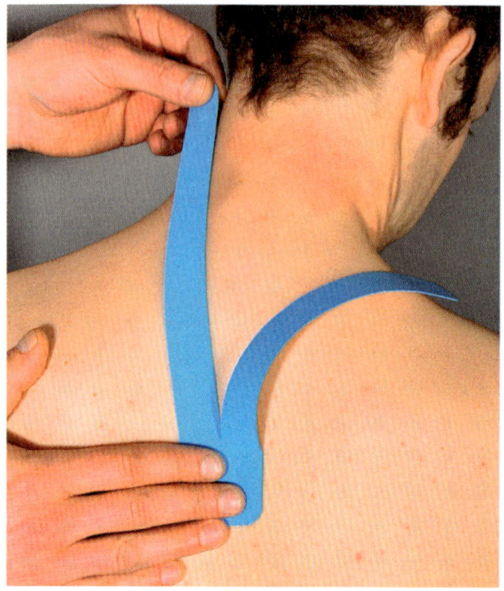

Abbildung 9-62: Vordehnung des Zielgewebes

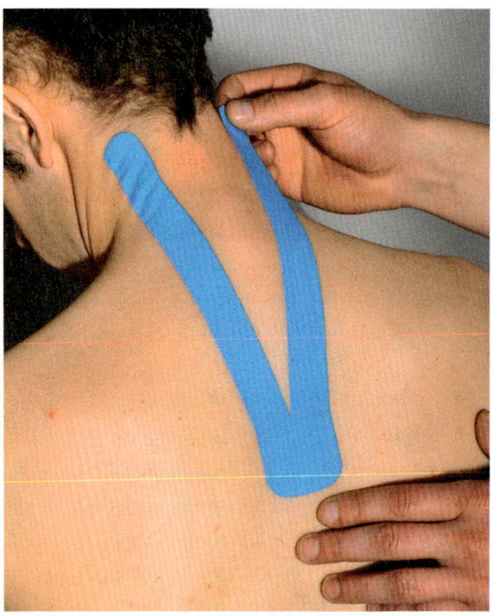

Abbildung 9-63: Anlage rechts

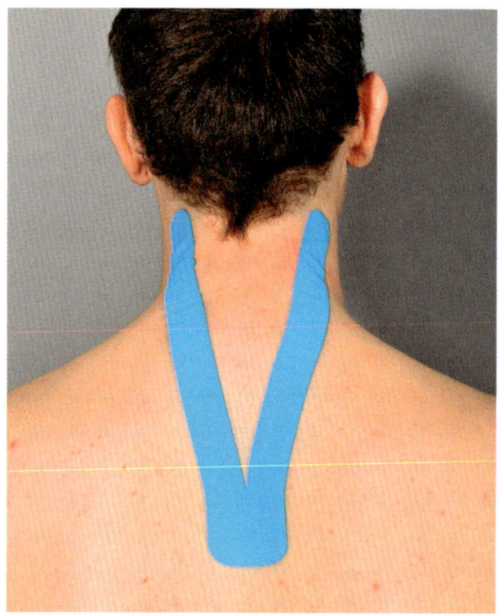

Abb. 9-64: Fertige Anlage zeigt leichte Wellen im oberen Bereich

Anlage:	anregend, max. 35 % Zug
Anlageform:	Y-Streifen, auch mit I-Streifen möglich
Anlagerichtung:	von kaudal nach kranial

Mm. obliquus externus et internus abdominis (Forts. n. Seite)

	Ursprung	Ansatz
M. obliquus externus abdominis	Außenfläche der 6.–12. Rippe	Crista iliaca, Leistenband, Linea alba, Crista pubica
M. obliquus internus abdominis	Crista iliaca, Fascia thoracolumbalis, Leistenband	Kaudaler Rand des 10.–12. Rippenknorpels, Rektusscheide, Crista pubica

Funktion: M. obliquus externus abdominis: rotiert den Rumpf zur Gegenseite, Neigung zur gleichen Seite
M. obliquus internus abdominis: rotiert und neigt den Rumpf zur gleichen Seite
Beidseitig: Rumpf-FLEX, Bauchpresse, Einziehen der Bauchwand (Ausatmung)

Innervation: Nn. intercostales Th5-Th12, N. subcostalis Th12, N. iliohypogastricus Th12-L1, N. ilioinguinalis L1

Muskelanlage: M. obliquus internus abdominis

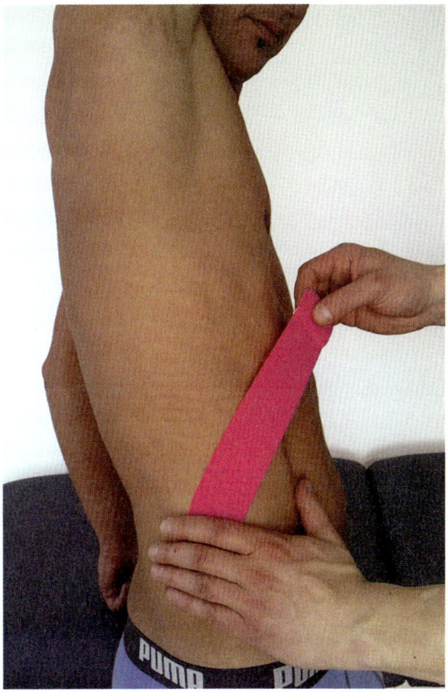

Abbildung 9-65: Anlage mit einem I-Streifen in Vordehnung

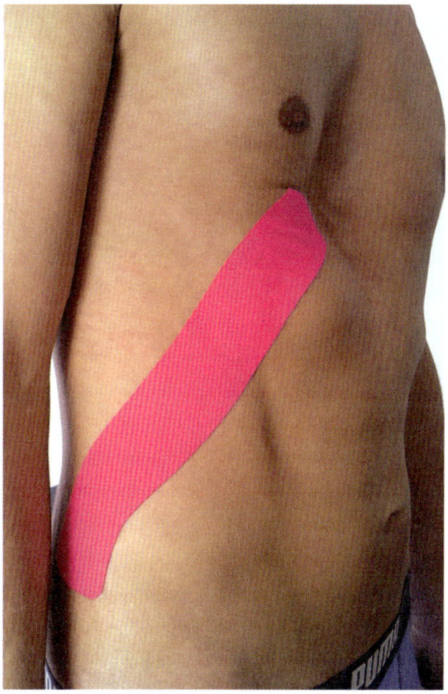

Abbildung 9-66: Fertige Anlage

Mm. obliquus externus et internus abdominis (Forts.)

Muskelanlage: M. obliquus externus abdominis

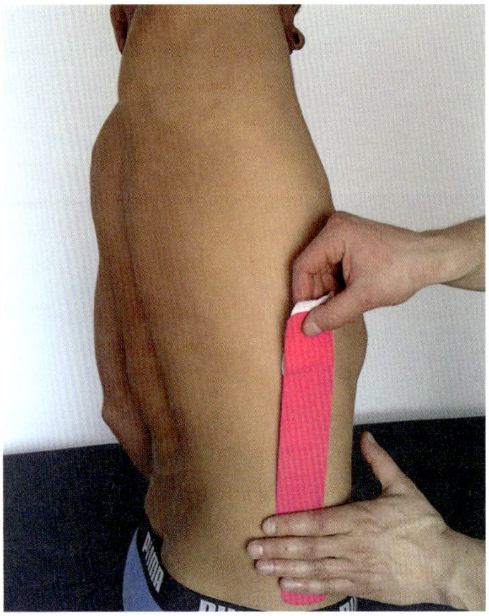

Abbildung 9-67: Vordehnung, Anker und Ende ohne Zug

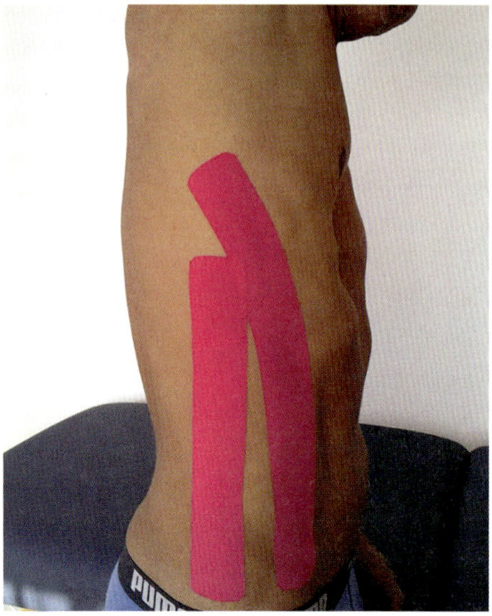

Abbildung 9-68: Fertige Anlage in Vordehnung

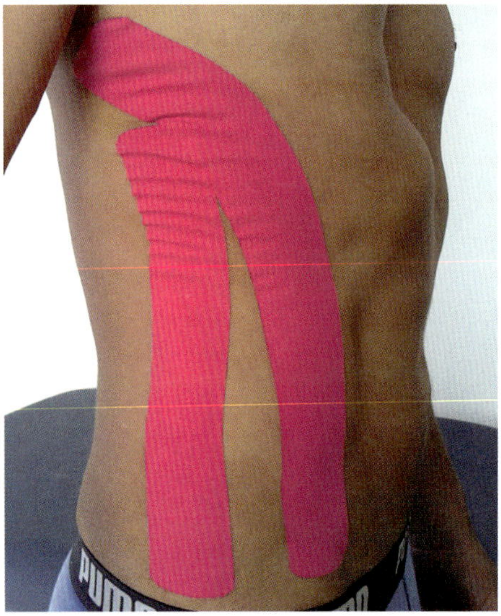

Abbildung 9-69: Fertige Anlage mit Convolutions

Anlage:	anregend, max. 35 % Zug bzw. hemmend, max. 25 % Zug
Anlageform:	individuelles Variieren mit Y- oder I-Streifen, auch Fächer
Anlagerichtung:	vom Ursprung zum Ansatz, bzw. umgekehrt

M. quadratus lumborum

Ursprung	Ansatz
Crista iliaca	12. Rippe, Procc. costales L1-L4

Funktion: Seitneigung des Rumpfes bzw. Anheben der Beckenhälfte auf der Kontraktionsseite, unterstützt die Bauchpresse, senkt die 12. Rippe

Innervation: Nn. intercostales Th12-L1, N. subcostalis Th12, N. iliohypogastricus Th12-L1, N. ilioinguinalis L1

Muskelanlage:

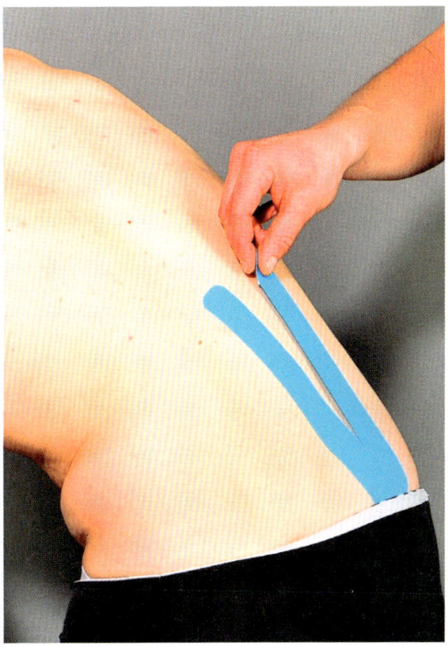

Abbildung 9-70: Anker ohne Zug, Vordehnung durch Flexion und Rotation

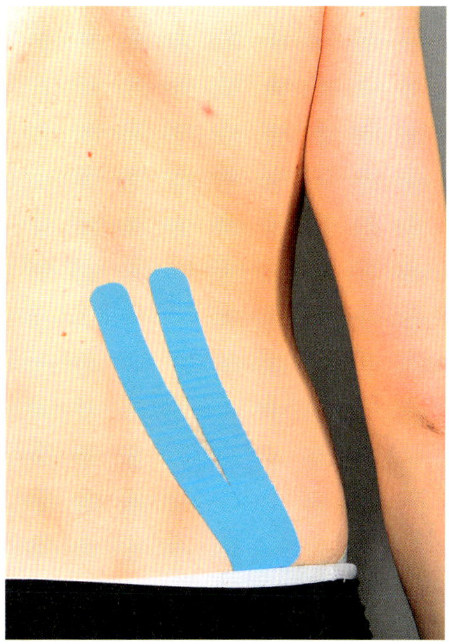

Abbildung 9-71: Fertige Anlage mit Convolutions

Anlage:	anregend, max. 35 % Zug
Anlageform:	Y-Streifen
Anlagerichtung:	vom Ursprung zum Ansatz

M. rectus abdominis

Ursprung	Ansatz
Außenfläche des 5.–7. Rippenknorpels, Proc. xiphoideus und an dazwischenliegenden Ligamenta	Crista pubica, Symphysis pubica

Funktion:	Rumpfbeugung, Beckenkippung nach dorsal, Bauchpresse
Innervation:	Nn. intercostales Th5-Th12

Muskelanlage:

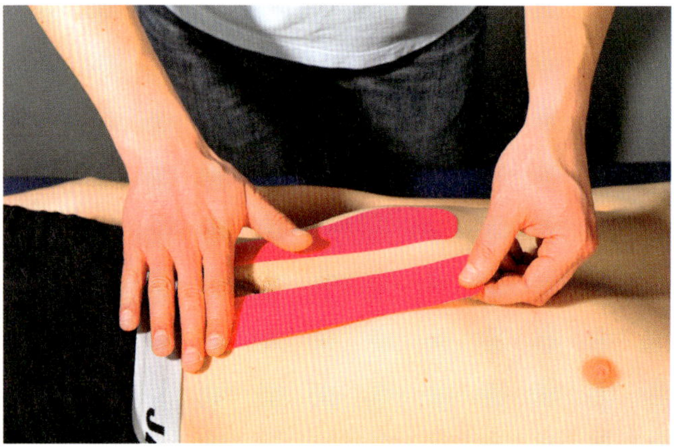

Abbildung 9-72: Vordehnung durch aktives Einatmen des Patienten mit Anheben der Bauchdecke, Anker und Ende ohne Zug

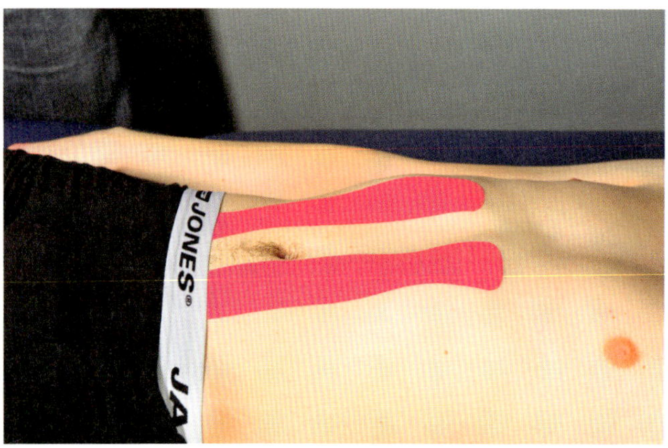

Abbildung 9-73: Fertige Anlage

Anlage:	hemmend, max. 25 % Zug
Anlageform:	I-Streifen
Anlagerichtung:	vom Ansatz zum Ursprung

M. transversus abdominis

Ursprung	Ansatz
Innenfläche des 7.–12. Rippenknorpels, Fascia thoracolumbalis, Procc. costales der LWS, Crista iliaca, SIAS und Leistenband	Rektusscheide (Linea alba)

Funktion:	Einseitig: ROT des Rumpfes zur gleichen Seite Beidseitig: Bauchpresse, Einziehen und Anspannen der Bauchwand, Verengen der Bauchhöhle und Forcieren der Ausatmung
Innervation:	Nn. intercostales Th7-Th12

Muskelanlage:

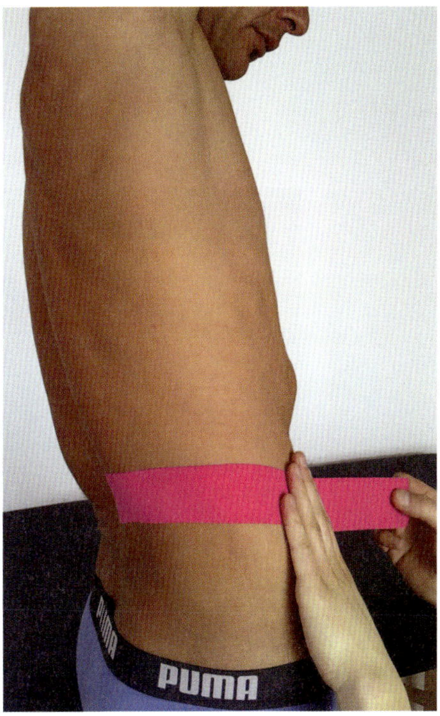

Abbildung 9-74: Vordehnung des Zielgewebes

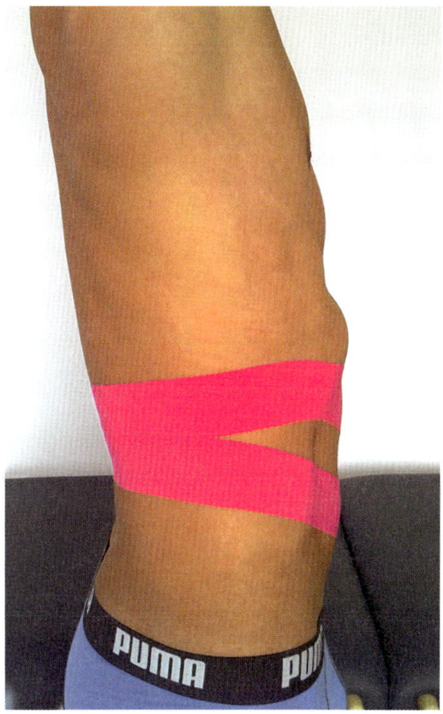

Abbildung 9-75: Fertige Anlage

Anlage:	anregend, max. 35 % Zug
Anlageform:	zwei I-Streifen, je nach Muskelbau ein Y-Streifen
Anlagerichtung:	vom Ursprung zum Ansatz

Adduktorengruppe und M. gracilis

	Ursprung	Ansatz
M. adductor longus	Ramus superior ossis pubis, Symphyse	Linea aspera – Labium mediale, mittig
M. adductor brevis	Ramus inferior ossis pubis, Symphyse	Linea aspera – Labium mediale, proximales Drittel
M. adductor magnus	Ramus inferior ossis pubis, Ramus ossis ischii, Tuber ischiadicum	Linea aspera – Labium mediale, Tuberculum adductorium
M. gracilis	Ramus inferior ossis pubis	Linea aspera – Labium mediale
M. palmaris longus	Ramus inferior ossis pubis	Mediale Tibiafläche, proximales Ende – Pes anserinus superficialis

Funktion:	Hüftgelenk: ADD, AR und IR, FLEX und EXT Kniegelenk (M. gracilis): FLEX und IR
Innervation:	N. obturatorius L2-L4, N. ischiadicus L4-S1

Muskelanlage:

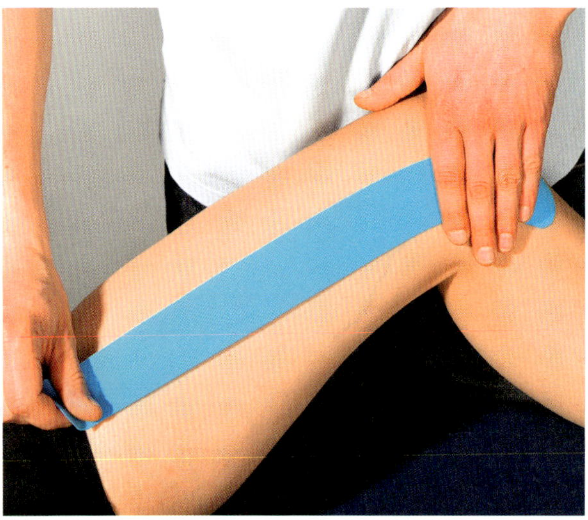

Abbildung 9-76: Anker großzügig zuschneiden und ohne Zug anlegen

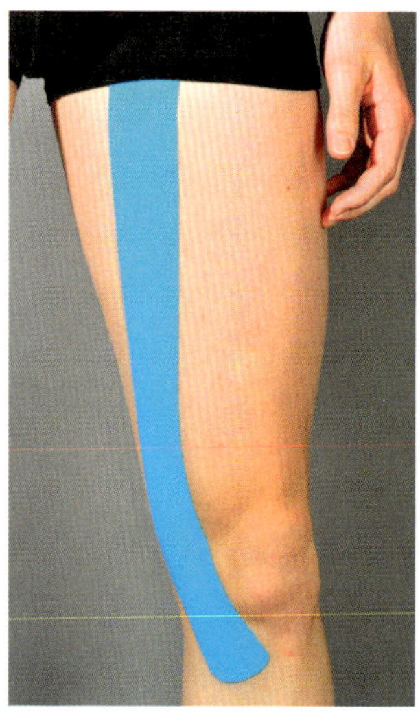

Abbildung 9-77: Fertige Anlage. Wichtig ist, keinen unangenehmen Zug an der medialen Knieseite zu erzeugen

Anlage:	hemmend, max. 25 % Zug
Anlageform:	I-Streifen
Anlagerichtung:	von distal nach proximal

M. biceps femoris

	Ursprung	Ansatz
M. caput longum	Tuber ischiadicum	Laterale Fläche des Caput fibulae, Condylus lateralis tibiae
M. caput breve	Linea aspera, Septum intermusculare laterale	

Funktion:	Hüftgelenk: EXT und AR Kniegelenk: FLEX und AR Kippung des Beckens nach dorsal (Caput longum)
Innervation:	N. tibialis, N. peroneus communis L5-L2

Muskelanlage:

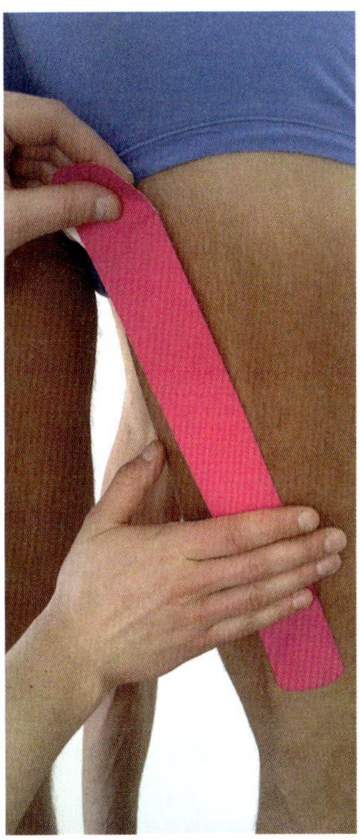

Abbildung 9-78: Anlegen des Tapeverbands entlang des Caput longum

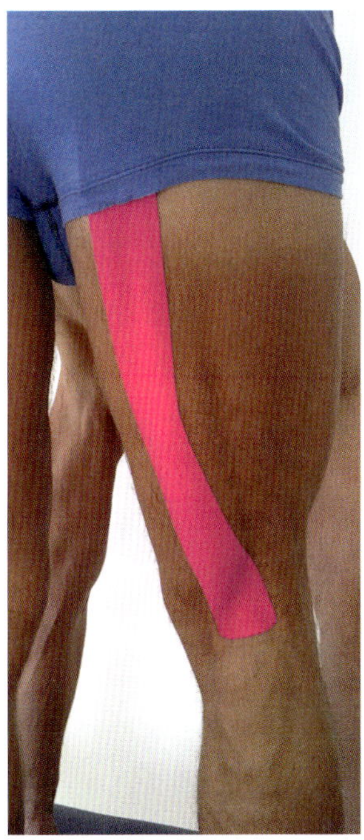

Abbildung 9-79: Fertige Anlage entlang des Caput longum

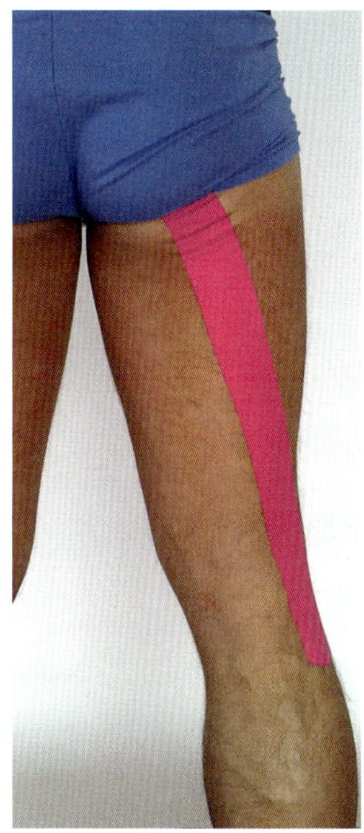

Abbildung 9-80: Fertige Anlage, I-Streifen entlang des Caput breve

Anlage:	hemmend, max. 25 % Zug
Anlageform:	Y- oder einzelne I-Streifen
Anlagerichtung:	von distal nach proximal

Mm. extensor digitorum longus und extensor hallucis longus

	Ursprung	Ansatz
M. extensor digitorum longus	Epicondylus lateralis tibiae, proximale 3/4 der Fibula ventral, Membrana interossea, Fascia cruris	Dorsalaponeurose der 2.–5. Zehe
M. extensor hallucis longus	Mittlere Fläche der Fibula ventral, Membrana interossea	Endphalanx der 1. Zehe

Funktion:	Dorsal-FLEX, ABD, PRO
Innervation:	N. peroneus profundus L4-S1

Muskelanlage: M. extensor hallucis longus

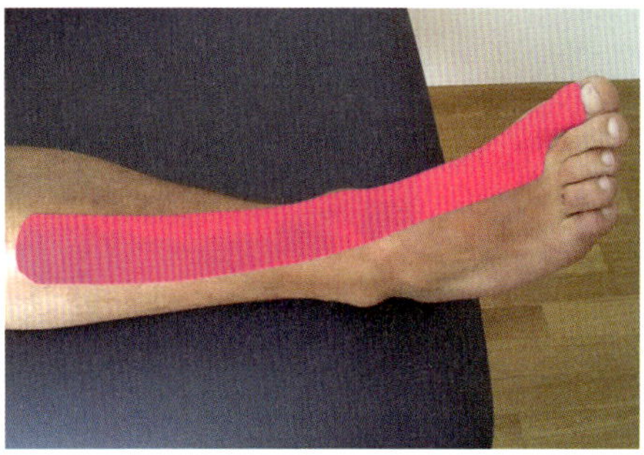

Abbildung 9-81: Anker und Ende ohne Zug anlegen, geschnittene Aussparung, um den I-Streifen im Zehenbereich besser anmodellieren zu können

Anlage:	anregend, max. 35 % Zug
Anlageform:	I-Streifen
Anlagerichtung:	von proximal nach distal **(Abb. 9-82, 9-83)**

Muskelanlage: M. extensor digitorum longus

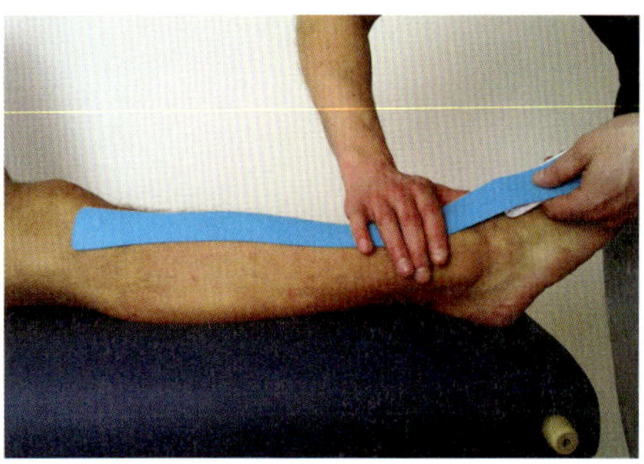

Abbildung 9-82: Vordehnung des Muskels

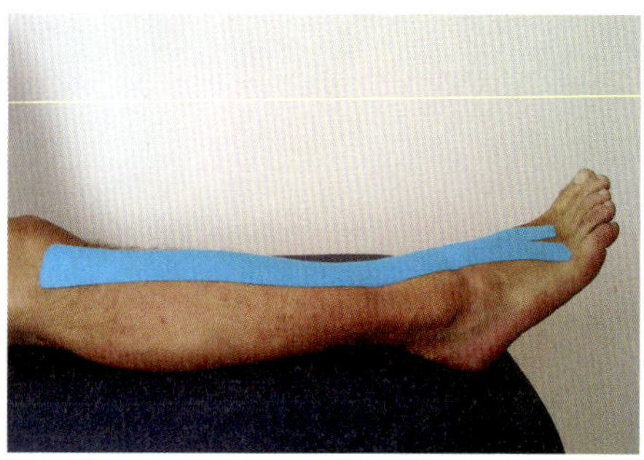

Abbildung 9-83: fertige Anlage. Enden als Y auslaufen lassen, um die Beweglichkeit bestmöglich zu erhalten

M. flexor digitorum longus

Ursprung	Ansatz
Dorsale Tibiafläche	Endphalanx der 2.–5. Zehe

Funktion:	FLEX, Plantar-FLEX, SUP
Innervation:	N. tibialis L5-S2

Muskelanlage:

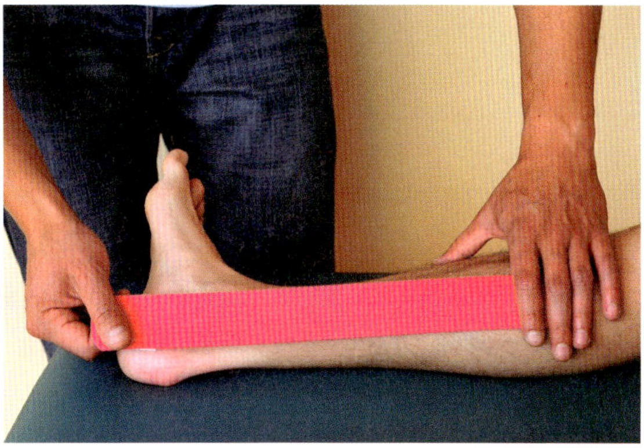

Abbildung 9-84: Anker ohne Zug anlegen, anschließend Vordehnung des Zielgewebes

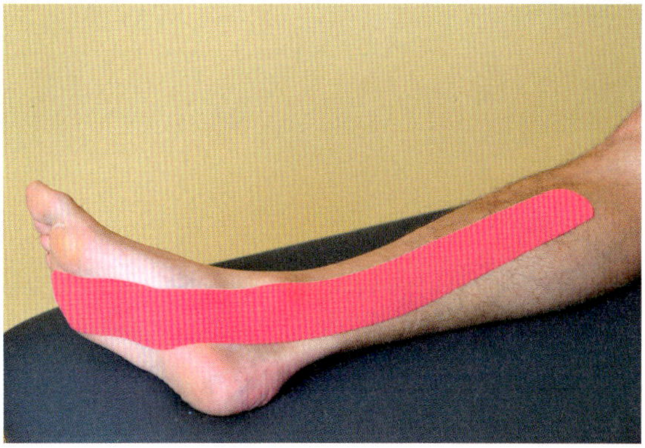

Abb. 9-85: Fertige Anlage

Anlage:	anregend, max. 35 % Zug
Anlageform:	I-Streifen
Anlagerichtung:	von proximal nach distal

Glutealmuskulatur und M. piriformis (Forts. n. Seite)

	Ursprung	Ansatz
M. gluteus maximus	Dorsales Os sacrum, Fascia thoracolumbalis, Lig. sacrotuberale, SIPS, Ala ossis ilii	Tractus iliotibialis, Tuberositas glutea
M. gluteus medius	Ala ossis ilii, Crista iliaca	Trochanter major
M. gluteus minimus	Ala ossis ilii (tiefer als M. gluteus medius)	
M. piriformis	Os sacrum: Facies pelvica	Trochanter major

Funktion: M. gluteus maximus: EXT, AR, ADB, ADD im Hüftgelenk, Kippen des Beckens nach dorsal

M. gluteus medius: ABD, IR, AR, FLEX, EXT, verhindert das Absinken des Beckens auf der Spielbeinseite

M. gluteus minimus: ABD, IR, AR, EXT, verhindert das Absinken des Beckens auf der Spielbeinseite

M. piriformis: AR, ABD

Innervation: N. gluteus inferior (M. gluteus maximus) L5-S2, N. gluteus superior (Mm. gluteus medius et minimus) L4-S1, N. ischiadicus, Äste des Plexus sacralis (M. piriformis) L5-S2

Muskelanlage:

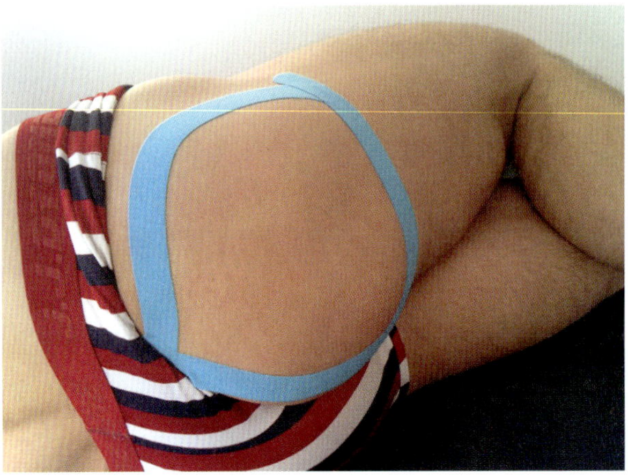

Abbildung 9-86: M. gluteus maximus: anregende Anlage von proximal nach distal. Muskelbauch mit Y-Tape umrandet

Glutealmuskulatur und M. piriformis (Forts.)

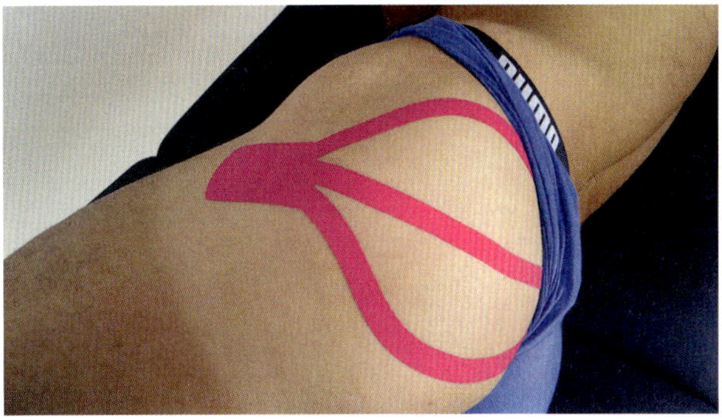

Abb. 9-87 M. gluteus maximus: hemmende Anlage von distal nach proximal

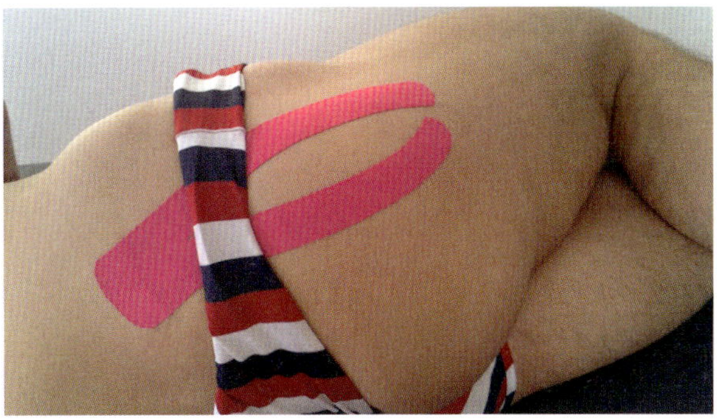

Abb. 9-88 M. gluteus medius: Y-Streifen, anregend

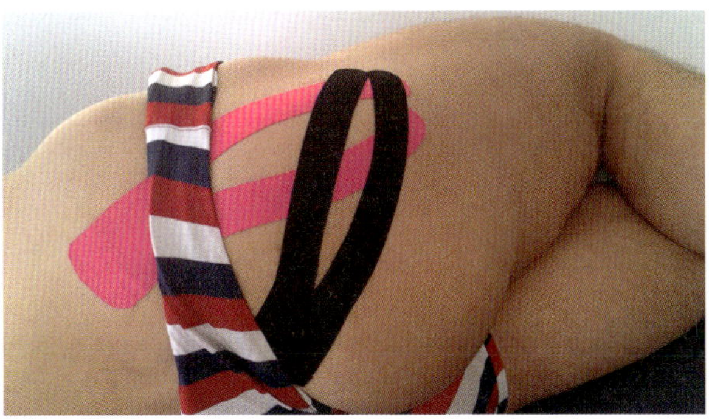

Abb. 9-89 M. piriformis: anregende Y-Anlage in schwarz

Anlage:	anregend, max. 35 % Zug/hemmend, max. 25 % Zug
Anlageform:	Y-Streifen, einzelne I-Tapes (in voller oder halber Breite) oder auch Fächer
Anlagerichtung:	• anregend: von proximal nach distal • hemmend: von distal nach proximal

> Das überlappende Tape sollte an Anker und Ende stets genügend Hautkontakt haben (Haftung, Hautreizung!).

M. iliopsoas

	Ursprung	Ansatz
M. iliacus	Fossa iliaca, SIAI	Etwas distal des Trochanter minor
M. psoas major	Seitenfläche der WK Th12-L5, Procc. costales L1-L5	
M. psoas minor	Th12, L1	Fascia iliaca

Funktion: Hüftgelenk: FLEX und AR
Kippung des Beckens nach ventral (= Lordosierung der WS), Faszienspanner

Innervation: N. femoralis L2-L3, R. ventralis L2-L4, Äste des Plexus lumbalis

Muskelanlage:

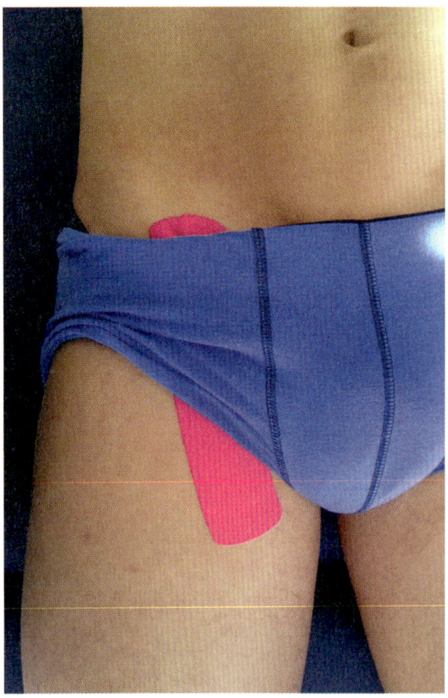

Abbildung 9-90: I-Streifen für den M. iliacus

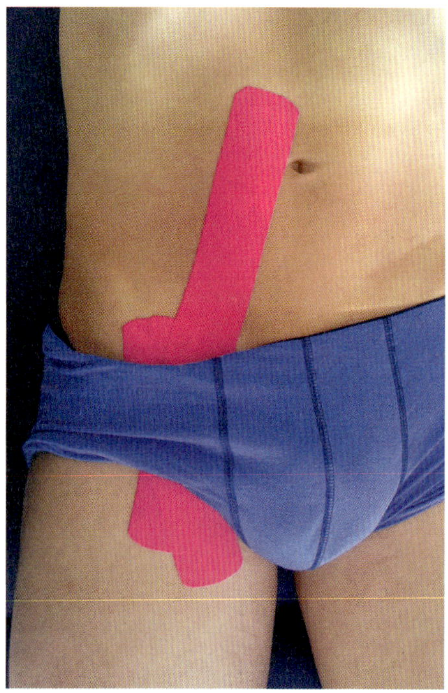

Abb. 9-91: I-Tape entlang des Verlaufs des M. psoas

Anlage:	hemmend, max. 25 % Zug
Anlageform:	I-Streifen
Anlagerichtung:	von distal nach proximal

M. pectineus

Ursprung	Ansatz
Os pubis	Distal des Trochanter minor an der Linea pectinea des Femur

Funktion:	ADD, AR, FLEX, EXT
Innervation:	N. femoralis L2-L3, N. obturatorius L3

Muskelanlage:

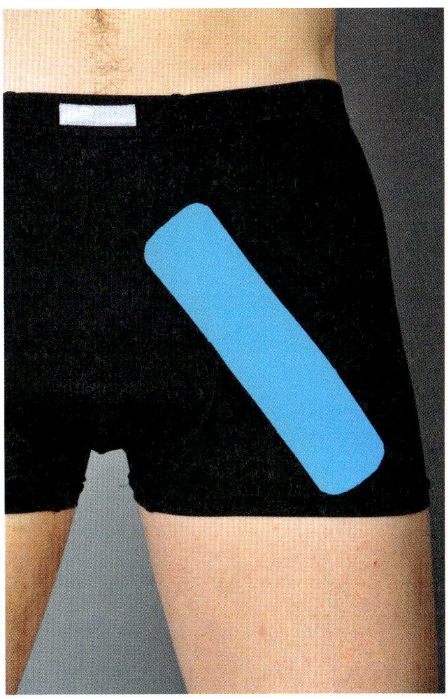

Abbildung 9-92: Genügend Vordehnung des Muskels, kein Zug für Anker und Ende. In diesem sensiblen Bereich dürfen keine Hautreizungen provoziert werden!

Anlage:	hemmend, max. 25 % Zug
Anlageform:	I-Streifen
Anlagerichtung:	von distal nach proximal

Peroneusgruppe: Wadenbeinmuskulatur

	Ursprung	Ansatz
M. peroneus longus	Condylus lateralis tibiae, proximale 2/3 der Fibula, Septa intermusculare cruris	Os cuneiforme, Os metatarsale I
M. peroneus brevis	Distale 2/3 der Fibula, Septa intermusculare cruris	Tuberositas des Os metatarsale V
M. peroneus tertius	Distales 1/3 der Fibula	Os metatarsale V

Funktion:	PRO, Plantar-FLEX
Innervation:	N. peroneus superficialis (et profundus) L5-S1

Muskelanlage:

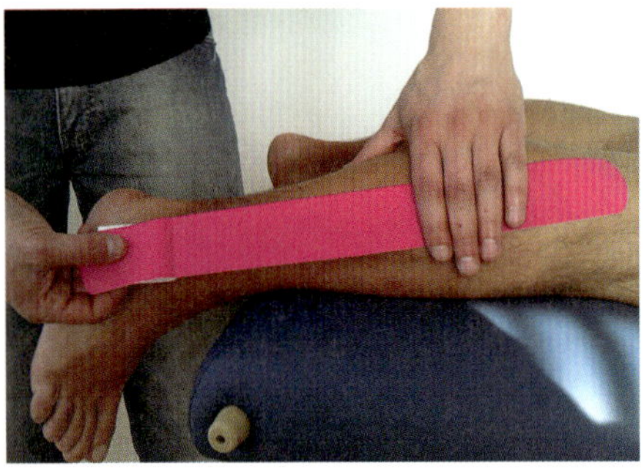

Abbildung 9-93: M. peroneus longus: Anlegen des I-Streifens

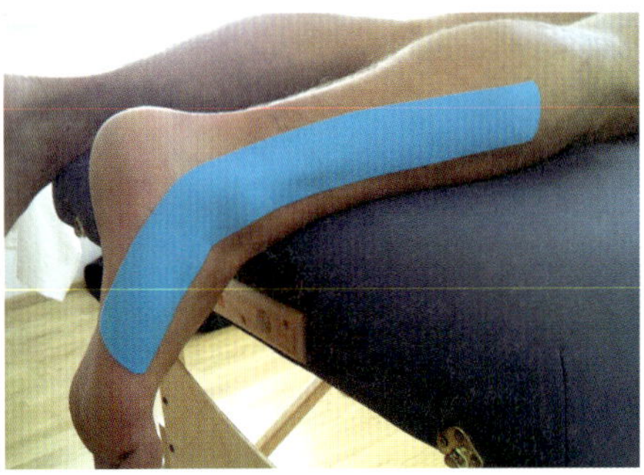

Abb. 9-95 M. peroneus brevis: fertige Anlage

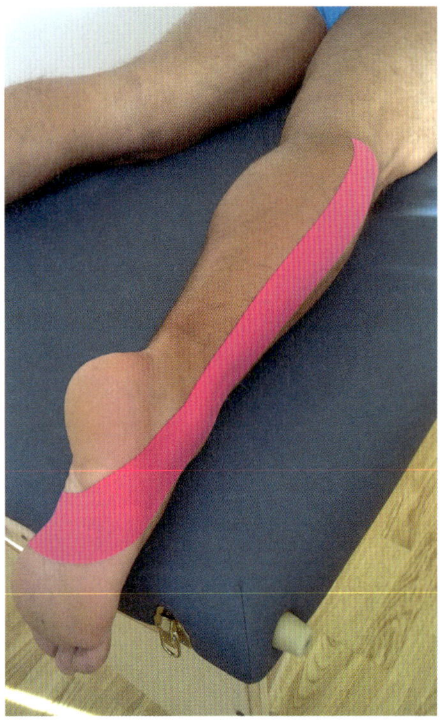

Abb. 9-94 M. peroneus longus: fertige Anlage

Anlage:	anregend, max. 35 % Zug
Anlageform:	I-Streifen
Anlagerichtung:	von proximal nach distal

M. popliteus

Ursprung	Ansatz
Condylus lateralis humeri, lateraler Meniskus, Gelenkkapsel	Proximales 1/3 der dorsalen Tibiafläche

Funktion: IR, FLEX

Innervation: N. tibialis L5-S1

Muskelanlage:

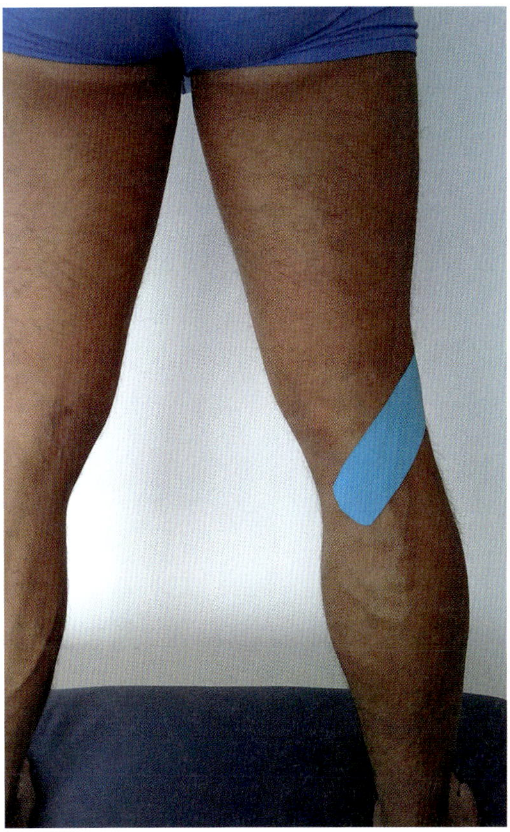

Abbildung 9-96: Anker und Ende ohne Zug anlegen, Vordehnung des Muskels, um volle Beweglichkeit zu erhalten

Anlage: anregend, max. 35 % Zug

Anlageform: I-Streifen

Anlagerichtung: von proximal nach distal

M. quadriceps femoris

	Ursprung	Ansatz
M. rectus femoris	SIAI (Caput rectum), kranialer Rand des Acetabulum	Lig. patellae an der Tuberositas tibiae
M. vastus intermedius	proximale 2/3 des Femur	
M. vastus medialis	Linea aspera, Linea intertrochanterica	
M. vastus lateralis	Trochanter major, Linea aspera, Linea intertrochanterica	

Funktion: Hüftgelenk: FLEX (M. rectus femoris)
Kniegelenk: EXT

Innervation: N. femoralis L2-L4

Muskelanlage:

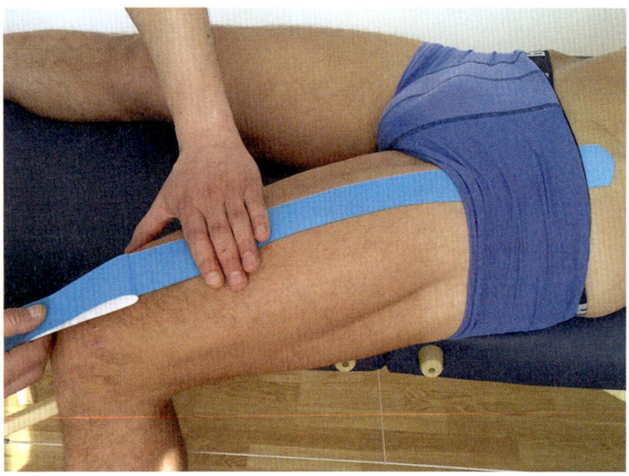

Abbildung 9-97: Paper-off Anlage

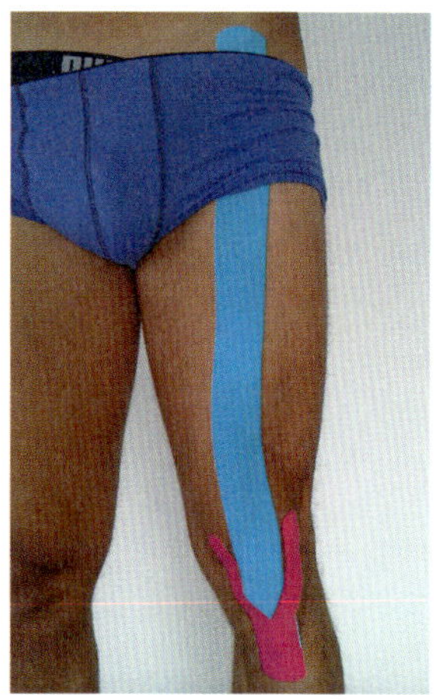

Abbildung 9-98: Mit I-Tape

Anlage: anregend, max. 35 % Zug

Anlageform: I- oder Y-Tape. Bei einem einfachen I-Tape eignet es sich, die Anlage proximal der Patella zu beenden bzw. zu beginnen. Bei Anlage eines Y-Tapes wird die Patella ohne Zug umrandet

Anlagerichtung: von proximal nach distal

Beim Anlegen eines I-Streifens über der Patella wird jeglicher Zug vermieden und das Knie in Flexion gebracht! So werden Beweglichkeit gewährleistet und keine unnötigen Reizungen provoziert.

M. sartorius

Ursprung	Ansatz
SIAS	Pes anserinus an der proximalen medialen Tibiafläche

Funktion:	Hüftgelenk: FLEX, AR Kniegelenk: FLEX, IR
Innervation:	N. femoralis L2-L3

Muskelanlage:

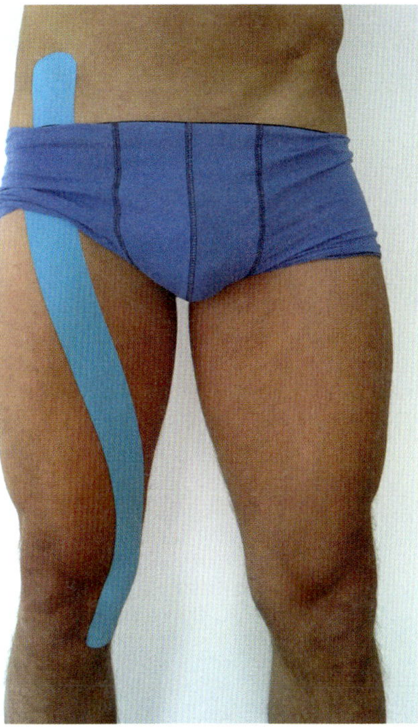

Abbildung 9-99: Anker bzw. Ende ausreichend nach distal bzw. proximal legen

Anlage:	anregend, max. 35 % Zug
Anlageform:	I-Streifen
Anlagerichtung:	von proximal nach distal

Mm. semitendinosus und semimembranosus

	Ursprung	Ansatz
M. semitendinosus	Tuber ischiadicum (gemeinsame Sehne mit Caput longum des M. biceps femoris)	Pes anserinus superficialis an der Tuberositas tibiae
M. semimembranosus	Tuber ischiadicum	Pes anserinus profundus am hinteren medialen Teil des Condylus medialis tibiae

Funktion: Hüftgelenk: EXT
Kniegelenk: FLEX und IR
Kippung des Beckens nach dorsal.

Innervation: N. ischiadicus, tibialer Anteil L5-S2

Muskelanlage:

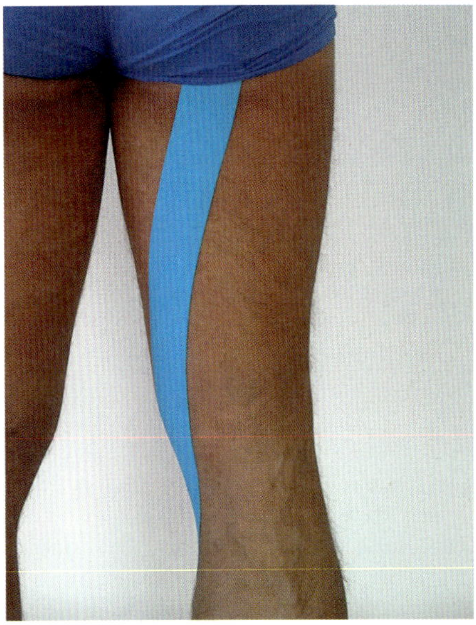

Abbildung 9-100: M. semitendinosus: I-Streifen

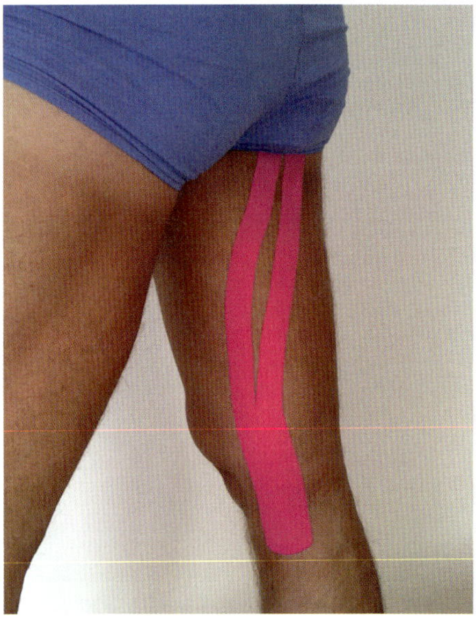

Abb. 9-101: Mm. semitendinosus und semimembranosus: Y-Tape zur Stimulation beider Muskeln

Anlage:	hemmend , max. 25 % Zug
Anlageform:	I-Streifen für einen der beiden Muskeln; Y-Tape entlang dem Verlauf beider Muskeln
Anlagerichtung:	von distal nach proximal

M. tensor fasciae latae

Ursprung	Ansatz
SIAS, Crista iliaca	Tractus iliotibialis, mittleres 1/3 des Femur, Condylus lateralis tibiae

Funktion:	Hüftgelenk: FLEX, IR, ABD, verhindert das Absinken des Beckens auf der Spielbeinseite Kniegelenk: EXT
Innervation:	N. gluteus superior L4-L5

Muskelanlage:

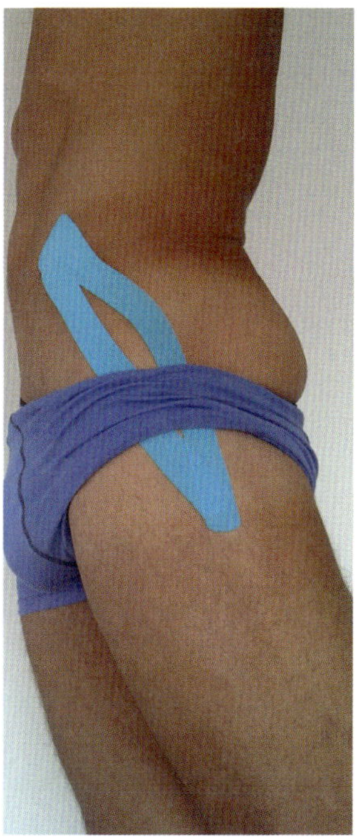

Abbildung 9-102: Zur Stimulierung wird der Muskelbauch mit einem Y-Tape umrandet

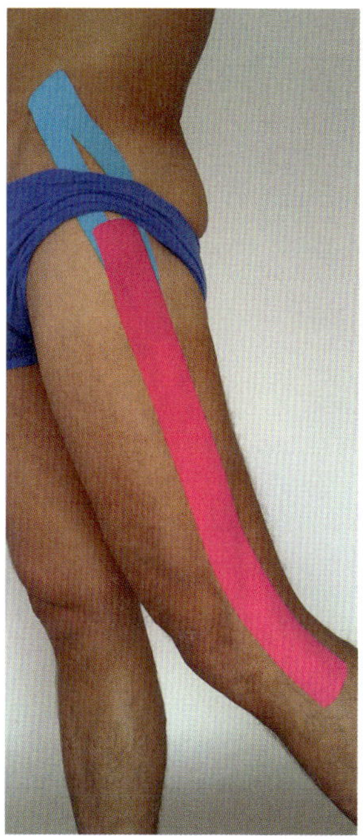

Abbildung 9-103: Zusätzlich kann die Sehne des M. tensor fasciae latae mit einem I-Streifen gehemmt oder angeregt werden

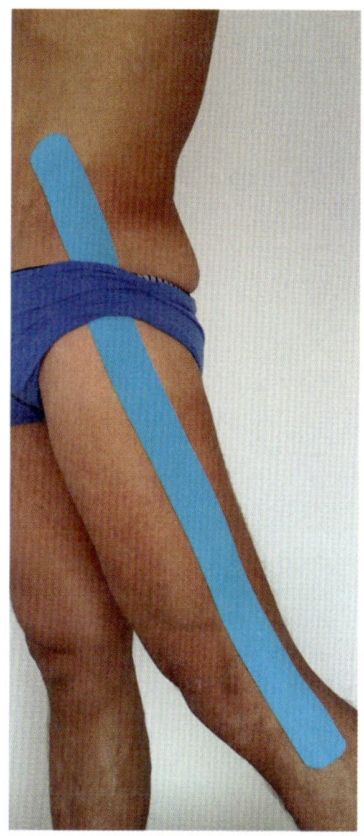

Abbildung 9-104: I-Streifen über den gesamten Verlauf von Muskelbauch und Sehnenanteil

Anlage:	anregend, max. 35 % Zug
Anlageform:	Y-Tape
Anlagerichtung:	von proximal nach distal

M. tibialis anterior

Ursprung	Ansatz
Epicondylus lateralis tibiae, proximale laterale Hälfte der Tibia, Membrana interossea cruris, Fascia cruris	Os cuneiforme mediale, Os metatarsale I

Funktion:	Dorsal-FLEX und SUP
Innervation:	N. peroneus profundus L4-L5

Muskelanlage:

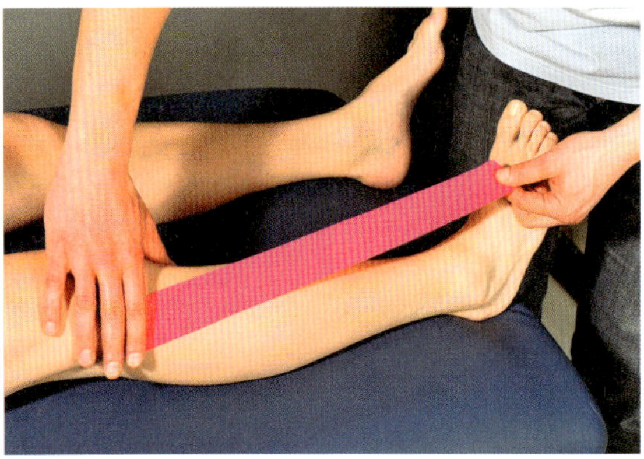

Abbildung 9-105: I-Streifen in Vordehnung anbringen

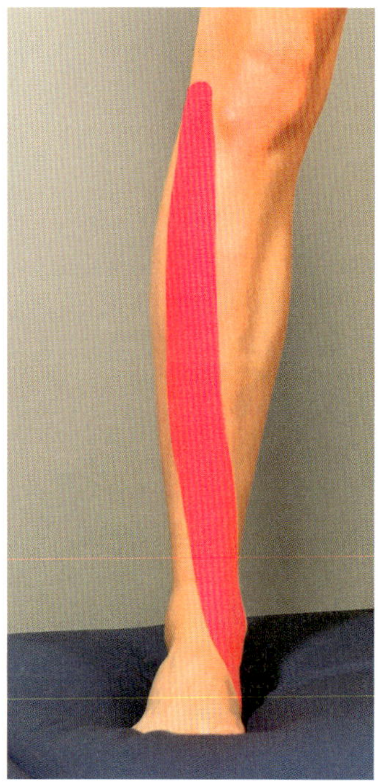

Abbildung 9-106: Fertige Anlage

Anlage:	anregend, max. 35 % Zug
Anlageform:	I-Streifen
Anlagerichtung:	von proximal nach distal

M. tibialis posterior

Ursprung	Ansatz
Proximaler Bereich von Tibia und Fibula, Membrana interossea cruris	Os naviculare, Ossa cuneiformia, Os cuboideum, Ossa metatarsalia II-IV

Funktion: SUP, Plantar-FLEX, ADD

Innervation: N. tibialis L5-S1

Muskelanlage:

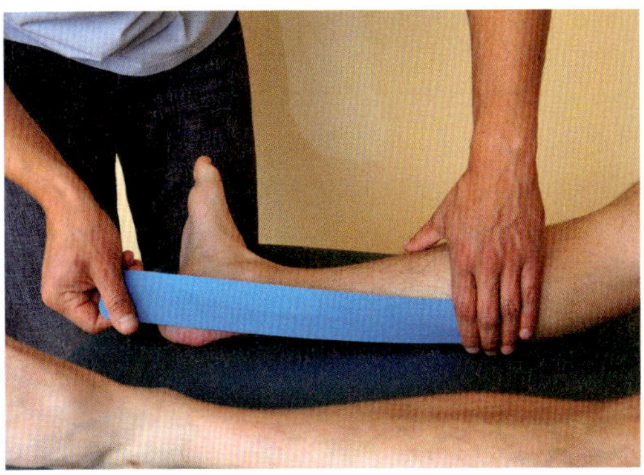

Abbildung 9-107: Anregende Anlage mit Vordehnung

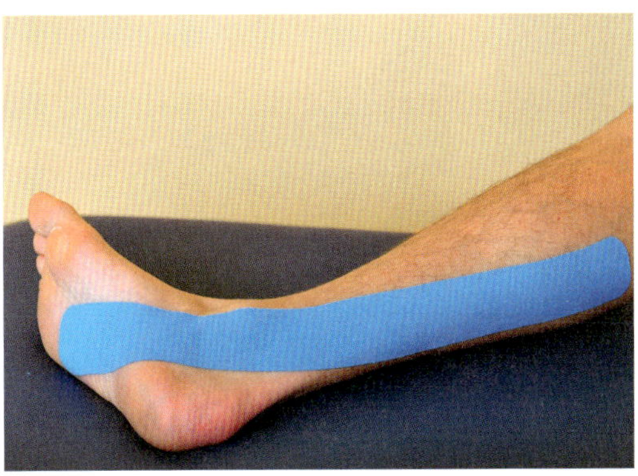

Abbildung 9-108: Fertige Anlage

Anlage: anregend, max. 35 % Zug

Anlageform: I-Streifen

Anlagerichtung: von proximal nach distal

M. triceps surae (Forts. n. Seite)

	Ursprung	Ansatz
M. gastrocnemius	Condylus medialis et lateralis femoris	Tuber calcanei – Achillessehne
M. soleus	Dorsale proximale Fibulafläche, mediales 1/3 der Tibia, Arcus tendineus musculi solei	
M. plantaris	Epicondylus lateralis femoris, Facies poplitea	

Funktion: OSG: Plantar-FLEX (= Spitzfußstellung)
USG: ADD, SUP
Kniegelenk: FLEX (M. gastrocnemius)

Innervation: N. tibialis S1-S2

Muskelanlage:

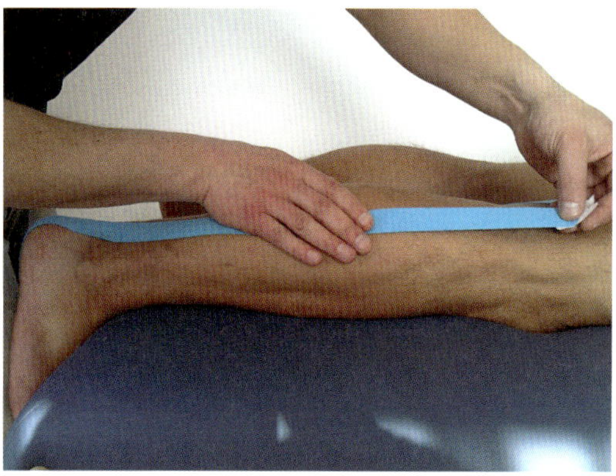

Abbildung 9-109: M. gastrocnemius: Anker ohne Zug anlegen, dann Muskel in Vordehnung bringen

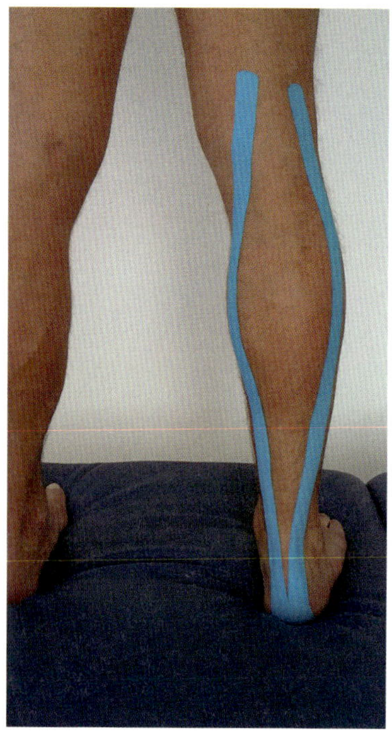

Abbildung 9-110 M. gastrocnemius: Enden ohne Zug großzügig auslaufen lassen

M. triceps surae (Forts.)

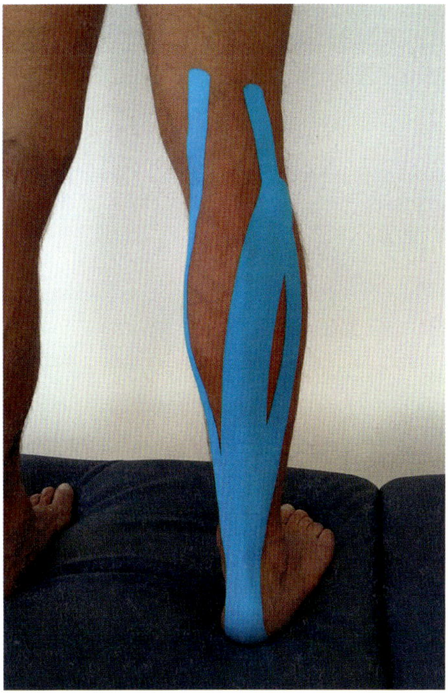

Abbildung 9-111: M. soleus: I-Streifen über Y-Tape des M. gastrochemius

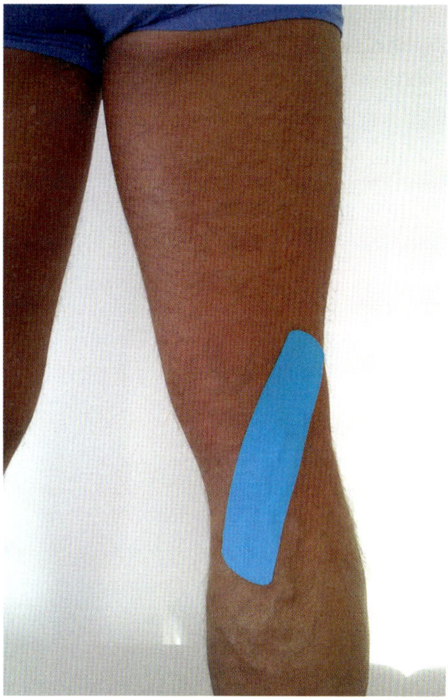

Abbildung 9-112: M.plantaris: I-Streifen

Anlage:	hemmend, max. 25 % Zug
Anlageform:	Y-Tape und I-Tape
Anlagerichtung:	von distal nach proximal

Im Achillessehnenbereich ist auf ausreichende Vordehnung zu achten, damit bei Bewegung keine Einschränkungen entstehen.

Zwerchfell (Diaphragma) (Forts. n. Seite)

	Ursprung	Ansatz
Pars sternalis	Proc. xiphoideus, Rektusscheide	Centrum tendineum
Pars costalis	Rippenknorpel 7.–12. Rippe	
Pars lumbalis	Lig. longitudinale anterius und Ligg. arcuatum mediale und laterale	

Funktion: Einatmung (wichtigster Atemmuskel)

Innervation: N. phrenicus C3-C5

Muskelanlage:

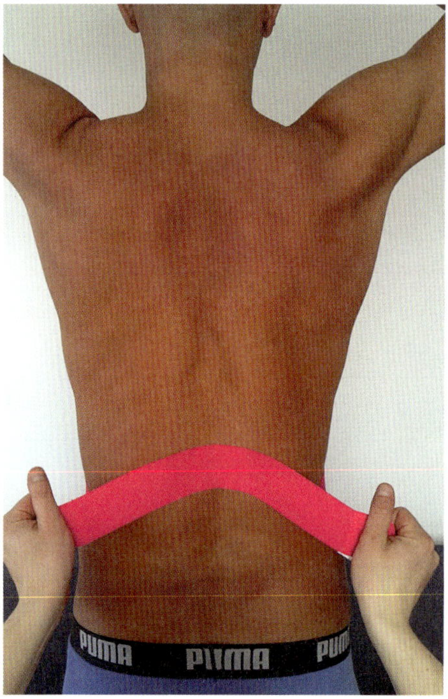

Abbildung 9-113: Zwerchfell dorsal: Anker ohne Zug mittig auf Höhe Th10 anbringen

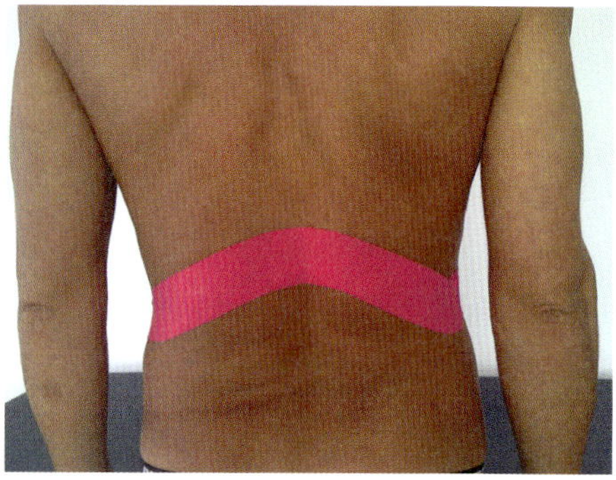

Abbildung 9-114: Zwerchfell dorsal: Streifen mit max. 35 % Zug entlang des Rippenbogens anlegen. Enden ohne Zug anlegen

Zwerchfell (Diaphragma) (Forts.)

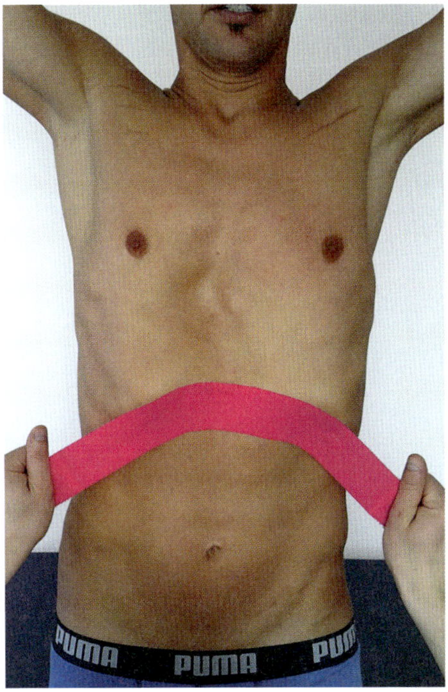

Abbildung 9-115: Zwerchfell ventral: Anker ohne Zug mittig auf Proc. xiphoideus anlegen

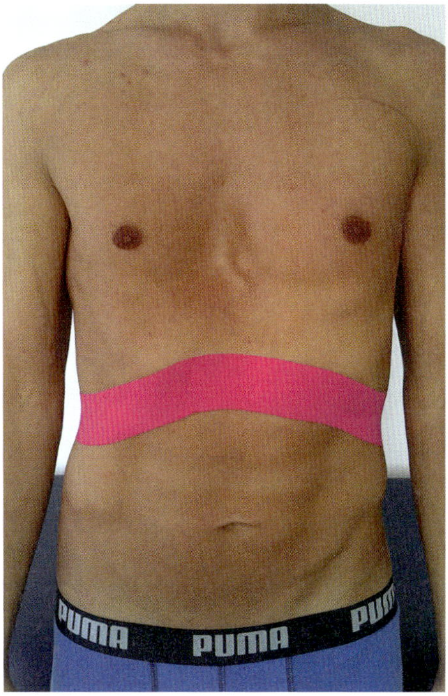

Abbildung 9-116: Zwerchfell ventral: fertige Anlage

Anlage:	anregend, max. 35 % Zug
Anlageform:	I-Streifen ventral und dorsal (Reihenfolge ist nicht relevant). Die Tapeenden sollten sich nicht überlappen!
Anlagerichtung:	von proximal nach distal

10 Faszienkorrektur

Als Faszien werden die *Weichteilkomponenten des Bindegewebes* bezeichnet. Sie durchdringen den ganzen Körper als umhüllendes und verbindendes Spannungsnetzwerk. Hierzu gehören alle kollagenen, faserigen Bindegewebe – insbesondere

- Gelenk- und Organkapseln
- Sehnenplatten (Aponeurosen)
- Muskelsepten
- Bänder und Sehnen
- Retinakula (sog. Fesseln, z.B. an den Füßen) und
- die «eigentlichen Faszien» in Gestalt von flächigen, festen Bindegewebsschichten (z.B. die Plantarfaszie).

Dieses körperweite Netzwerk erhält die *strukturelle Integrität*, d.h., es sorgt dafür, dass die Teile des Körpers in ein Ganzes zusammengefügt und gehalten werden. Es *unterstützt* und *schützt* den Körper, bei Bewegungen fungiert es als *elastischer Stoßdämpfer*. Faszien spielen eine wesentliche Rolle bei hämodynamischen und biochemischen Prozessen und bilden eine Matrix für die *interzelluläre Kommunikation*. Sie haben entscheidende Funktion bei der *Abwehr des Körpers* gegen Krankheitserreger und Infektionen. Nach Verletzungen bilden Faszien die Grundlage für den *Heilungsprozess* des Gewebes.

Ziel der Anlage

Faszienkorrekturen bewirken eine *Lösung von Adhäsionen und Verklebungen sowie eine Verbesserung der Bewegung* im Gewebe. Die *Gleitfähigkeit der einzelnen Schichten* im Körper gegeneinander wird wieder ermöglicht. Die Faszien werden sozusagen wieder *remodelliert*, und muskuläre Dysbalancen und andere Ungleichgewichte (Lymphsystem, Gelenke etc.) positiv beeinflusst.

Anwendungsgebiete

Nach pathologischen Einflüssen von innen und/oder außen kommt es zu Faszienverklebungen, die zu Bewegungseinschränkungen führen, und in der Folge wird das gesamte umliegende Gewebe immobilisiert. Meist geht dies mit *Schmerzen* und unangenehmen *Spannungszuständen* einher.

Verklebungen werden über manuelle Verschiebeproben des Gewebes – oberflächlicher und tiefer Faszien – getestet. Findet man an einer Körperstelle das Phänomen der *verringerten Gleitfähigkeit*, ist meist eine Faszienkorrektur indiziert.

Wirkungsweise

Mittels spezieller Techniken,

- wechselndem Zug (wenig/mehr bzw. kurz/lang) oder
- leichter Vibration bzw. Seitverschiebung (*Jingeln*),

werden die Faszientapes längs, quer oder diagonal über das Zielgewebe auf die Haut geklebt. Dadurch kommt es zur *Verschiebung von Haut, Unterhaut, Faszie und Muskulatur* gegeneinander. Es entstehen gegenläufige Zugwirkungen, der interstitielle Raum wird erhöht, Durchblutung und Abfluss werden verbessert. Über zusätzliche, aktive Bewegung können die Selbstregulierungskräfte des Körpers voll aktiv werden, und die Faszienstruktur wird zurück gebracht zur Homöostase.

Anlageformen, Anlagerichtung

Meist werden *Y-Streifen* oder *Fächer* verwendet, um das Zielgewebe flächig zu erreichen, aber auch *I-Streifen* können sehr gut eingesetzt werden. Die Anlageform orientiert sich an der Struktur des Zielgewebes. Eine Vordehnung des Zielgewebes ist bei dieser Technik nicht erforderlich.

Beim Verschieben von Faszien ist häufig festzustellen, dass diese in bestimmte Richtungen schlecht beweglich sind und dies Schmerz verursacht bzw. verstärkt. Verschiebt man die Faszien dann in die entgegengesetzte Richtung, ist das Bewegungsausmaß meist größer, und der Schmerz wird gelindert.

> Die Verschiebeprobe gibt die Richtung der Faszienanlage und -korrektur vor.

Die beiden Anlagevarianten unterscheiden sich in der Tiefenwirkung auf das Gewebe. Der ausgeübte Zug liegt je nach Indikation im Bereich von *10–50 %* **(Abb. 10-1)**. *Zu vermeiden ist dabei eine Kompression in die Tiefe*, da diese ein Verschieben der Faszien behindern würde.

Anlagerichtung: Orientiert sich an der eingeschränkten Beweglichkeit der Faszie.

Anker: Ohne Zug vor dem Zielgewebe anbringen (**Abb. 10-2**), d.h., den Anker dort anlegen, wo das Gewebe sich hinbewegen soll. Der Anker muss manuell leicht fixiert werden, um unerwünschte Zugwirkungen und -richtungen zu vermeiden.

> Der Anker darf bei der Anlage der Streifen niemals mitgezogen werden!

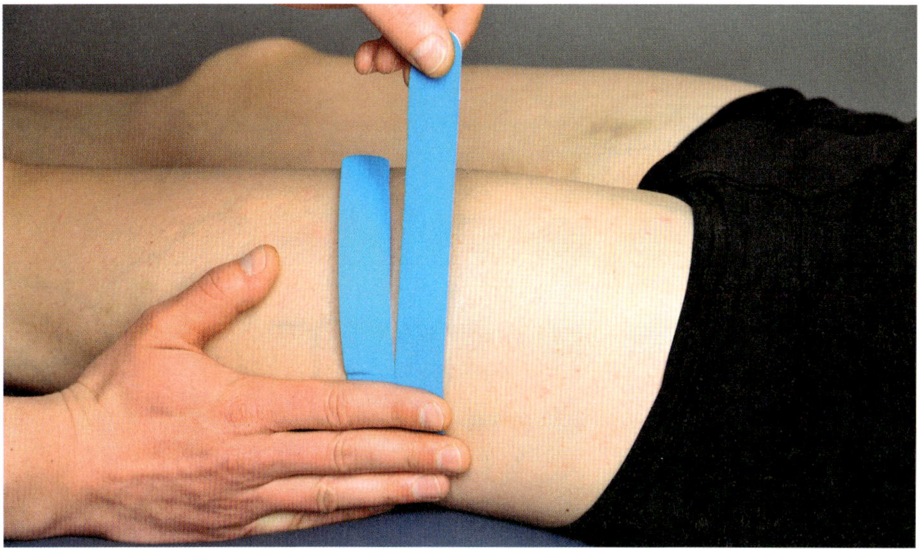

Abbildung 10-1: Zug aufbauen, max. 50 %

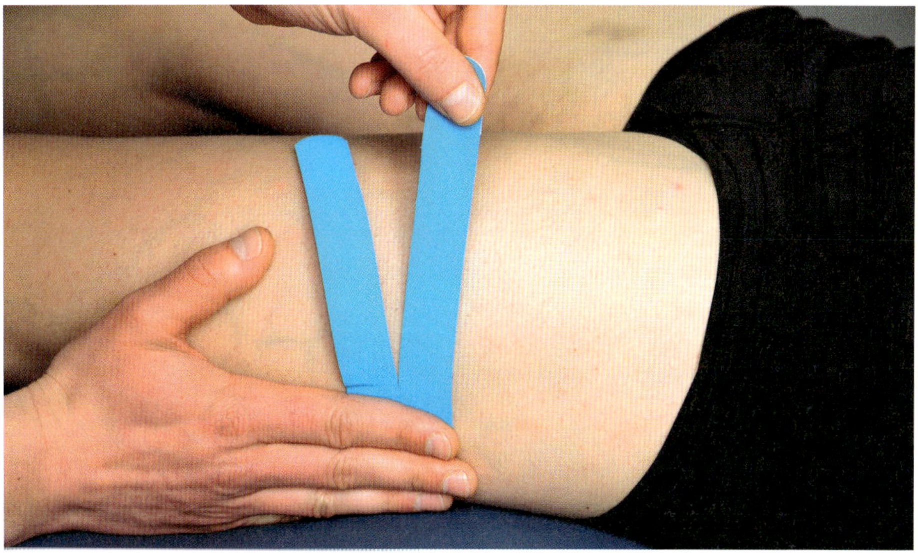

Abbildung 10-2: Anker ohne Zug anbringen, mit manueller Fixation

Zielgewebe:

- Für *oberflächliche* Faszienkorrekturen mit 10–25 % Zug die Tapestreifen beim Anlegen im Wechsel nach links/rechts über das Zielgewebe bewegen (= *Jingeln*) **(Abb. 10-3, 10-4)**. Mit der «Anker-Hand» dieser Wellenbewegung auf den anzulegenden Streifen folgen, um den ausgeübten Zug zum Anker hin abzufangen.

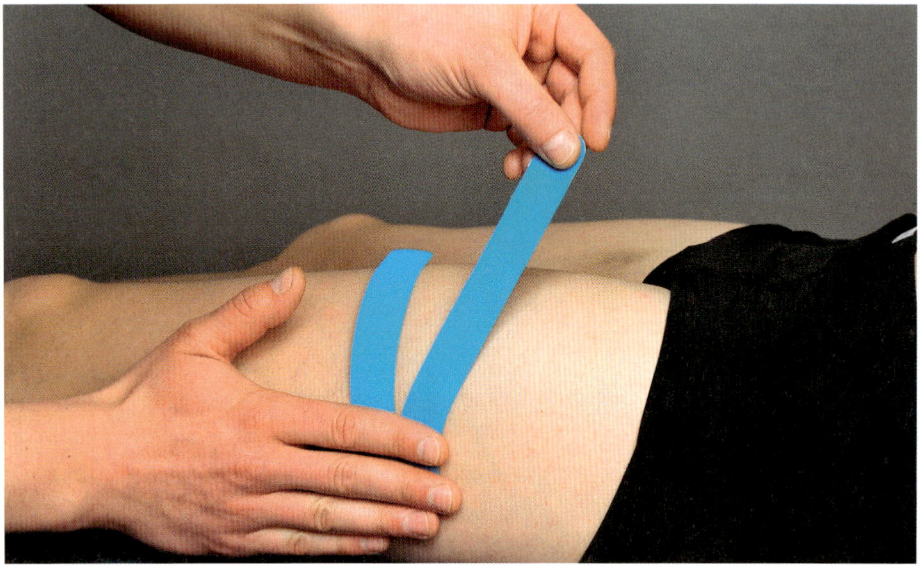

Abbildung 10-3: Oberflächliche Faszienkorrektur: Jingeln nach rechts, max. 25 % Zug

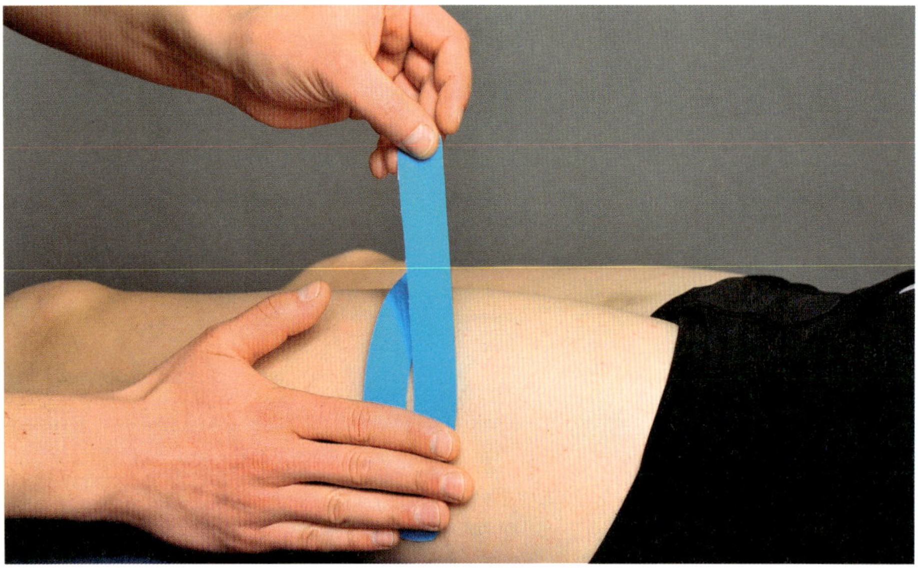

Abbildung 10-4: Oberflächliche Faszienkorrektur: Jingeln nach links

- Für *tiefere* Faszienkorrekturen mit 25–50% Zug im Wechsel mehr und weniger Zug auf die Streifen ausüben; sozusagen *lang und kurz* kleben **(Abb. 10-5, 10-6)**. Mit der «Anker-Hand» Stück für Stück dem anzulegenden Streifen folgen.

Beide Varianten lassen sich sowohl mit einem Y- als auch einem I-Tape durchführen.

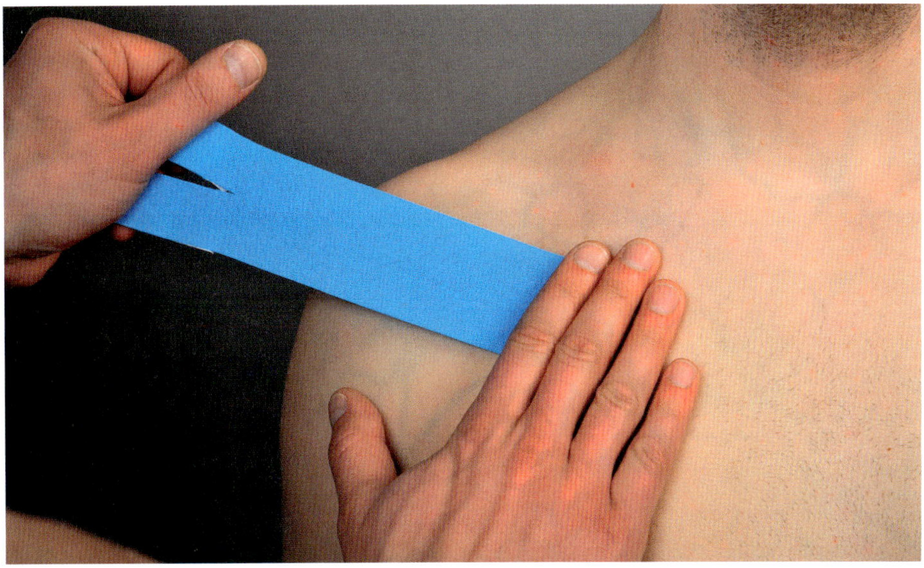

Abbildung 10-5: Tiefe Faszienkorrektur: mit langem Zug, max. 50 % Zug

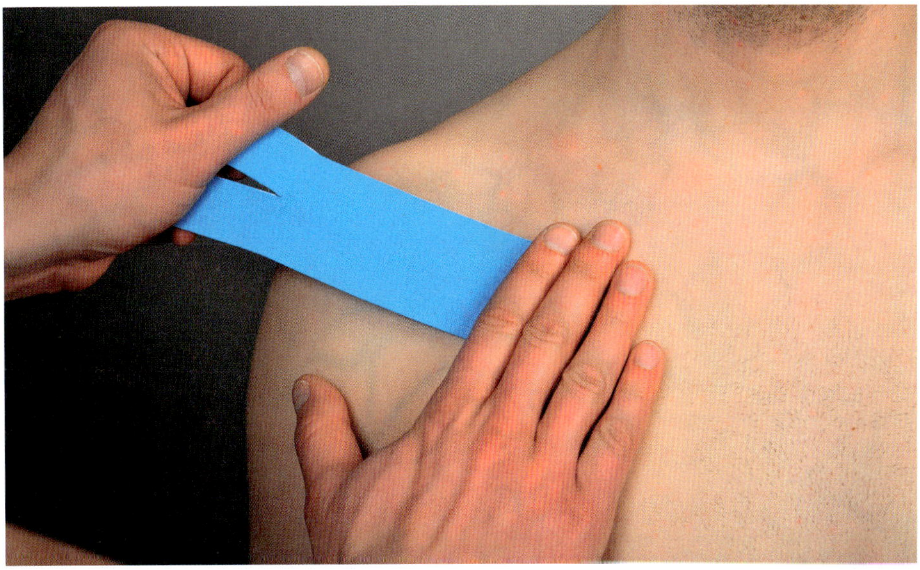

Abbildung 10-6: Tiefe Faszienkorrektur: mit kurzem Zug

> Bei Y-Tapes oder Fächer sollte man jeden Streifen einzeln anlegen, damit immer eine Hand frei ist, um den Anker zu fixieren!

Enden: Ohne Zug anlegen **(Abb. 10-7)**. Dann den Kleber durch Anreiben gut aktivieren und die Anlage überprüfen.

Ergebnis: Zugwirkung in Richtung Anker (durch manuelle Fixation und max. 50 %-Zug). Das Gewebe wird in seine physiologische Position zurückgebracht.

Beim *Jingeln* entstehen Wellenstrukturen unter dem Tape – die Gewebeverschiebung auf kleinstem Raum wird sichtbar **(Abb. 10-8)**. Hier können sich Verklebungen sehr gut lösen.

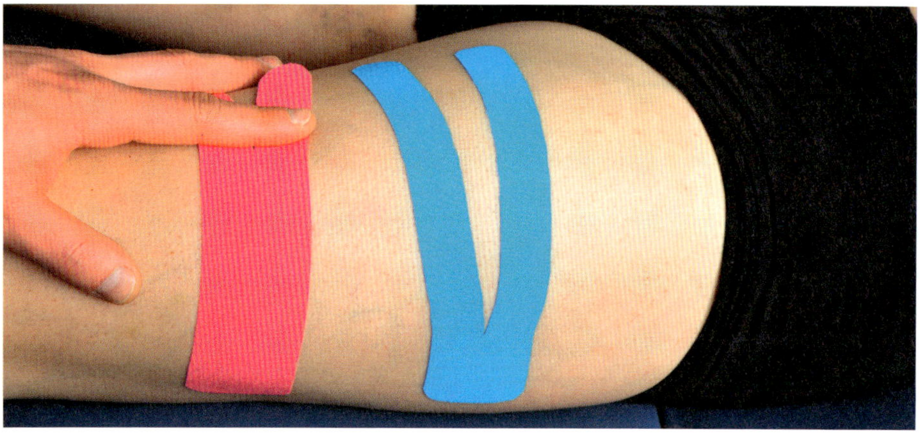

Abbildung 10-7: Enden ohne Zug anlegen

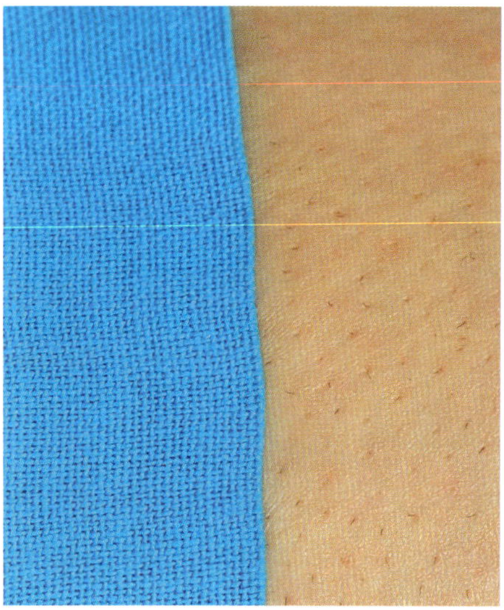

Abbildung 10-8: Wellenstruktur durch Jingeln

Schulter (Forts. n. Seite)

Beispiel:	Bizepssehne
Indikationen:	Bizepssehnenreizung, Arthrose, Impingement (*Painful Arc*), Frozen Shoulder, AC-Gelenkschmerzen, Läsion der Rotatorenmanschette, Läsionen des Humeruskopfs, postoperativ, posttraumatisch, degenerative Erkrankungen der Schulter, Verklebungen, Triggerpunkte etc. Im weiteren Verlauf häufig auch indiziert bei Hemiparese, Epicondylitis, Karpaltunnelsyndrom, HWS-Problematik etc.

Oberflächliche und tiefe Faszienkorrektur: Bizepssehne

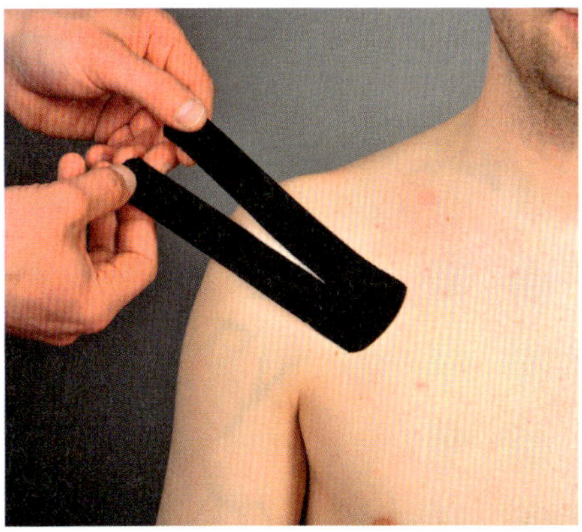

Abbildung 10-9: Y-Tape für das Jingeln, Anker ohne Zug

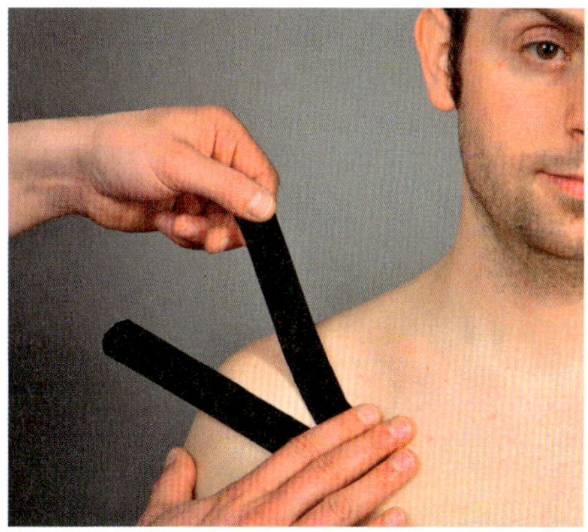

Abbildung 10-10: Anker fixieren, Jingeln mit max. 25 % Zug

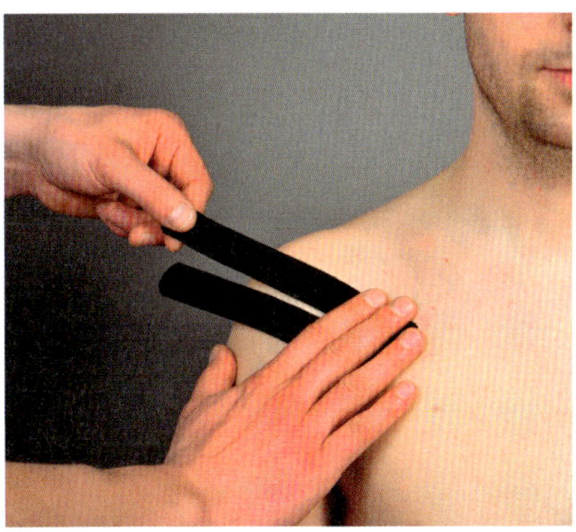

Abbildung 10-11: Jingeln, mit der «Anker-Hand» langsam den anzulegenden Streifen anstreichen

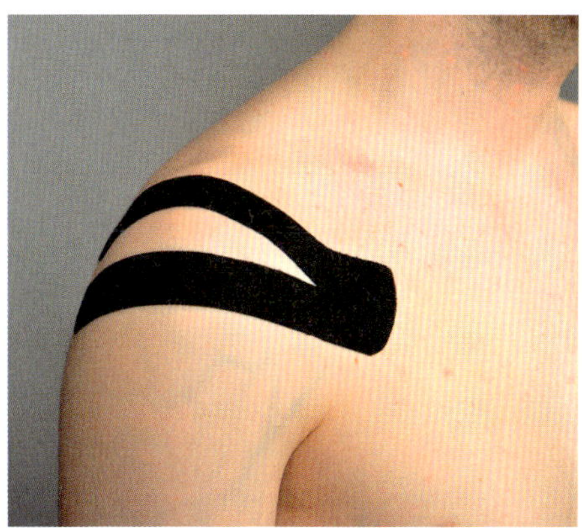

Abbildung 10-12: Fertige Anlage. Die Anlage von ventral nach dorsal erzeugt Zug zum Anker hin, und somit eine Korrektur der Faszie nach ventral

Schulter (Forts.)

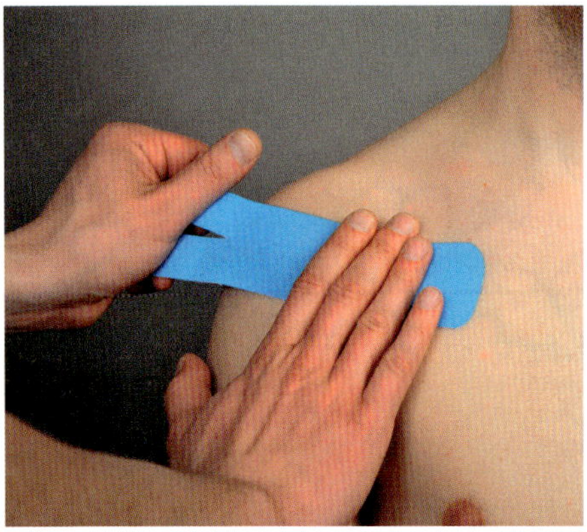

Abbildung 10-13: Technik «lang und kurz» mit max. 50 % Zug. Den Anker fixieren. Mit der «Anker-Hand» anstreichen, um die Anlage zu führen

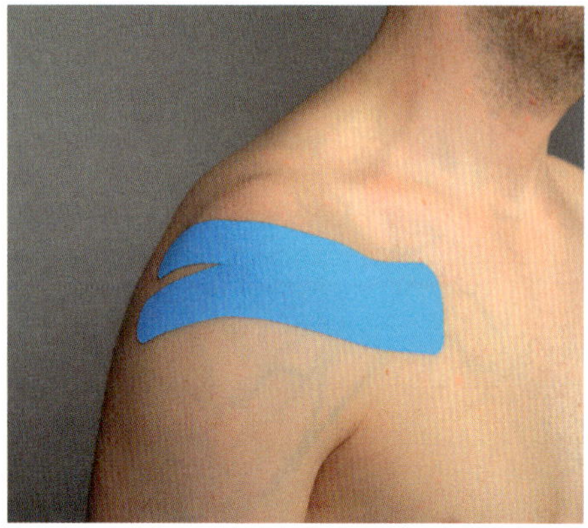

Abbildung 10-14: Die fertige Anlage mit Rückzug zum Anker zeigt eine Korrektur nach ventral

---

Für beide Faszientechniken (*Jingeln* oder *lang/kurz*) kann sowohl ein Y- wie auch ein I-Streifen verwendet werden. Man sollte sich jeweils für eine Variante entscheiden, das Mischen der Anlagetechniken im Zielgewebe ist nicht sinnvoll!

Oberflächlich	– Jingeln	– max. 25 % Zug
Tief	– lang/kurz	– max. 50 % Zug

Knie

Beispiel:	Mediales Seitenband und Pes anserinus
Indikationen:	Bandläsionen, Meniskuspathologien, Arthrose, Pes anserinus-Reizung, posttraumatisch, postoperativ, degenerative Erkrankungen des Kniegelenks, femoropatellare Schmerzsymptomatik, Patellalateralisation, Patellaspitzensyndrom (Springerknie), Verklebungen, Triggerpunkte etc. Im weiteren Verlauf auch häufig indiziert bei Hemiparese, Fehlstellungen der Hüfte oder des Sprunggelenks (angeboren, posttraumatisch, postoperativ) etc.

Faszienkorrektur: Mediales Seitenband und Pes anserinus

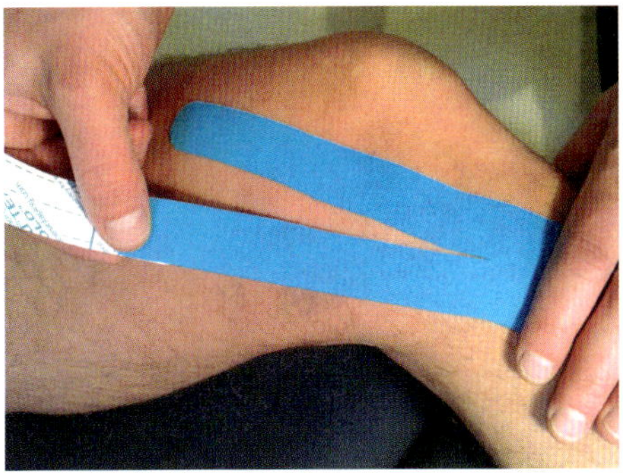

Abbildung 10-15: Jingeln des Streifens mit max. 25 % Zug, fixierter Anker

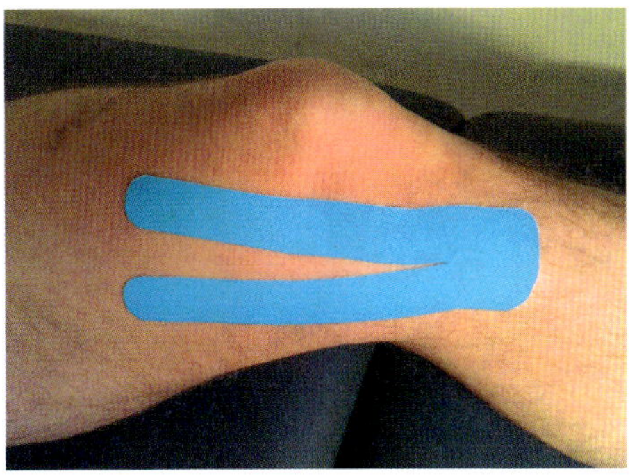

Abbildung 10-16: Fertige Anlage

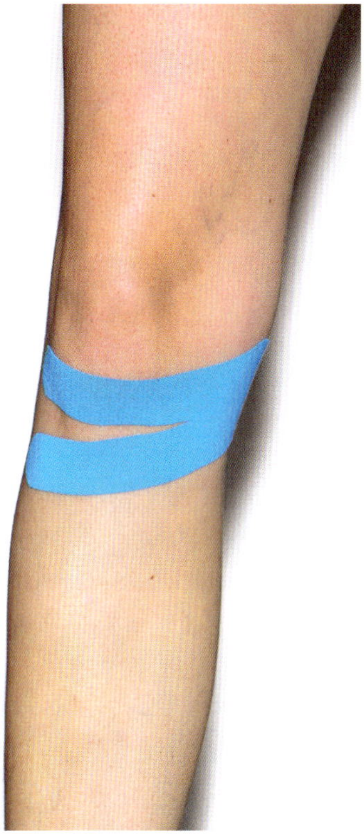

Abbildung 10-17: Faszienkorrektur nach medial

Die Korrekturrichtung
- geht immer zum Anker hin (aufgrund des max. verwendeten 50 %-Zugs)
- ergibt sich aus Indikation und Voruntersuchung durch Verschiebeprobe des Gewebes.

Oberschenkel

Beispiel:	Tractus iliotibialis
Indikationen:	Arthrose, Hüftdysplasien, degenerative Erkrankungen des Hüftgelenks, Verklebungen, Triggerpunkte, Muskelfaserriss, postoperativ, posttraumatisch etc. Im weiteren Verlauf auch häufig indiziert bei Hemiparese, Fehlstellungen des Hüftgelenks (angeboren, posttraumatisch, postoperativ) etc.

Faszienkorrektur: Tractus iliotibialis

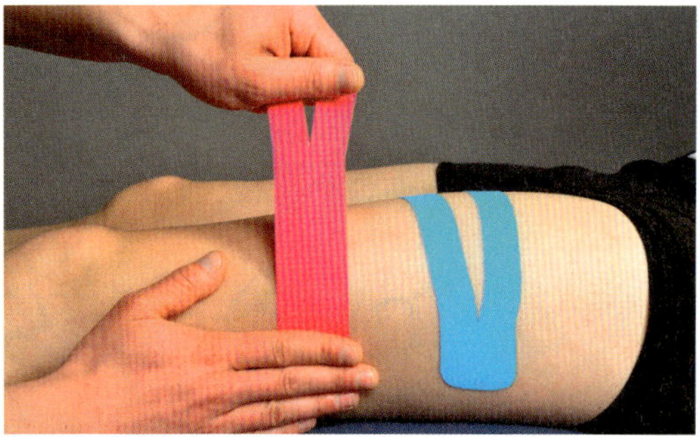

Abbildung 10-18: Langer Zug mit fixiertem Anker, max. 50 % Zug

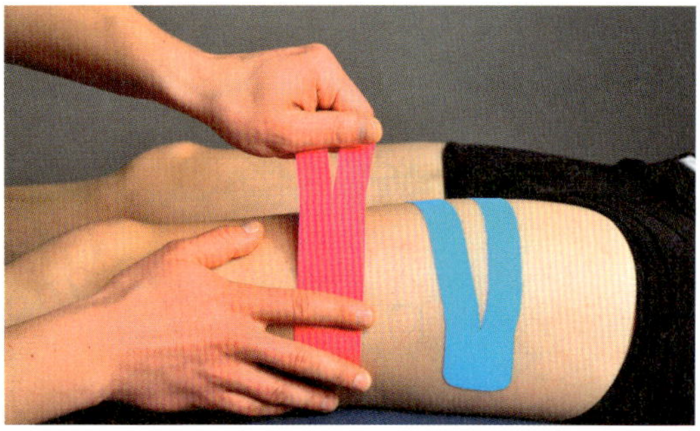

Abbildung 10-19: Kurzer Zug mit Anstreichen durch die «Anker-Hand». Die Enden ohne Zug anlegen

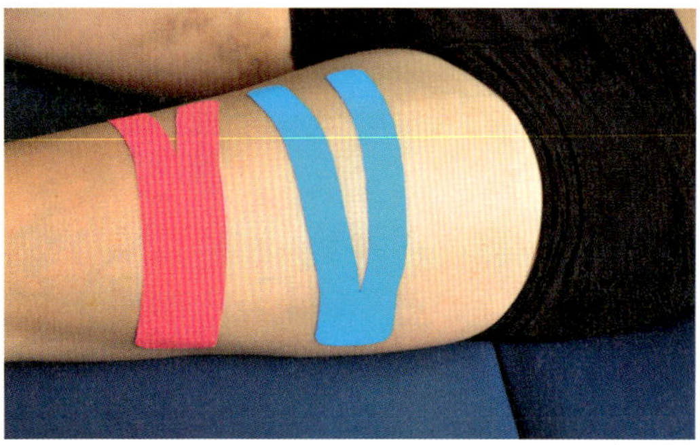

Abbildung 10-20: Fertige Faszienkorrektur mit Korrekturrichtung nach lateral

Für den Tractus iliotibialis (linkes Bein) sind zum Vergleich beide Korrekturtechniken (*Jingeln* und *lang/kurz*) aufgezeigt. In der Praxis sollte jedoch stets nur eine Technik im Zielgewebe angewendet werden.

11 Raum schaffende Korrektur

Diese Tapeanlage ist auch als *Space-Tape* bekannt und steht dafür, *Raum* zu schaffen – interstitiellen Raum und wird mit max. 35 % Zug angewandt. Auf diese Art bleibt die Wirkung des Rückzugs vom Tape optimal erhalten, und eine Raumschaffung ist somit bestens gewährleistet – *Convolutions.*

Ziel der Anlage

Ziel ist es, dass das Zielgewebe durch Unterdruck und folgender Druckentlastung wieder gänzlich regenerieren kann und Schmerzen reduziert werden, besonders bei *akuten Zuständen* (Epicondylitis, Bursitis etc.).

Anwendungsgebiete

Alle schmerzenden, akuten Zustände des Körpers (mit Ausnahme der Kontraindikationen!) können mit einer angemessenen Raum schaffenden Korrektur unterstützt werden. Einige der *häufigsten Indikationen* sind:

- Karpaltunnelsyndrom
- Epicondylitis
- Bursitis
- Muskelfaserriss
- Lumbal-, Thorakal- und Zervikalschmerzen
- Bandscheibenproblematik
- ISG-Beschwerden etc.

Wirkungsweise

Im Sinne einer entzündungshemmenden, entstauenden und schmerzlindernden Wirkung wird mit dieser Technik das *Gewebe angehoben* und *Druck reduziert* – bei einem Zug von 10-35%. Diese Spannkräfte bewirken den Rückzug zum Anker, bei bimanuellem Anlegen entsteht jedoch Rückzug zur Basis.

Anlageformen, Vordehnung, Anlagerichtung

Geeignet für die Raum schaffende Korrektur sind neben dem I-Streifen auch Loch- und Netzschnitte. Die Varianten mit den Öffnungen im Tape (Loch und Netz) hat eine intensivere Sogwirkung auf das Zielgewebe, d.h., es entsteht ein stärkerer lokaler Unterdruck und infolge ein intensiveres Anheben des Gewebes. Frische Narben sollte man mittels Loch- oder Netzschnitt freihalten.

Für I-Streifen können bis zu 35% Zug angewendet werden. Klebt man mehrere Schichten übereinander (wie z.B. beim Stern), sollte der Zug reduziert werden, um eine Überreizung zu vermeiden. Bei Loch- und Netzschnitten wird generell weniger Zug ausgeübt (max. 25%).

Diese Korrekturtechnik wird *in Vordehnung* oder beginnend in *Teilvordehnung* und während einer weiter führenden Bewegung des Zielgewebes in die *maximal mögliche Vordehnung* angelegt. Bei dieser Anlagetechnik werden die Tapes meist *unter bimanuellem Zug direkt auf das Zielgewebe* aufgeklebt. *Statt eines Ankers und Endes* ergeben sich nun *zwei Enden*. Da weniger als 50% Spannung auf das Tape gesetzt werden, kommt es zu einer *Zugwirkung zur Basis* (**Abb. 11-1**) – das Zielgewebe wird angehoben.

> Die Länge der Enden im Verhältnis zur Basis kann großzügig bemessen werden, um die Zugwirkung auf das Zielgewebe über die spannungslosen Enden gut abzudämpfen.

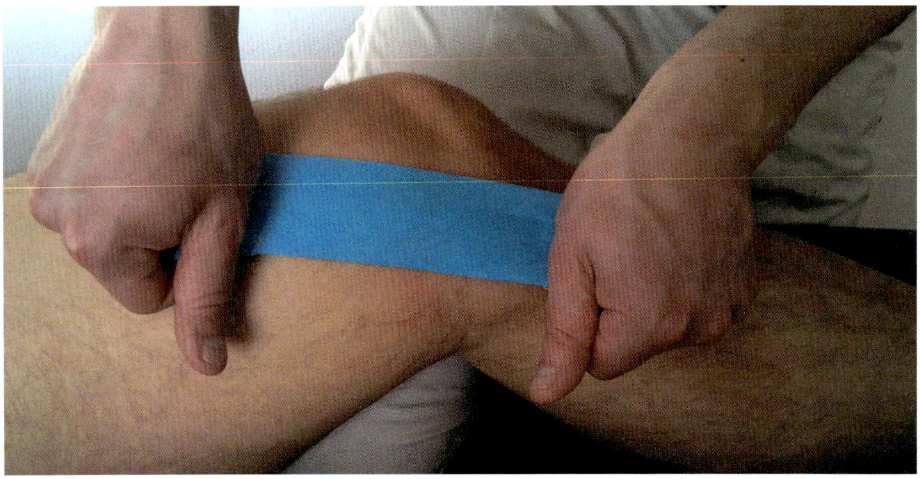

Abbildung 11-1: Gleichmäßigen Zug an der Basis erzeugen

Zielgewebe: In Vordehnung bzw. leichte Flexion bringen **(Abb. 11-2)**. Gleichmäßigen, bimanuellen Zug an der Basis erzeugen (max. 35 %).

Enden: Ohne Zug in maximal möglicher Flexion aufkleben. Durch Reiben des Tapes dann den Kleber gut aktivieren.

> An den Enden das Tape flächig fassen, um einen gleichmäßigen Zug zu gewährleisten.

Ergebnis (Abb. 11-3): Wenn das Zielgewebe wieder in Neutralposition ist sollen *Convolutions* zu erkennen sein; Ausnahme sind wenig dehnfähige Bereiche. Druck wird reduziert und das Bewegungsausmaß verbessert.

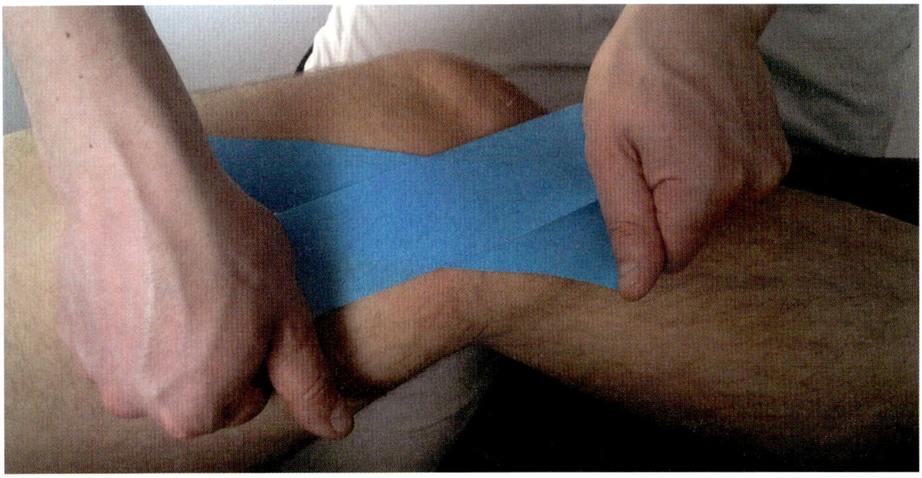

Abbildung 11-2: Zielgewebe in Vordehnung

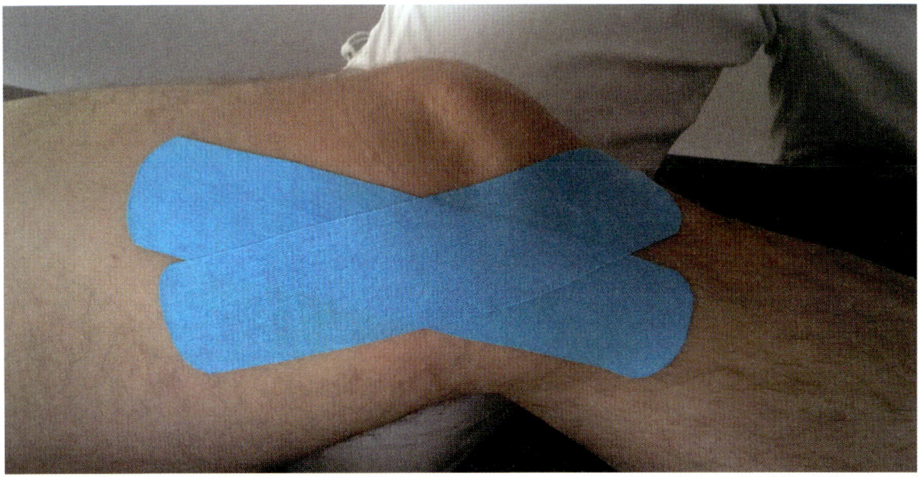

Abbildung 11-3: Fertige Anlage

I-Streifen für den Stern (Forts. n. Seite)

Beispiel:	Untere Rückenregion
Indikationen:	BWS-Syndrom, LWS-Syndrom (Lumbago, Lumbalgie), Ischialgie, ISG-Dysfunktion, aktive Triggerpunkte, Neuralgien, Muskelverletzungen, postoperativ, posttraumatisch, angeborene Haltungsproblematiken etc. Auch häufig indiziert bei organischen Beschwerden im Bauchraum bzw. Unterleib, Menstruationsbeschwerden, Hüftproblematiken etc.

Die Raum schaffende Korrektur ist ein effektives Mittel bei vielen Schmerzsymptomatiken, und sie ist sehr flexibel anwendbar: als großer oder kleiner Stern bzw. auch als Kreuz mit nur zwei Streifen, an den verschiedensten Körperstellen.
Werden mehrerer Tapes übereinandergelegt, sollte der übliche Zug etwas reduziert werden, um eine lokale Überreizung zu vermeiden.

Raumschaffende Korrektur: thorakolumbaler Übergang

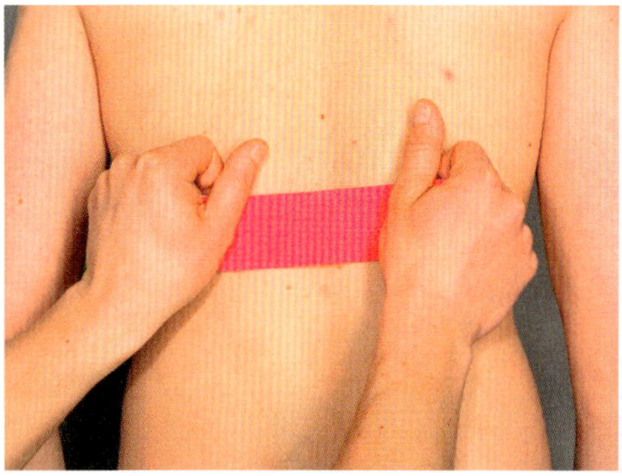

Abbildung 11-4: Leichte Vordehnung bzw. Flexion des Zielgewebes. Das Tape mit gleichmäßigem Zug (max. 25 %) anbringen und anreiben

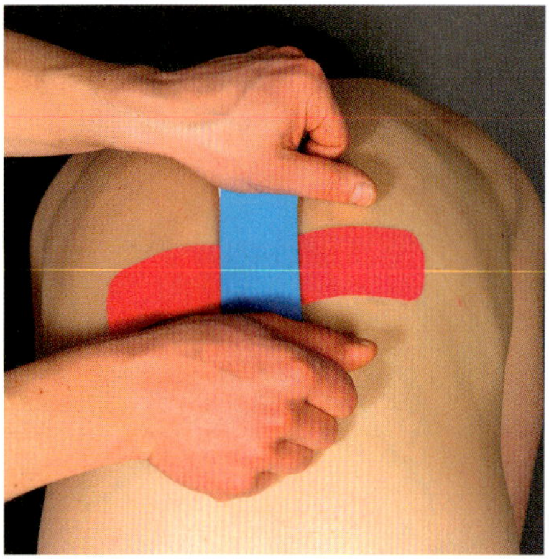

Abbildung 11-5: Die Flexion, wenn möglich, im weiteren Verlauf intensivieren, um ausreichend Vordehnung zu gewährleisten

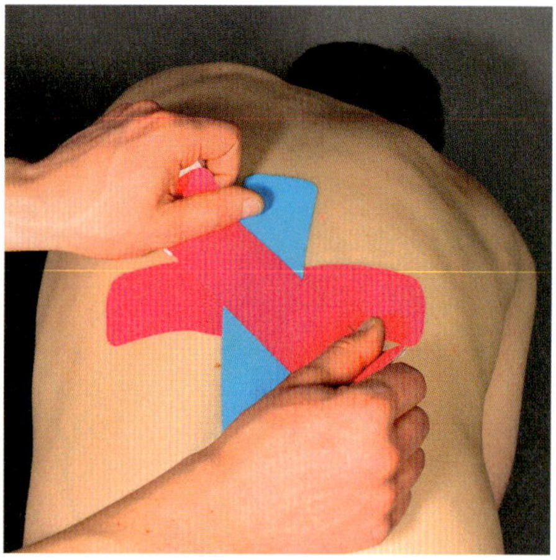

Abbildung 11-6: Beim dritten I-Streifen soll der Patient zusätzlich zur Flexion eine Rotation ausführen

I-Streifen für den Stern (Forts.)

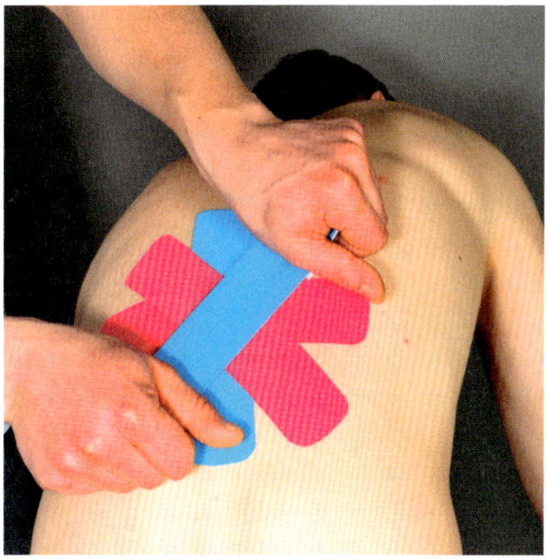

Abbildung 11-7: Nun wird die Rotation in die Gegenrichtung ausgeführt. Jeden Streifen sofort nach dem Anlegen kurz anreiben und den Kleber nochmals gut aktivieren, bevor der Patient in Neutralstellung zurückbewegt

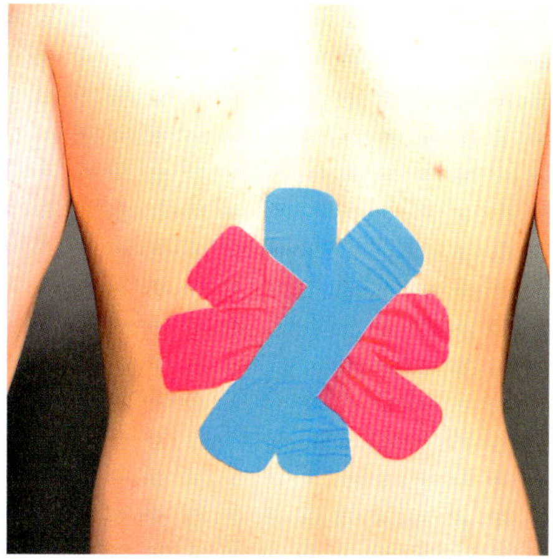

Abbildung 11-8: Fertige Anlage mit peripheren Convolutions

Im Optimalfall entstehen im Zentrum der Anlage keine Wellen, da der gesamte Kreuzungspunkt abgehoben wird. Convolutions sind dann nur peripher sichtbar.

Raumschaffende Korrektur: Wadenmuskulatur

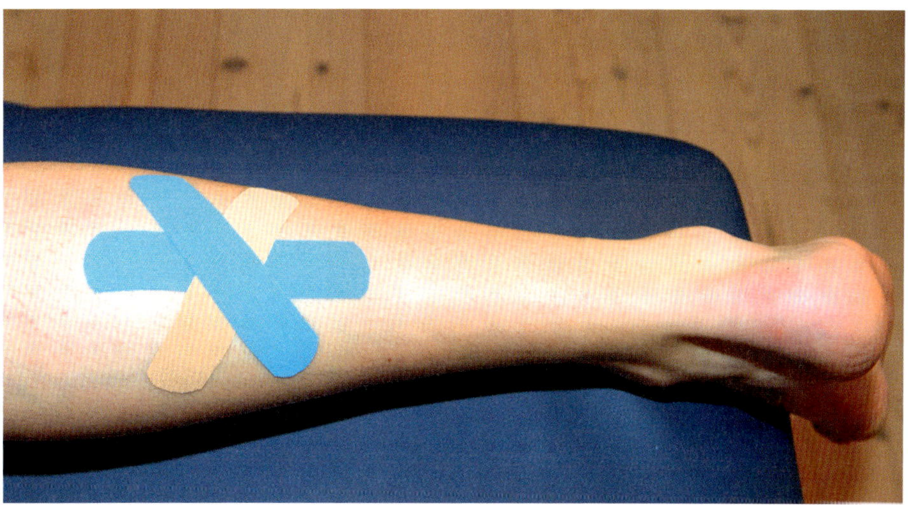

Abbildung 11-9: Kleiner Stern mit drei Zügeln

Lochschnitt (Forts. n. Seite)

Beispiel:	Ellbogen
Indikationen:	Epicondylitis, Gelenkschmerzen, Bursitis, Arthrose, aktive Triggerpunkte, Neuralgien, Muskelverletzungen, postoperativ, posttraumatisch etc.

Raum schaffende Korrektur am Ellbogen: Lochschnitt

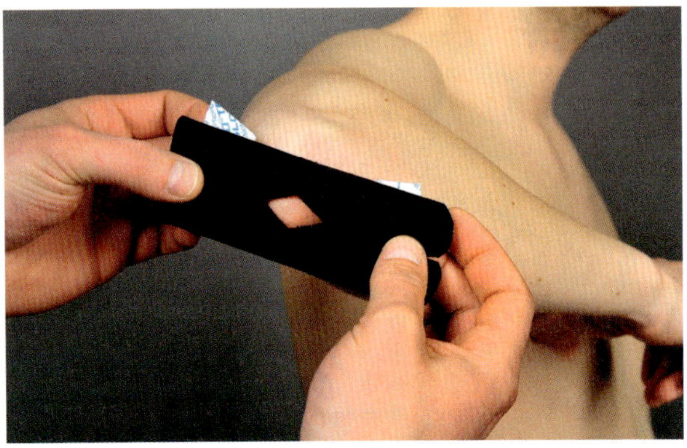

Abbildung 11-10: Max. 25 % Zug anwenden

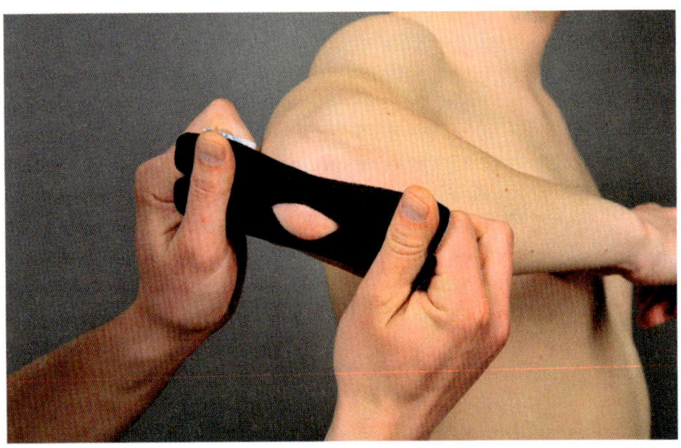

Abbildung 11-11: Tape in maximal möglicher Flexion auf das Zielgewebe aufkleben

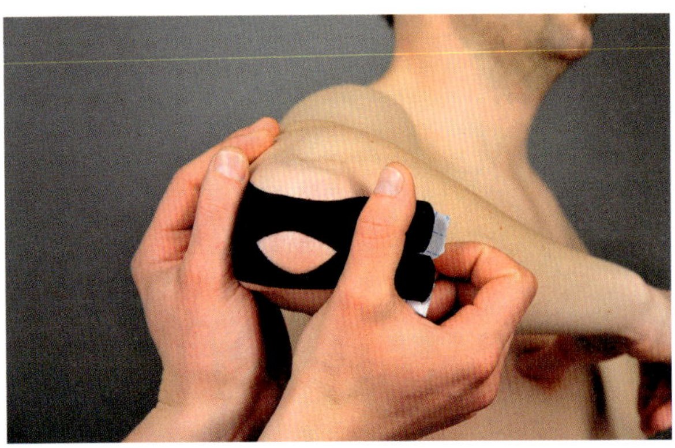

Abbildung 11-12: Enden in maximaler Flexion, ohne Zug anlegen. Die Enden sind Y-förmig zugeschnitten, um optimale Bewegungsfreiheit zu ermöglichen

Lochschnitt (Forts.)

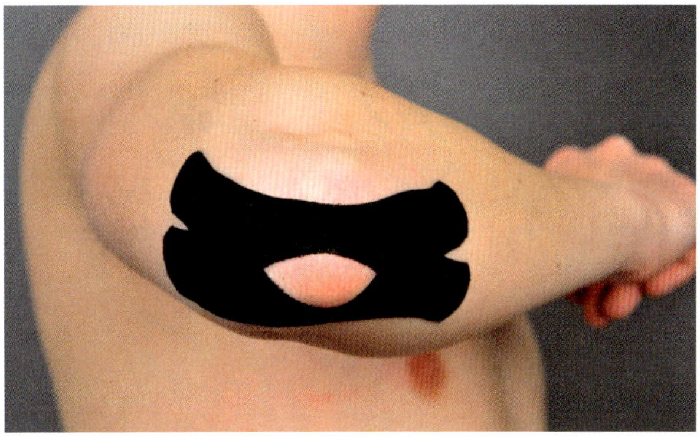

Abbildung 11-13: Kleber aktivieren

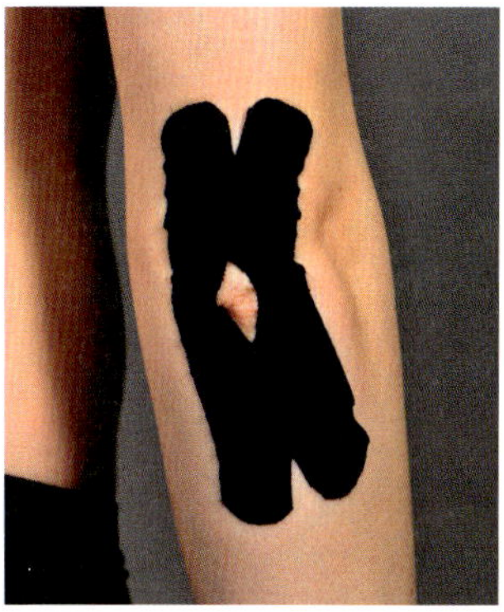

Abbildung 11-14: Fertige Anlage mit Wellenbildung

Das Zielgewebe wird in Flexion bzw. Vordehnung gebracht, dann die Trägerfolie mittig eingerissen und jeweils zur Seite geklappt. Zu beachten ist, dass das Tape mit gleichmäßigem Zug flächig in den Händen gehalten wird.

Das Loch wird in Rautenform zugeschnitten: Das Tape mittig falten, die Soffseiten aufeinander legen, in die Mitte ein Dreieck schneiden – fertig ist der Lochschnitt.

Netzschnitt (Forts. n. Seite)

Beispiel:	Knie
Indikationen:	Knieverletzungen, Sehnenreizungen, Gelenkschmerzen, Bursitis, Arthrose, aktive Triggerpunkte, Muskelverletzungen, postoperativ, posttraumatisch etc.

Raum schaffende Korrektur am Knie: Netzschnitt

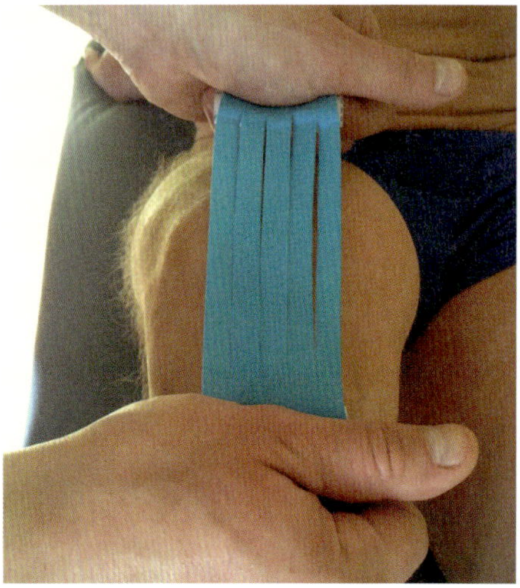

Abbildung 11-15: Tape abmessen und zuschneiden, die Folie zurückklappen

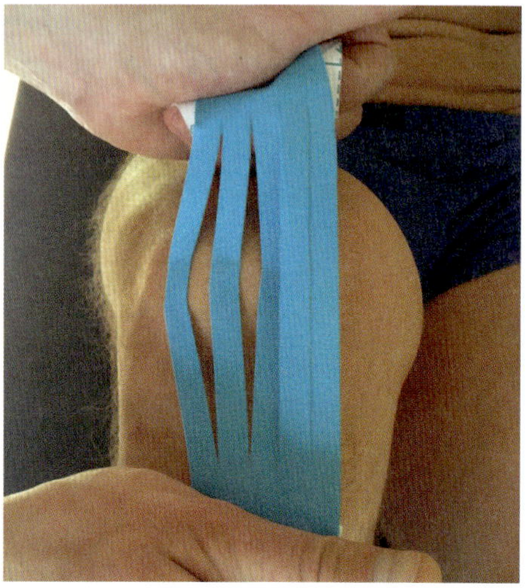

Abbildung 11-16: Zielgewebe in Flexion bringen. Streifen in gleichmäßigen Abständen über dem Zielgewebe verteilen

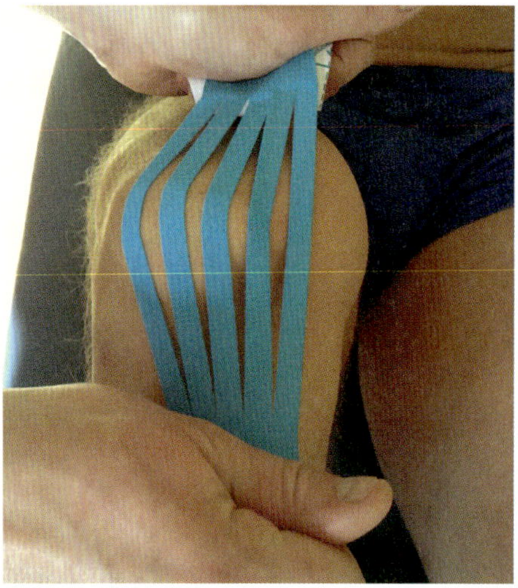

Abbildung 11-17: Tape zum Positionieren vorerst ohne Zug leicht anlegen

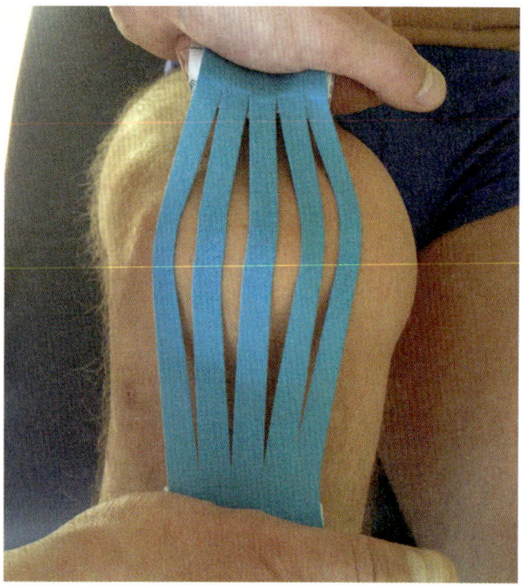

Abbildung 11-18: Zug erzeugen (max. 25 %), dann das Tape aufkleben

Netzschnitt (Forts.)

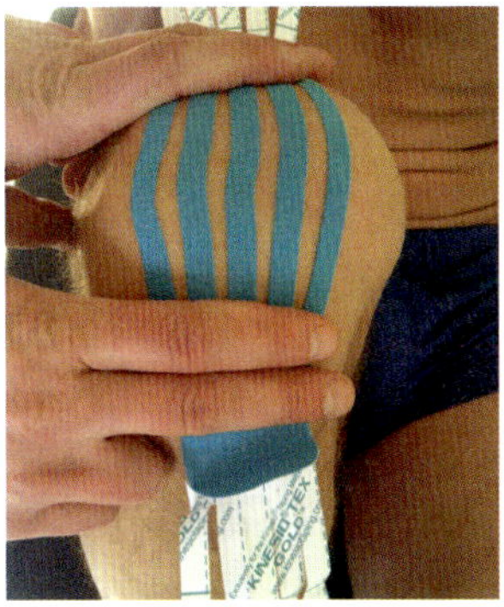

Abbildung 11-19: Enden ohne Zug in maximal gebeugter Haltung anlegen, den Kleber aktivieren

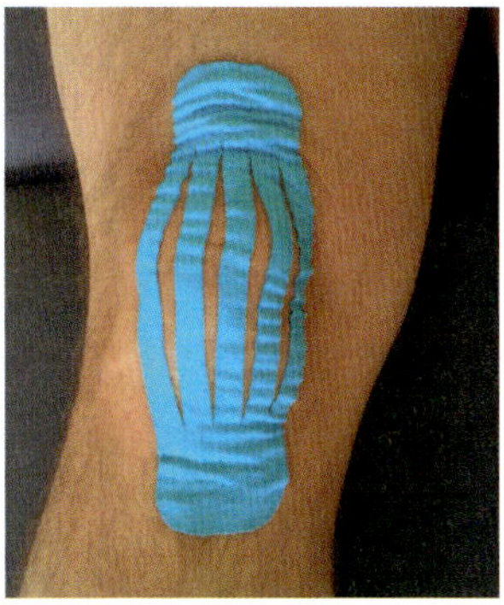

Abbildung 11-20: Wellenbildung in Neutralposition

Die Anzahl der Schnitte richtet sich nach der Indikation – üblich sind 4–5 Schnitte. Auch beim Netzschnitt das Tape flächig in die Hände nehmen und den Zug gleichmäßig verteilen, nicht mit den Fingerspitzen an den Enden ziehen!

Vorteil des Netzschnitt ist, dass ein größeres Zielgewebe mit nur einem Streifen abgedeckt werden kann.

> Für den Netzschnitt wird das Tape in der Mitte gefaltet, dann Stoff auf Stoff gelegt und Linien geschnitten. Sollen die Schlitze etwas breiter sein, kann man auch hier andeutungsweise ein Dreieck schneiden.

Raum schaffende Korrektur am Ellbogen: Netzschnitt

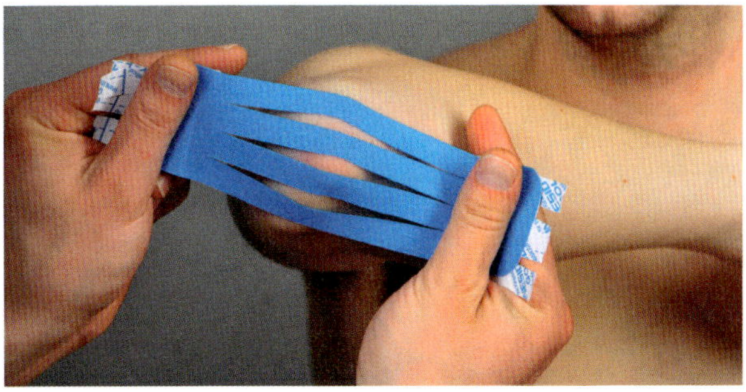

Abbildung 11-21: Streifen gleichmäßig über dem Zielgewebe verteilen

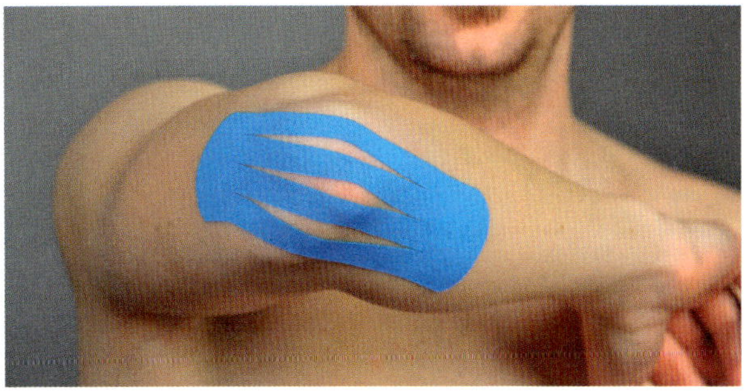

Abbildung 11-22: Fertige Anlage. Der Kleber wird aktiviert

12 Mechanische, funktionelle, Band- und Sehnenkorrekturen

> Für die folgenden Korrekturtechniken gilt: Mehr Zug bedeutet «intensiver Reiz»; dieser muss großflächig verteilt werden!

Das heißt, die Streifen werden so abgemessen, dass das Tape gedrittelt werden kann (Dreiteilung, siehe Tab. 8-1, S. 51): *ein Drittel Anker, ein Drittel Basis, ein Drittel Ende.* So werden die Spannungskräfte am besten verteilt, und Hautreizungen sowie unerwünschte Spannungsübertragung auf angrenzende Areale können weitestgehend vermieden werden.

Bänder sind meist wenig dehnbare, faserartige Bindegewebsstränge, die die bewegenden Teile des Knochenskeletts miteinander verbinden. Sie machen zum einen Bewegung von Gelenken möglich, zum anderen schränken sie die Beweglichkeit auf ein funktionell sinnvolles Maß ein. Bänder bestehen im Wesentlichen aus Kollagen und verbinden Knochen mit Knochen – wohingegen Sehnen das Verbundsystem zwischen Knochen und Muskeln darstellen. Wird ein Band über das physiologische Maß hinaus gedehnt (z. B. beim Umknicken in einem Gelenk), kann es zu Einrissen kommen.

Ziel der Anlagen

Ziel ist es, den Körper, die Gelenke oder Strukturen wieder in optimale Position zu bringen. Die korrigierenden Tapeanlagen wirken *stabilisierend, stützend und führend* – sie erzielen eine *Haltewirkung* in *physiologisch gesunder Position.*

Anwendungsgebiete

Bei Verletzungen von Sehnen, Bändern und Muskulatur werden Korrekturtechniken zur Entlastung im Sinne von Regeneration, Unterstützung der Stabilität und Schmerzlinderung angewendet.

Beispiele für mechanische, funktionelle, Band- und Sehnenkorrekturen sind:

- Schulterinstabilität, AC-Gelenkproblematik, Patella lateralisata (mechanische Korrektur, **Abb. 12-1**)
- Überlastung von Hand- und Sprunggelenk, Wirbelsäulenkorrektur (funktionelle Korrektur, **Abb. 12-2**)
- Bänderzerrung am Knie, Achillodynie, Fersensporn (Band- und Sehnenkorrektur, **Abb. 12-3**).

Wirkungsweise

Mechanische, funktionelle, Band- und Sehnenkorrekturen bewirken eine *Umlenkung der Kraftübertragung*. Durch erhöhten Druck im Gewebe sowie auf die Rezeptoren kann zum einen die Haltung stabilisiert und geführt werden, zum anderen kann über die Kommunikation zwischen Haut und Gehirn der *Spannungszustand moduliert* werden.

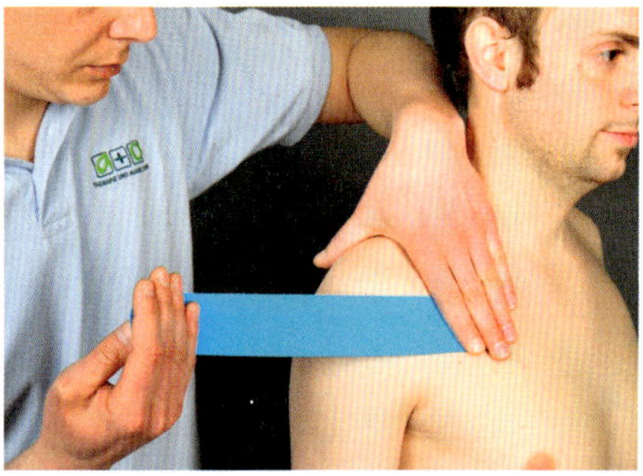

Abbildung 12-1: Mechanische Korrektur am Schultergelenk

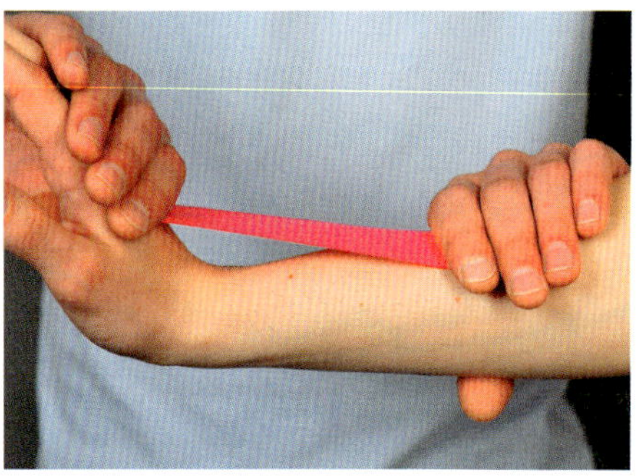

Abbildung 12-2: Funktionelle Korrektur am Handgelenk

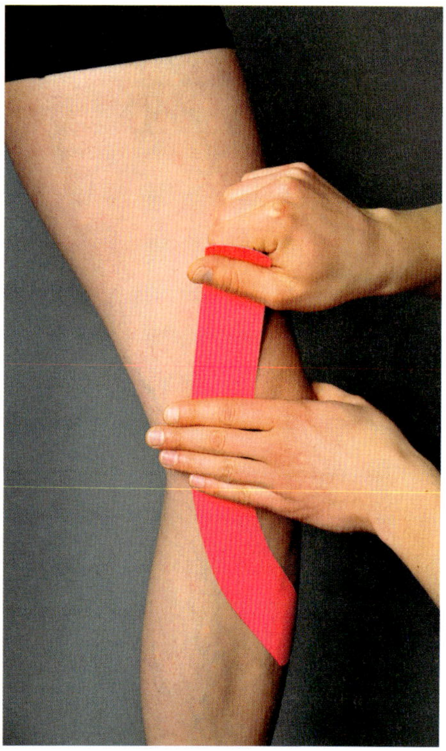

Abbildung 12-3: Bandkorrektur am medialen Seitenband des Kniegelenks

Da die Korrektur meist in Vordehnung angelegt wird, entsteht in Neutralposition auch eine Raumerweiterung im Zielgewebe. Die Druckreduktion auf die Rezeptoren führt meist zu einer beeindruckend schnellen *Schmerzlinderung*.

> Korrekturanlagen mit dem elastischen Band sind nicht zu vergleichen mit dem klassischen Tape. Bewegung wird nicht verhindert, sondern geführt.

Anlageformen, Vordehnung, Anlagerichtung

Für die Tapeanlagen nimmt man i.d.R. *I-Streifen, Y- oder Fächer-Tapes* und klebt sie mit *50–100 % Zug* auf. 100 % Zug gelten jedoch nur für Bandkorrekturen, im Sehnenbereich werden max. 75 % Zug eingesetzt. Die Tapelänge wird großzügig bemessen, in *gleichmäßigem Verhältnis zwischen Anker, Basis und Ende.*

> Drittel-Regel: ⅓ Anker – ⅓ Basis – ⅓ Ende

Die Korrekturanlagen werden sowohl *statisch* als auch *dynamisch* durchgeführt. Für Bandkorrekturen mit 100 % Zug gilt ausschließlich die statische Anlage, ohne Vordehnung.

Die Haltungskorrektur kann aktiv vom Patienten oder passiv vom Therapeuten ausgeführt werden, je nach Möglichkeit. Speziell bei der mechanischen und der funktionellen Korrektur werden die Tapes während aktiver Bewegung angelegt.

Der *Anker muss stets fixiert werden,* um Hautverschiebungen und damit verbundene Reizungen zu vermeiden. Außerdem wird so das Zielgewebe in Position gehalten. Die Tapestreifen werden mit *Kompression* in die Tiefe angelegt.

Die Anlagerichtung ergibt sich aus der gewünschten Haltungskorrektur.

Mechanische Korrektur (Abb. 12-1)

Ziel: Speziell pathologische Bewegung hemmen und das Zielgewebe in optimale Ruheposition bringen und halten.

Anker: Ohne Zug anlegen und manuell fixieren.

Zielgewebe: In entsprechende Vordehnung bzw. Ausgangsposition (ca. 25 % Flexion) für die Korrekturbewegung bringen. Das Tape statisch oder dynamisch mit 50–75 % Zug und Druck in die Tiefe anlegen. Bereits beim Anlegen mit der «Anker-Hand» über das Tape streichen.

Ende: Ohne Zug in maximal erreichter Flexion bzw. Endposition aufkleben.

Funktionelle Korrektur (Abb. 12-2)

Aufgrund der Handhabung ist es in dem Fall einfacher, das Tape bereits vor dem Anlegen ganz von der Trägerfolie zu lösen.

Ziel: Über die Reizung der Sensoren die pathologische Bewegung hemmen (z. B. Überdehnung) bzw. physiologische Bewegung unterstützen.

Anker: Distal vom Zielgewebe. Ohne Zug anbringen und manuell fixieren. Anschließend das Zielgewebe aktiv oder passiv in leichte Vordehnung bzw. Flexion bringen. Das Tape ca. 50 % dehnen, um das Ende zu fixieren.

Ende: Proximal vom Zielgewebe. Vor der aktiven Korrektur ohne Zug anlegen und manuell fixieren.

Zielgewebe: Mit fixiertem Anker und Ende nun die Korrekturbewegung ausführen, dadurch wird das Tape auf das Gewebe aufgeklebt. Das Tape bereits während der Bewegung in die Endstellung anstreichen.

Band- und Sehnenkorrektur (Abb. 12-3)

Ziel: Belastungsminderung und Normalisierung des Spannungszustands.

Anker: Ohne Zug anlegen und manuell fixieren.

Zielgewebe: In gewünschte Vordehnung bzw. Flexion bringen (ca. 20–30 %) und die Basis – mit 50–100 % bei Bändern, 50–75 % bei Sehnen – statisch oder dynamisch aufkleben. Mit der «Anker-Hand» (wie bei der Faszienkorrektur) bereits beim Anlegen über das Tape streichen.

Ende: Ohne Zug in maximaler Vordehnung bzw. gewünschter Endposition anlegen.

Ergebnis: Haltung wurde in physiologischer Position eingestellt und stabilisiert, bei gleichzeitiger Erhaltung der Bewegungsfreiheit.

> Bei allen Korrekturen ist eine ausreichende Aktivierung des Klebers in maximal erreichter Vordehnung bzw. Flexion wichtig, um die Haftung zu gewährleisten! Je mehr Zug am Tape, desto geringer ist die Klebkraft.

Um zielführend eine selektive Korrektur sicherzustellen, sind *klinische Untersuchungen* vor und nach dem Taping sehr hilfreich, wenn nicht sogar notwendig! Es ist nicht sinnvoll, etwa nach dem Motto «sicher ist sicher», möglichst viele Tapeschichten aufeinanderzukleben.

> Ob Zug oder Anzahl der Tapeschichten: Viel hilft nicht immer viel!

Mechanische Korrektur

Beispiel:	Schultergelenk
Indikationen:	Schulterinstabilität, AC-Gelenkproblematik, Impingement (*Painful Arc*), Schulterluxation, Läsion der Rotatorenmanschette, Läsionen des Humeruskopfs, postoperativ, posttraumatisch, degenerative Erkrankungen der Schulter etc.

Mechanische Korrektur am Schultergelenk: Anteriore Schulterinstabilität

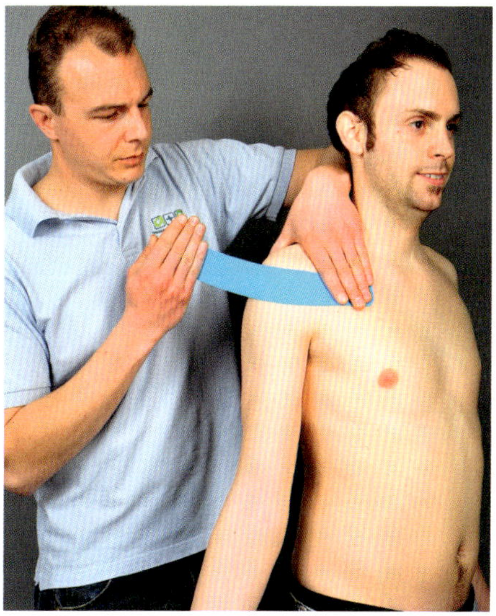

Abbildung 12-4: Anker ohne Zug, fixieren, das Tape mit max. 75 % Zug über Humeruskopf anlegen. Ende ohne Zug anbringen

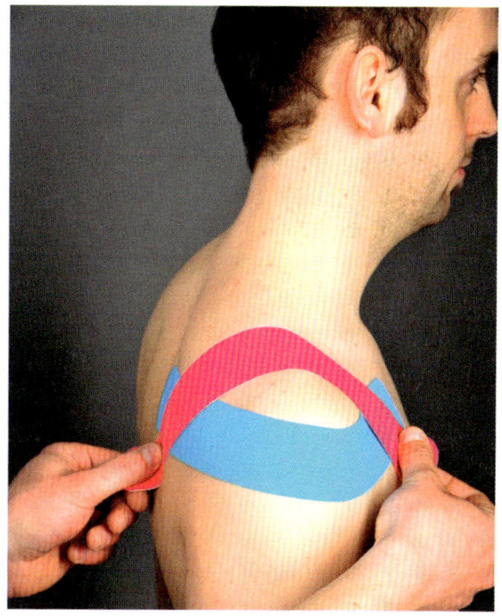

Abbildung 12-5: Zur zusätzlichen Stabilisation des AC-Gelenks wird ein zweiter I-Streifen über dieses angelegt. Das Tape entsprechend abmessen

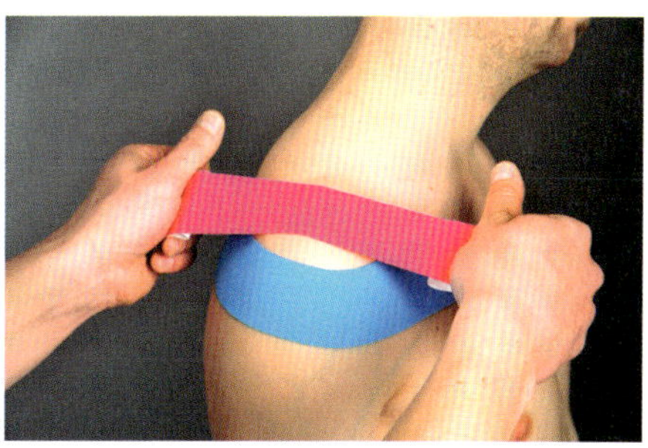

Abbildung 12-6: Bimanuell mit max. 75 % Zug gleichmäßig, mit etwas Druck in die Tiefe anbringen

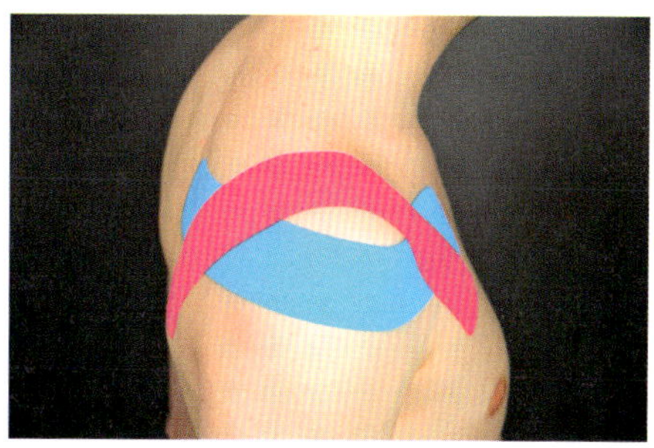

Abbildung 12-7: Fertige Anlage

Drittel-Regel beachten, Tapestreifen nicht zu nahe an die Achselfalten kleben!

Funktionelle Korrektur (Forts. n. Seite)

Beispiel:	Hand- und Fußgelenk
Indikationen:	Gelenkläsionen, Muskelverletzungen, postoperativ, posttraumatisch, Nervenläsionen, Hemiparese etc.

Funktionelle Korrektur am Fußgelenk

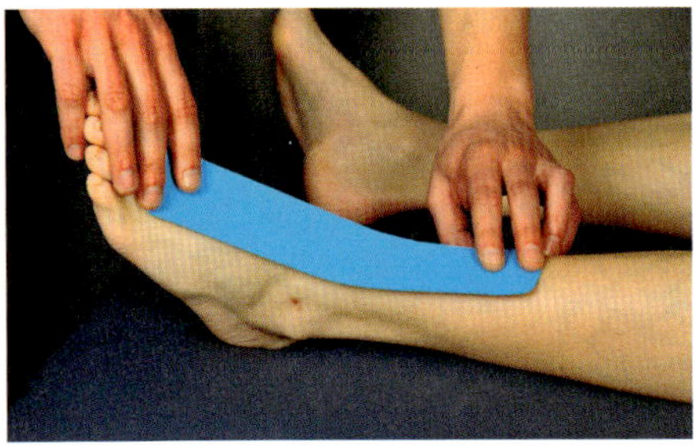

Abbildung 12-8: Den I-Streifen in Neutralstellung abmessen

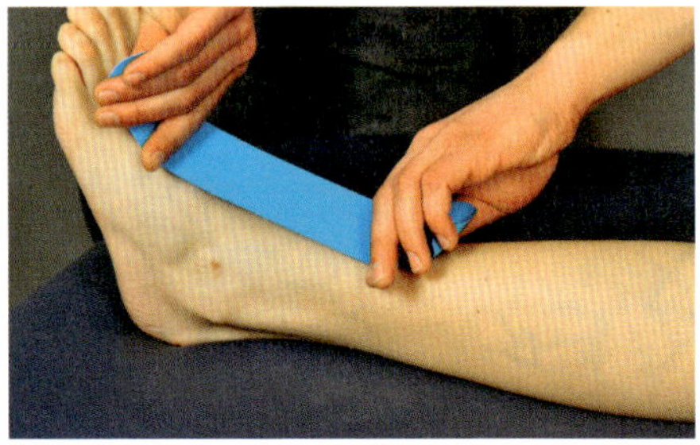

Abbildung 12-9: Das Zielgewebe bleibt für die Anlage von Anker und Ende in verkürzter Position (hier Dorsalextension)

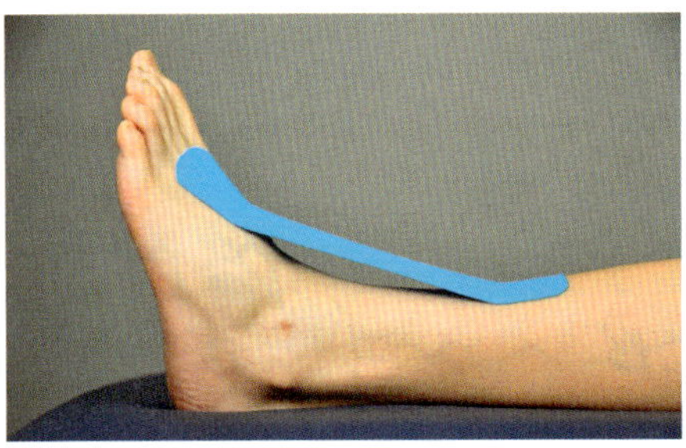

Abbildung 12-10: Anker und Ende ohne Zug anbringen – es entsteht eine «Brücke»

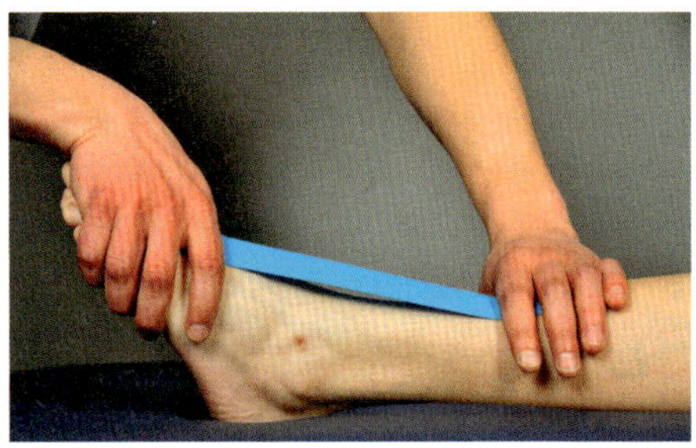

Abbildung 12-11: Anker und Ende fixieren, und die dehnende Korrekturbewegung (hier Dorsalflexion) ausführen

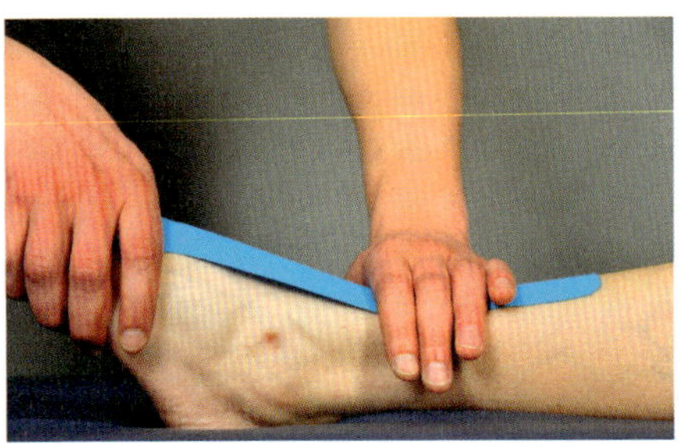

Abbildung 12-12: In der Bewegung das Tape bereits gut anstreichen. Den Kleber ausreichend aktivieren, bevor das Zielgewebe in Neutralstellung zurückkehrt

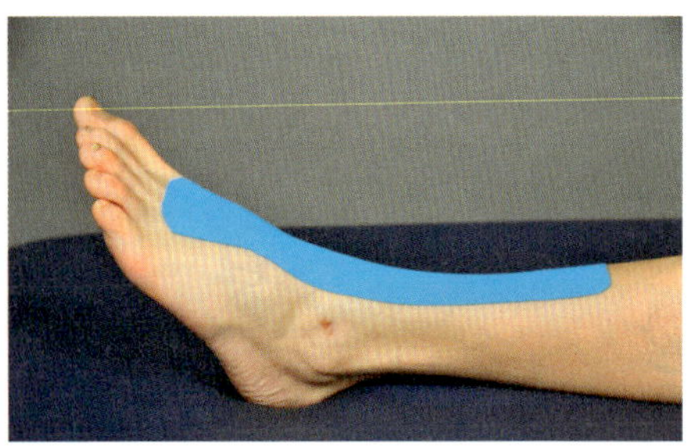

Abbildung 12-13: Fertige Anlage

Funktionelle Korrektur (Forts.)

Für funktionelle Korrekturen werden *ca. 50% Tapespannung* angesetzt, um das Tape anzubringen – Anker und Ende ohne Zug! Zu diesen 50% kommt die *aktive Dehnung* durch die Bewegung dazu, und letztendlich sollte sich eine maximale Tapezugwirkung von 75% ergeben.

Funktionelle Korrektur am Handgelenk

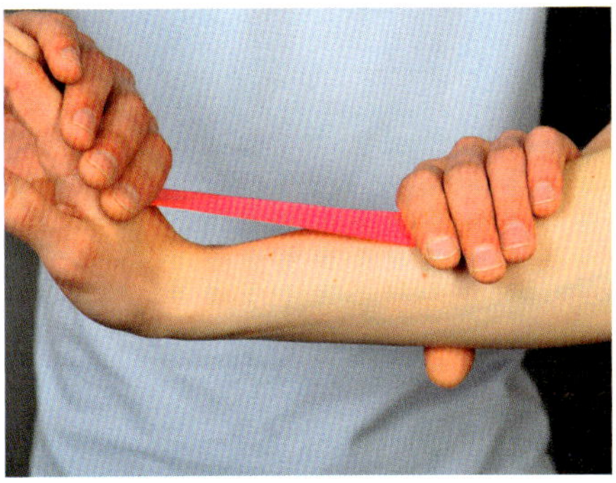

Abbildung 12-14: Anker und Ende in verkürzter Haltung ohne Zug anlegen und fixieren

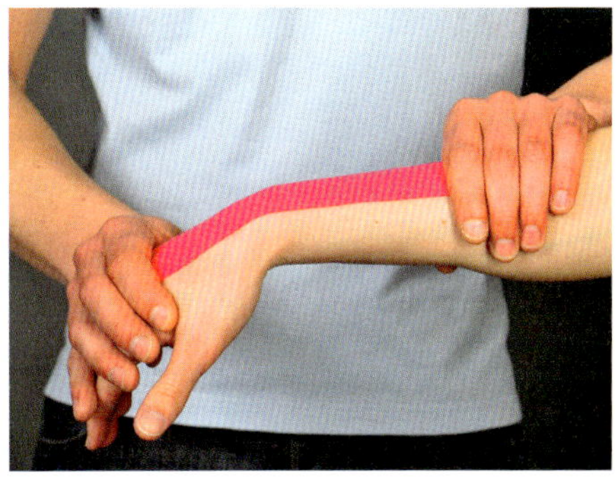

Abbildung 12-15: Korrekturbewegung ausführen, Tape anstreichen

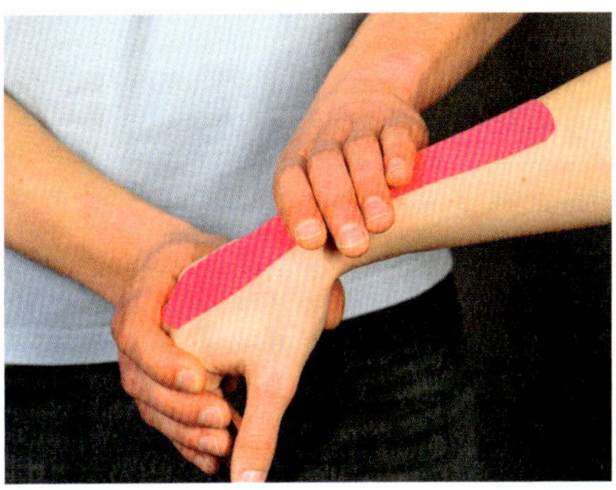

Abbildung 12-16: Kleber in Dehnung aktivieren

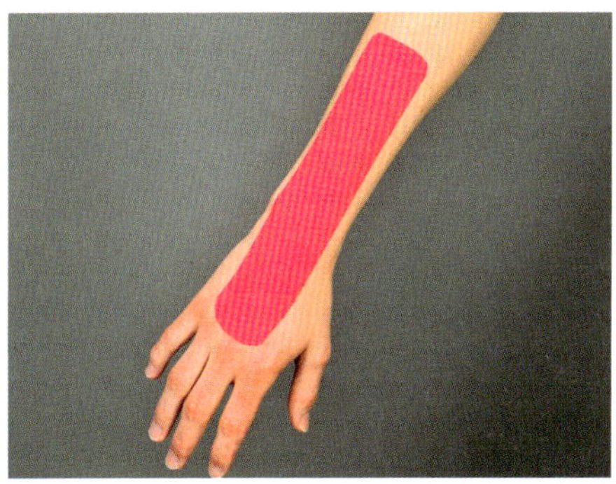

Abbildung 12-17: Fertige Anlage

Sehnenkorrektur (Forts. n. Seite)

Beispiel:	Achillessehne und Plantarfaszie
Indikationen:	Achillodynie, Tendinitis, Verklebungen, postoperativ, posttraumatisch etc. Im weiteren Verlauf auch bei Muskelverletzungen (M. gastrocnemius) Überlastungssyndrom des plantaren Fußgewölbes

Sehnenkorrektur: Achillessehne und Plantarfaszie

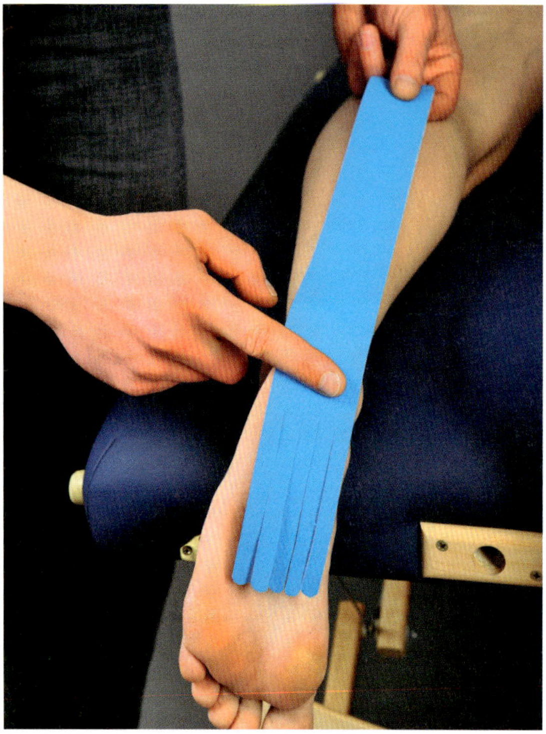

Abbildung 12-18: Korrektur der Achillessehne: Anker ohne Zug am Fettpolster der Ferse anlegen, gut fixieren

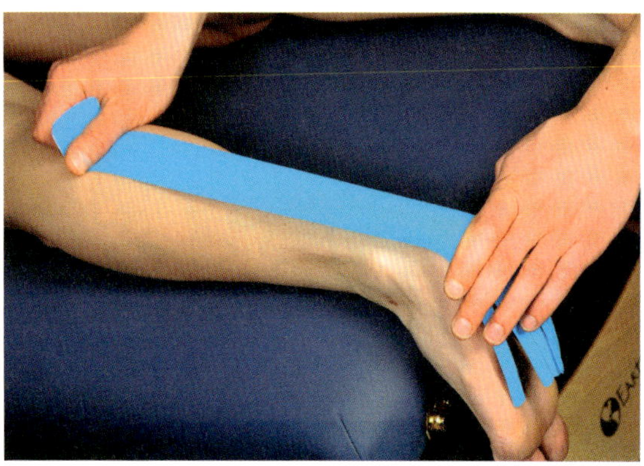

Abbildung 12-19: Korrektur der Achillessehne: Zielgewebe vordehnen, Tape anlegen, Kleber aktivieren

Sehnenkorrektur (Forts.)

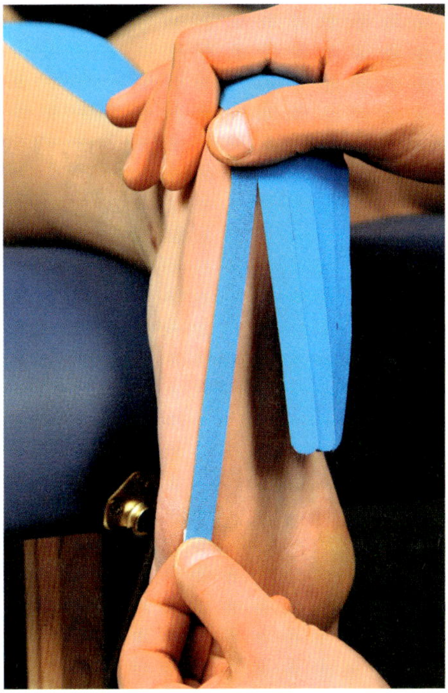

Abbildung 12-20: Korrektur der Plantarfaszie: Anker fixieren, und die einzelnen Streifen mit jeweils dem gleichen Zug unter Vordehnung anbringen. Kleber aktivieren, Fuß zurück in Neutralstellung bringen

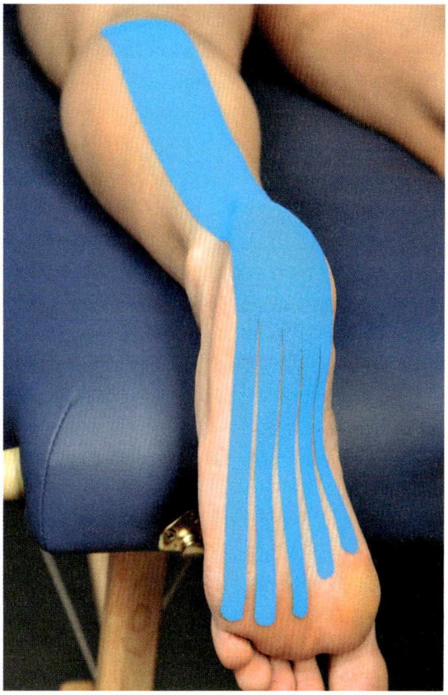

Abbildung 12-21: Korrektur von Achillessehne und Plantarfaszie: fertige Anlage. Stabilisation von Achillessehne und Plantargewölbe

Bei der Sehnenkorrektur ist ein Maximum von 75 % Tapezugwirkung zu beachten!

In diesem Beispiel werden zwei Tapeanlagen appliziert, eine Sehnenkorrektur an der Achillessehne mit I-Streifen und eine Sehnenkorrektur an der Plantarfaszie mit Fächer. Diese Variante ist in erster Linie zur Veranschaulichung der verschiedenen Korrekturmöglichkeiten im Sehnenbereich dargestellt.

Nicht irritieren lassen von der Bezeichnung «Plantarfaszie»! Auch wenn hier eine Faszie in ihrer Position korrigiert wird, entspricht die Applikation mit mehr als 50 % gleichmäßigem Zug einer Sehnenkorrektur.

Bandkorrektur (Forts. n. Seite)

Beispiel:	Mediales Seitenband des Kniegelenks
Indikationen:	Bandläsionen, Seitenbandzerrung und -reizung, Instabilität des Kapsel-Band-Apparats, Meniskuspathologien, Arthrose, Pes anserinus-Reizung, posttraumatisch, postoperativ, degenerative Erkrankungen des Kniegelenks, Läuferknie, Verklebungen etc. Im weiteren Verlauf auch häufig indiziert bei Fehlstellungen der Hüfte oder des Sprunggelenks (angeboren, posttraumatisch, postoperativ) etc.

Bandkorrektur: Mediales Seitenband des Kniegelenks

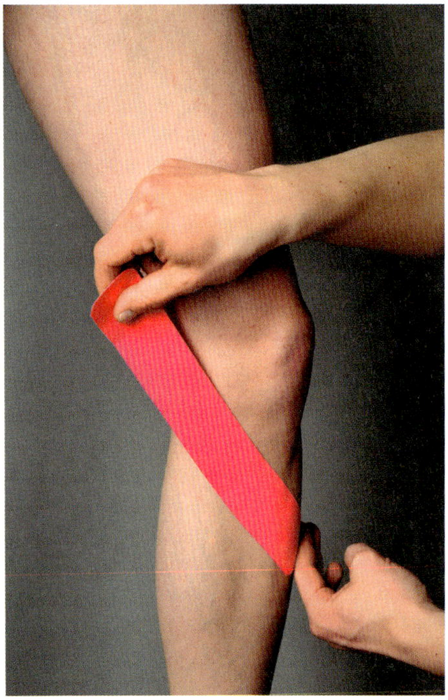

Abbildung 12-22: Anker ohne Zug fixieren

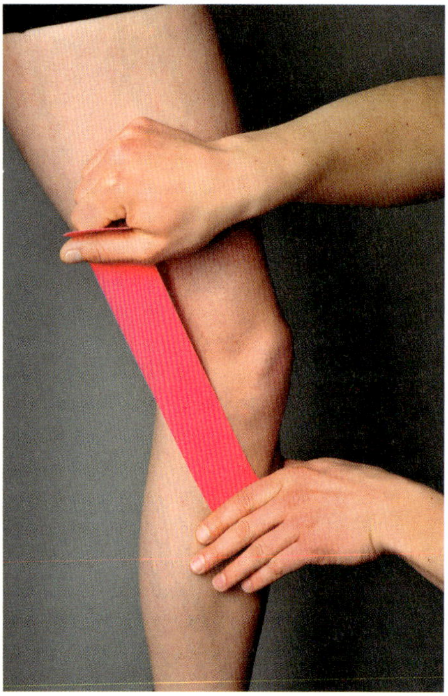

Abbildung 12-23: Bis zu 100 % Zug aufbauen, und das Tape langsam über dem Zielgewebe anlegen

Bandkorrektur (Forts.)

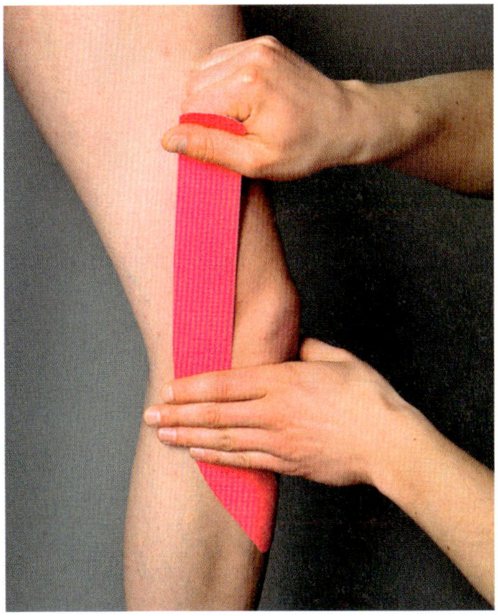

Abbildung 12-24: Mit der «Anker-Hand» das Anlegen des Tapes führen. Je nach Lokalisation und Indikation kann das Tape bei weniger als 100 % verwendetem Zug auch unter weiterer aktiver Bewegung des Gelenks angelegt werden

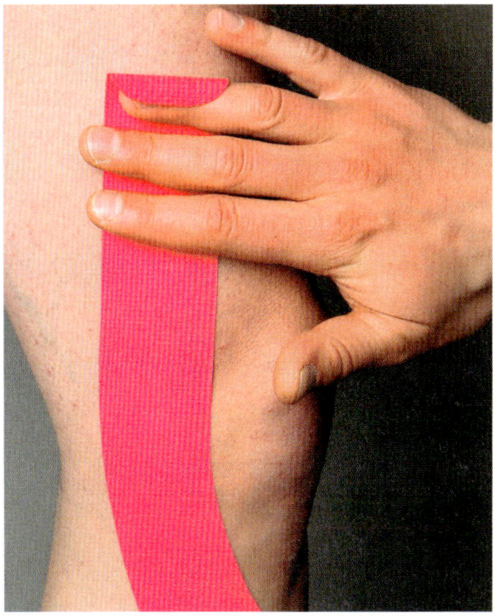

Abbildung 12-25: Enden ohne Zug auslaufen lassen, Kleber durch Anreiben aktivieren

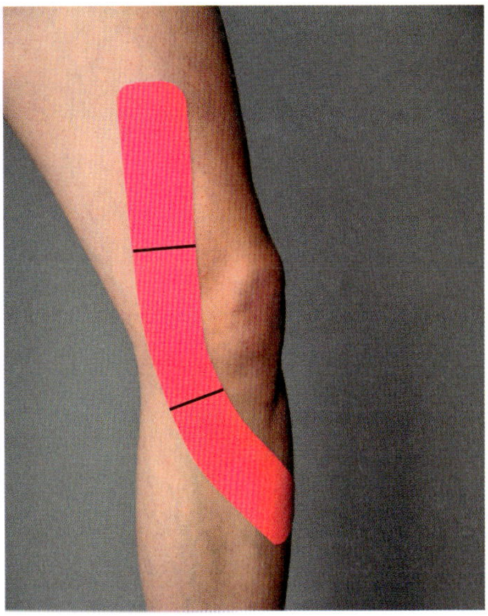

Abbildung 12-26: Drittel-Regel beachten

Zur Stabilisation von Bändern kann man bis zu 100 % Tapezug ansetzen.

> Die Anwendung mit maximaler Tapespannkraft ist sehr sorgfältig auszuwählen (speziell in Hinsicht auf das verwendete Material)! Es kann sehr schnell zu einer Überreizung kommen.

13 Lymphanlage

Das Lymphsystem ist ein Gefäßnetzwerk des Körpers, das die sog. lymphpflichtige Last transportiert, bestehend aus

- interstitieller Flüssigkeit (Blutplasma mit Nährstoffen, Sauerstoff, Hormonen)
- sämtlichen Stoffwechselprodukten, Eiweißen, Krankheitserregern
- Entzündungsprodukten, weißen und einigen roten Blutkörperchen.

Der gesunde Körper des Erwachsenen führt dem Herzen etwa 2 Liter Lymphe/Tag zu. Der Transport wird durch die rhythmische Motorik der muskulösen Wandabschnitte und die Klappen in den Lymphkollektoren und -stämmen gewährleistet **(Abb. 13-1)**.

Kontraktion und Entspannung erfolgen ca. 10-mal/Minute, mit Flussrichtung zum Herzen **(Abb. 13-2)**. Auf dem Weg zum Herzen durchläuft die Lymphe viele Lymphknoten, welche der Reinigung von Fremdzellen und Bildung von Antikörpern dienen. Das heißt, die *Lymphknoten* gehören gemeinsam mit der *Milz*, dem *Thymus* und den *Tonsillen* zu den wichtigsten Organen der *Immunabwehr des Körpers.*

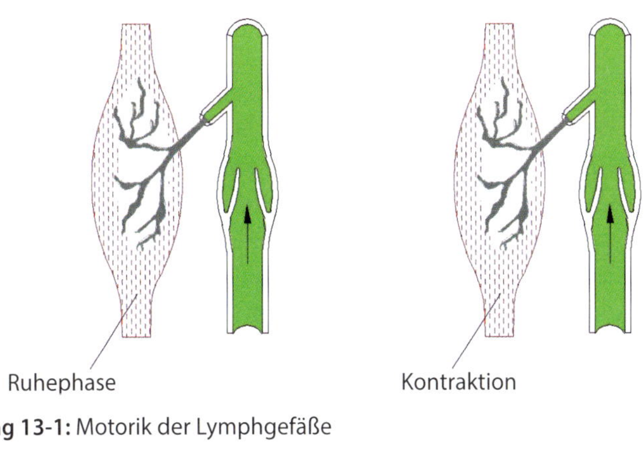

Abbildung 13-1: Motorik der Lymphgefäße

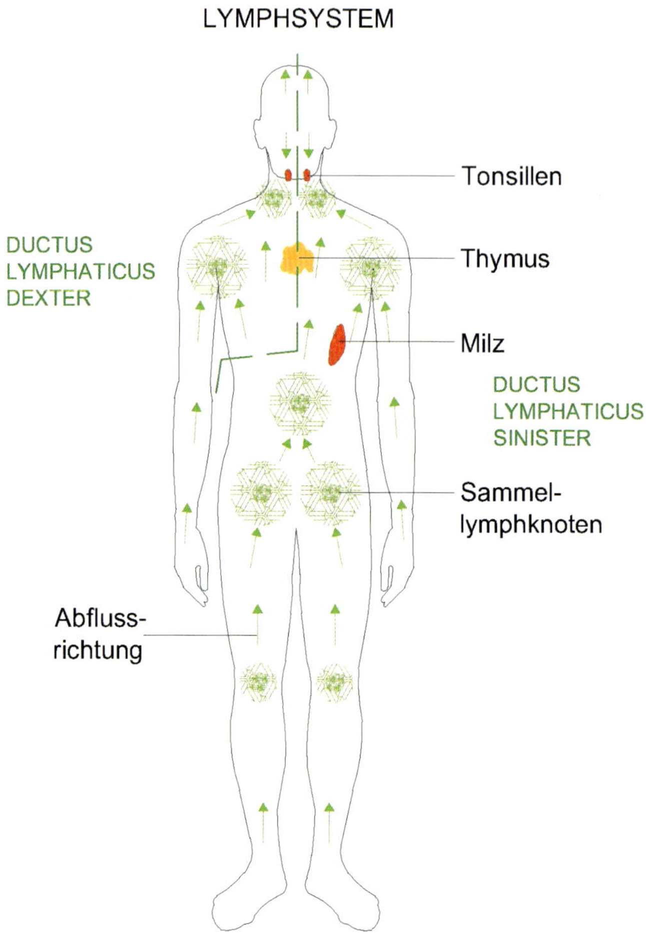

Abbildung 13-2: Lymphsystem und Abflussrichtung

Das Lymphsystem hat eine spezielle Struktur – es ist in vier Quadranten gegliedert, die durch Wasserscheiden getrennt sind. Damit ist die *Flussrichtung der Lymphe* festgelegt, und wie bei der Manuellen Lymphdrainage muss diese auch beim Taping *genau eingehalten* werden. Besonders nach Lymphknotenentfernung (z. B. bei Brustkrebspatienten) ist dieses Wissen absolut notwendig, um den Patienten risikofrei therapieren zu können.

> Gehört die Lymphdrainage nicht zu den Fachgebieten eines Therapeuten, sollte ein elastisches Tape nur in Rücksprache mit dem Arzt eingesetzt werden!

Ziel der Anlage

Mit dem elastischen Tape möchte man bei Krankheitsbildern, bei denen eine Lymphdrainage angezeigt ist, über die Raumschaffung im Gewebe und den Rückzugseffekt des Tapes den *Abfluss der lymphpflichtigen Last fördern.*

Ein weiteres Ziel ist es, dem Patienten nach einer *manuellen Lymphdrainage* u.U. einen *länger anhaltenden Effekt* zu ermöglichen. Mit dem Anlegen von Tapefächern kann der erreichte Status der manuellen Technik einige Tage gehalten werden – bei chronischer Lymphproblematik ist dies besonders interessant.

Anwendungsgebiete

Indikationen für Lymphanlagen sind:

- posttraumatische und postoperative Zustände
- Störungen des Lymphsystems (primäre Lymphödeme)
- Erkrankungen des Lymphsystems (sekundäre Lymphödeme nach Lymphknotenentfernung, Venenschwäche etc.)
- im Sport zur Regeneration und indirekten Leistungssteigerung
- Hämatome und Fibrosen
- Narbenbildung und Muskelfaserrisse.

Das Tape wird nicht nur zur *Entstauung und Abschwellung* eingesetzt, sondern auch zur *Schmerzlinderung*, welche in der Praxis häufig eine Indikation darstellt.

Wirkungsweise

Wie auch bei der Muskelanlage bewirkt das Tape ein Anheben der Haut (*Convolutions*), das den Zwischenraum von Haut und dem darunter liegenden Gewebe vergrößert. Daraus ergibt sich, dass die Lymphkollektoren in ihrer Funktion angeregt werden und somit der aktive Abtransport verbessert wird. Durch diesen Einfluss und mit bewusster Bewegung kommt es zu einer erhöhten Aufnahme von interstitieller Flüssigkeit über die initialen Lymphgefäße. Das Resultat ist eine *Erhöhung der Lymphmenge und Zunahme der Strömungsgeschwindigkeit.*

Besonders bei Hämatomen ist zu beobachten, dass durch das Tape die roten Blutkörperchen schneller aus der Tiefe an die Oberfläche transportiert werden – Hämatome heilen schneller ab.

Dass diese Technik funktioniert, sieht man spätestens bei der erstmaligen Abnahme eines Lymphfächers von einem Hämatom: Dort, wo der Abfluss mittels der Streifen unterstützt wurde, sind helle Hautstreifen erkennbar **(Abb. 13-3)**.

Anlageformen, Vordehnung, Anlagerichtung

Die Tapestreifen werden in Längsrichtung in meist 3–4 Streifen zu einem *Fächer* zugeschnitten **(Abb. 13-4)**. Um eine größere Oberfläche zu erreichen oder noch feinere Reize zu setzen, kann man auch bis zu 8 Streifen schneiden. Als weitere Variante werden häufig *Spiraltapes* angelegt (Abb. 13-8).

Wichtig ist, zuerst nur den Anker von der Folie zu lösen, nicht die gesamten Streifen, sonst entsteht in kürzester Zeit ein Chaos. Es empfiehlt sich, Schritt für Schritt vorzugehen: *Erst den Anker lösen und ohne Zug ankleben, dann einen Streifen nach dem anderen.*

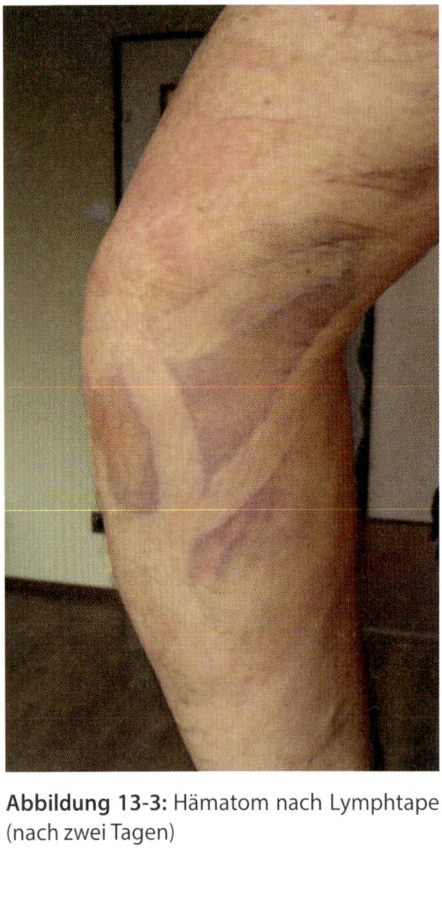

Abbildung 13-3: Hämatom nach Lymphtape (nach zwei Tagen)

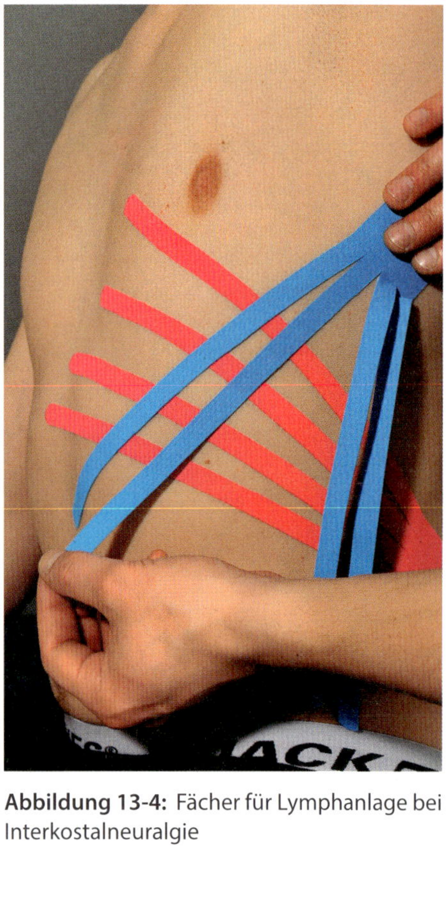

Abbildung 13-4: Fächer für Lymphanlage bei Interkostalneuralgie

Anlagerichtung: Orientiert sich unter Berücksichtigung des Taperückzugs an der Abflussrichtung des Lymphsystems – Zug geht Richtung Anker.

Anker: Je nach Indikation im Bereich oder in Richtung der Sammellymphknoten ohne Zug anbringen. Nach *Lymphknotenentfernung, bei geschädigten oder überlasteten Lymphknoten oder bei tiefen Narben*, ist wie bei der Manuellen Lymphdrainage mit *Umleitungen oder Verschiebung* über Wasserscheiden zu arbeiten.

Zielgewebe: In leichter Vordehnung. Die vorbereiteten Tapestreifen entweder geradlinig oder spiralförmig mit max. 15 % Zug (Ausnahme sind Fibrosen und Hämatome – hier sind bis zu 20 % möglich) oder nur mit Tapeeigenspannung (= *Paper off*) verteilen. Keine kleinen Wellen kleben, weil in Kurven meist zu viel Zug entsteht.

Enden: Ohne Zug anlegen, sollen sich nicht überlappen (vermindert die Haftung). Den Kleber durch Anreiben aktivieren, bis ein deutliches Wärmegefühl entsteht.

Ergebnis: Da wie bei der Muskelanlage mit weniger als 50 % Tapespannung gearbeitet wird, erzeugt die Anlage eine Zugwirkung in Richtung Anker, und der Abfluss wird korrekt unterstützt.

> Vor Anwendung der Lymphtechnik sollte diagnostisch abgeklärt werden, ob eine Beeinträchtigung des Lymphsystems vorliegt.

Obere Extremität

Beispiel:	Arm gesamt, Schulterdrainage, Hand
Indikationen:	Hämatome, Ödeme, bei Gelenkverletzungen, postoperativ, posttraumatisch, Epicondylitis, Karpaltunnelsyndrom, Schulterverletzung/-luxation, Bursitis, Reizung der Bizepssehne etc.

Lymphanlage am Arm

Bei den Fächeranlagen wird der Anker nahe den jeweils intakten Lymphknoten angelegt: Die Streifen werden mit max. 15 % Zug oder *Paper off* unter leichter Vordehnung des Zielgewebes aufgeklebt. So wird eine leichte Zugwirkung in Richtung Anker erzeugt und der Abfluss gefördert. Bei defekten oder entfernten Lymphknoten wird entsprechend der Manuellen Lymphdrainage der Abfluss umgeleitet.

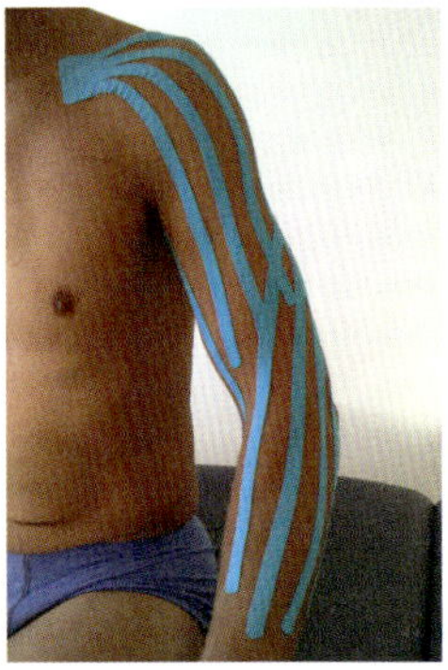

Abbildung 13-5: Lymphfächer bei intakten axillären Lymphknoten

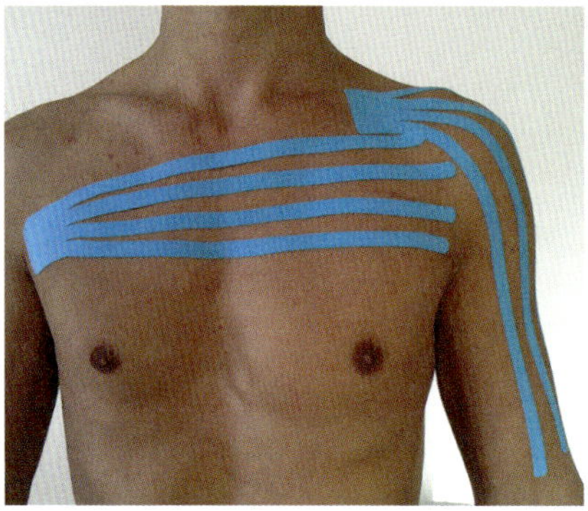

Abbildung 13-6: Horizontale Umleitung des Abflusses

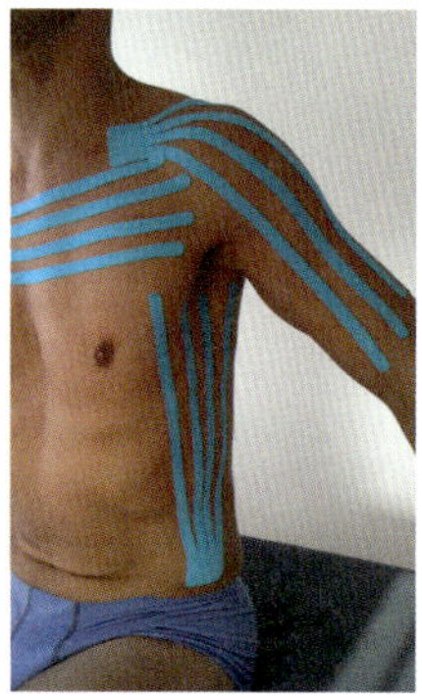

Abbildung 13-7: Vertikale Umleitung des Abflusses

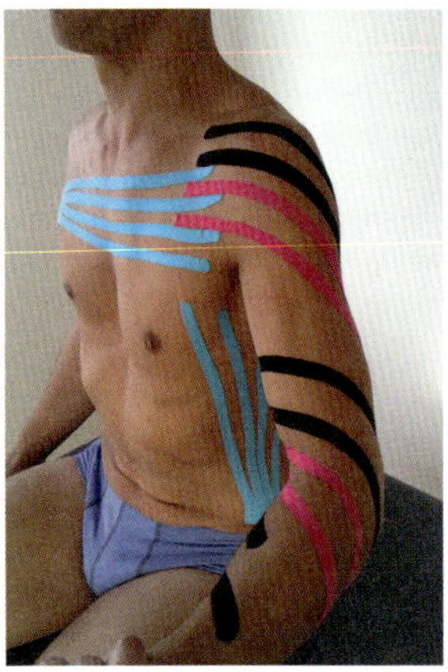

Abbildung 13-8: Spiraltape

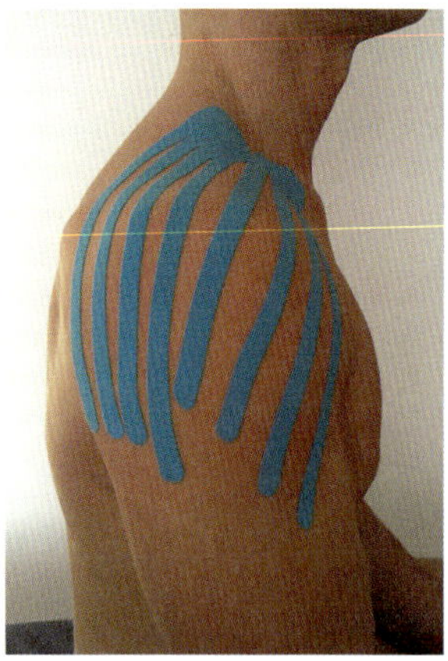

Abbildung 13-9: Schulterdrainage mit 2 Fächern

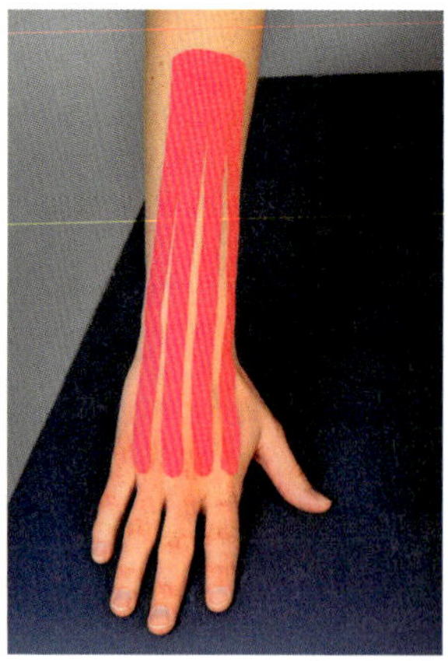

Abbildung 13-10: Lymphfächer am Handgelenk

Untere Extremität (Forts. n. Seite)

Beispiel:	Bein gesamt, Kniedrainage, Sprunggelenk
Indikationen:	Ödeme, Gelenkverletzungen, Bursitis, Bakerzyste, Hämatome, Bandverletzungen, postoperativ, posttraumatisch etc.

Lymphanlage am Bein

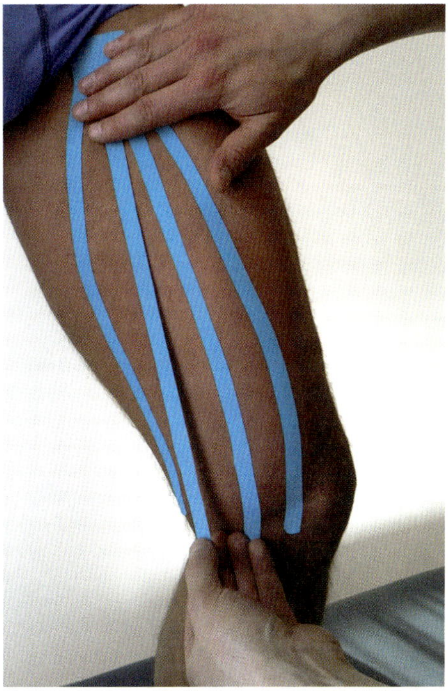

Abbildung 13-11: Anker ohne Zug ankleben und fixieren

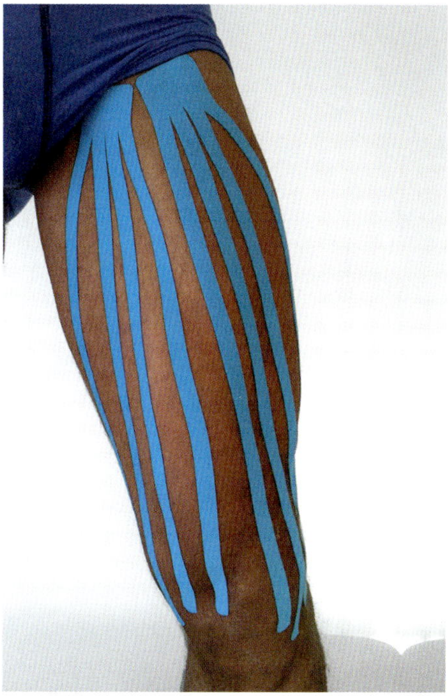

Abbildung 13-12: Fertige Anlage am Oberschenkel

Untere Extremität (Forts.)

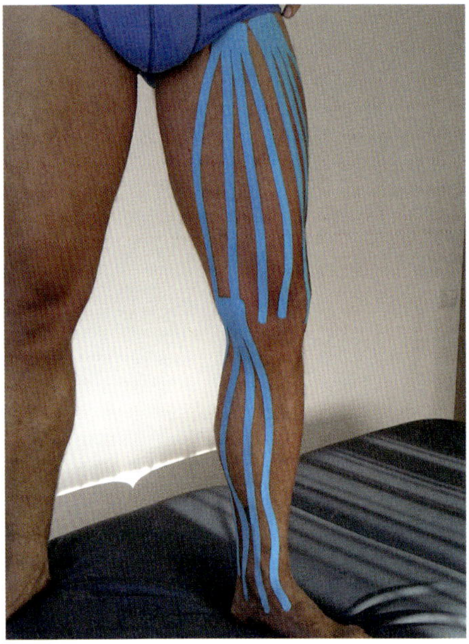

Abbildung 13-13: Fertige Anlage am Unterschenkel

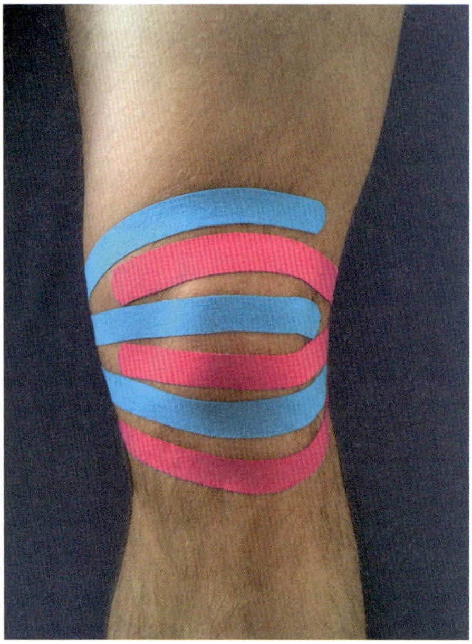

Abbildung 13-14: Kniedrainage: Den Anker bei extendiertem Kniegelenk in der Kniekehle anlegen. Die beiden Anker sollen sich nicht überlappen. Die Anlage der Streifen erfolgt in Vordehnung bzw. leichter Flexion

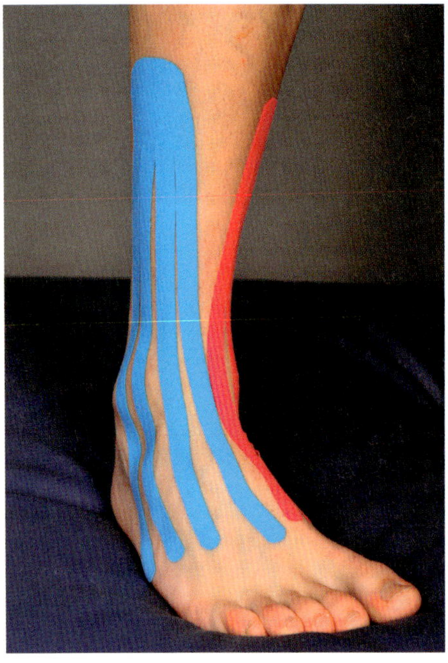

Abbildung 13-15: 2 Fächer zur Versorgung des gesamten Sprunggelenks

14 Neuralanlagen

Es besteht die Möglichkeit, Nerven entlang ihres Verlaufs zu tapen. Zu den physio- und ergotherapeutischen Techniken sowie Massagen etc. ist das elastische Tape eine ideale Ergänzung zur *Regeneration und Stimulation* von Nerven.

Ziel der Anlage

Durch ein Tape entlang der Nervenbahnen werden diese in ihrem gesamten Verlauf *druckentlastet*, durch das minimale Anheben des Gewebes wird *Schmerz gelindert*, und der Nerv sowie umliegendes Gewebe werden dazu angeregt, sich schneller zu regenerieren und wieder normale *Aktivität* aufzunehmen.

Anwendungsgebiete

Das Anwendungsspektrum orientiert sich an den *Pathologien der Hauptnervenstränge*, da diese mittels Tape gut zu erreichen sind. Mit einer Neuralanlage kann man

- eine generelle Entlastung des Gewebes im Nervenverlauf, und somit auch des Nerven selbst erzielen
- die Regeneration unterstützen (z. B. nach Traumen)
- Sensibilitätsstörungen positiv beeinflussen
- Schmerzen im Ausbreitungsgebiet lindern.

Wirkungsweise

Auch wenn Neuraltapes mit sehr leichtem Zug, bzw. Paper-off angelegt werden, entsteht bereits ein Taperückzug in Richtung Anker. Dadurch wird das Gewebe in seinem gesamten Verlauf entlastet.

> Die Sensoren der Haut werden gereizt – diese Kommunikation zwischen Haut, Rückenmark und Gehirn führt zu einer positiven Modulation der Nervenaktivität.

Anlageformen, Vordehnung, Anlagerichtung

Für die Neuralanlagen benötigt man einen sehr *geringen Zug des Tapes.* Wie bei den Lymphtapes reichen bereits Zugwirkungen *bis max. 10 %,* um ausreichend zu stimulieren.

Anlagerichtung: Entlang der Nerven immer von *distal nach proximal,* um die gewünschte *Hemmung* zu erzielen.

Anker: Ohne Zug am distalen Nervenende anbringen.

Zielgewebe: In Vordehnung bringen (**Abb. 14-1**). Max. 10 % Zug anwenden.

Ende: Ohne Zug am proximalen Nervenende anbringen. Den Kleber durch ausreichendes Anreiben aktivieren.

Ergebnis: Zugwirkung in Richtung Anker. Druckentlastung, dadurch Schmerzlinderung und Entstauung.

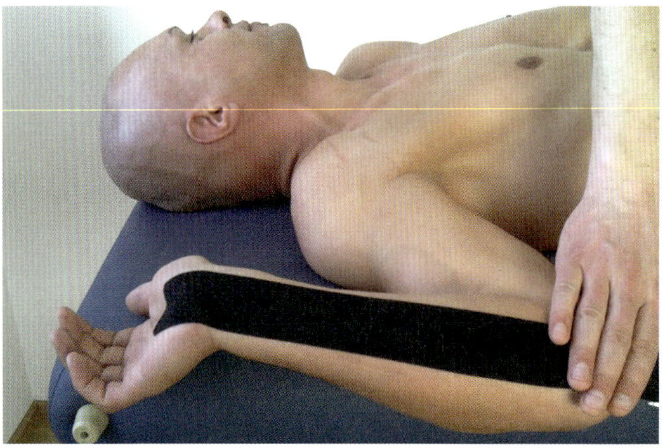

Abbildung 14-1: Vordehnung des Zielgewebes

N. ischiadicus

Verlauf:	Entspringt aus dem Plexus sacralis (L4-S3). Zieht im Gesäßbereich schräg abwärts zur Rückseite des Oberschenkels, teilt sich in der Kniekehle in zwei Äste (N. tibialis und N. peroneus)
Innervation:	**Motorisch:** Beugemuskeln des Oberschenkels, Unterschenkel- und Fußmuskulatur **Sensibel:** entsprechende Hautgebiete
Indikationen:	Schmerzsyndrome entlang des Ischiasnervs, Verspannung des M. piriformis, LWS-Syndrom, postoperativ etc.

Anlage für den N. ischiadicus

Regelmäßigen Zug von max. 10 % über den gesamten Nervenverlauf anwenden.
Die Vordehnung muss stets so gewählt werden, dass bei späterem Bewegen keine lokalen Reizungen oder Einschränkungen entstehen.

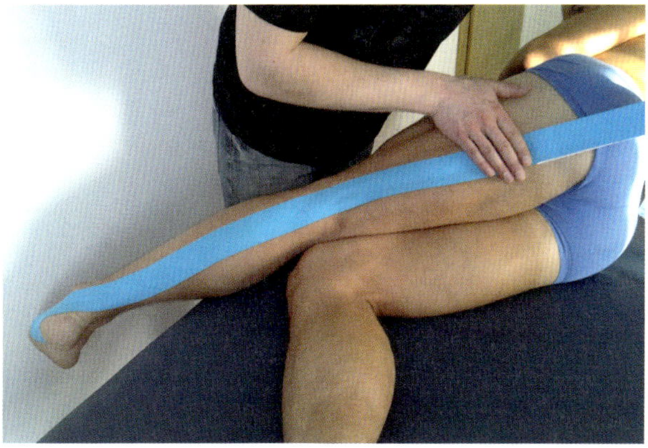

Abbildung 14-2: Vordehnung bis unter das Gesäß durch Flexion im Hüftgelenk

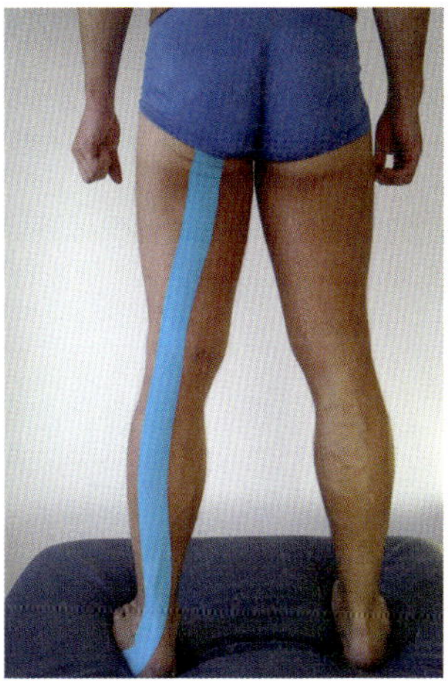

Abbildung 14-3: Fertige Anlage mit I-Streifen – auch häufig halbe Breite ausreichend

N. medianus

Verlauf:	Entspringt aus dem Plexus brachialis (C5-Th1). Verläuft daumenwärts an der Beugeseite des Arms
Innervation:	**Motorisch:** Beugemuskeln an Unterarm und Daumen **Sensibel:** Hautbezirke des 1.–4. Fingers
Indikationen:	Schwurhand (Daumenmuskulatur atrophiert), Schulterluxation, distale Radiusfraktur, Karpaltunnelsyndrom, HWS- oder Schultertrauma, postoperativ etc.

Anlage für den N. medianus

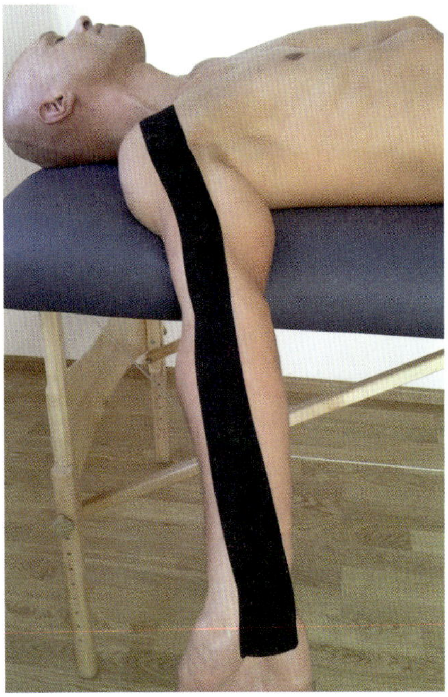

Abbildung 14-4: Arm in Extension bringen, Anker und Enden ohne Zug anlegen

N. radialis

Verlauf:	Entspringt aus dem Plexus brachialis (C5-Th1). Zieht an der Streckseite des Arms zum Unterarm
Innervation:	**Motorisch:** Strecker des Ober- und Unterarms **Sensibel:** zusätzlich Teil des Handrückens
Indikationen:	Fallhand (Dorselflexion ist nicht mehr möglich), Beeinträchtigung des Nervs durch Druck am Oberarm, HWS- oder Schultertrauma, postoperativ etc.

Anlage für den N. radialis

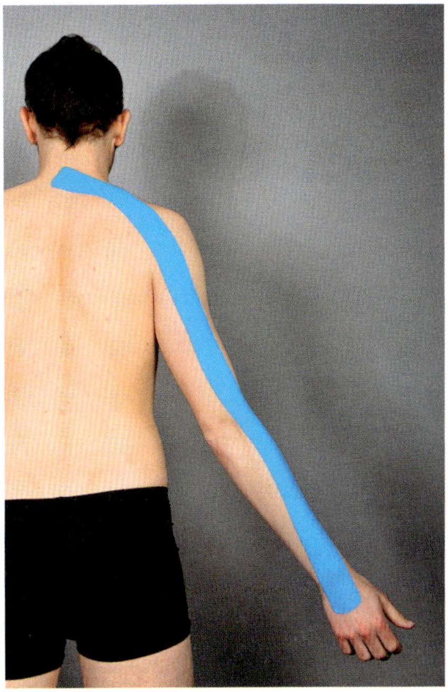

Abbildung 14-5: Die Tapes etwas länger zuschneiden, und die Enden im proximalen Bereich großzügig auslaufen lassen

N. ulnaris

Verlauf:	Entspringt aus dem Plexus brachialis (C5-Th1). Verläuft an der inneren Beugeseite des Arms
Innervation:	**Motorisch:** Beugemuskeln am Unterarm, Handmuskeln **Sensibel:** Hautbezirke des 4. und 5. Fingers und des angrenzenden Handrückens
Indikationen:	Krallenhand (Überstreckung der Fingergrundgelenke und Beugung der Mittel- und Endgelenke), Schädigung des Nervs am Olecranon, HWS- oder Schultertrauma, postoperativ etc.

Anlage für den N. ulnaris

Es ist auf ausreichende Ellbogenflexion zu achten, da sonst bei aktiver Flexion ein unangenehmer Zug entstehen und/oder die Haftung zu schnell verloren gehen kann.

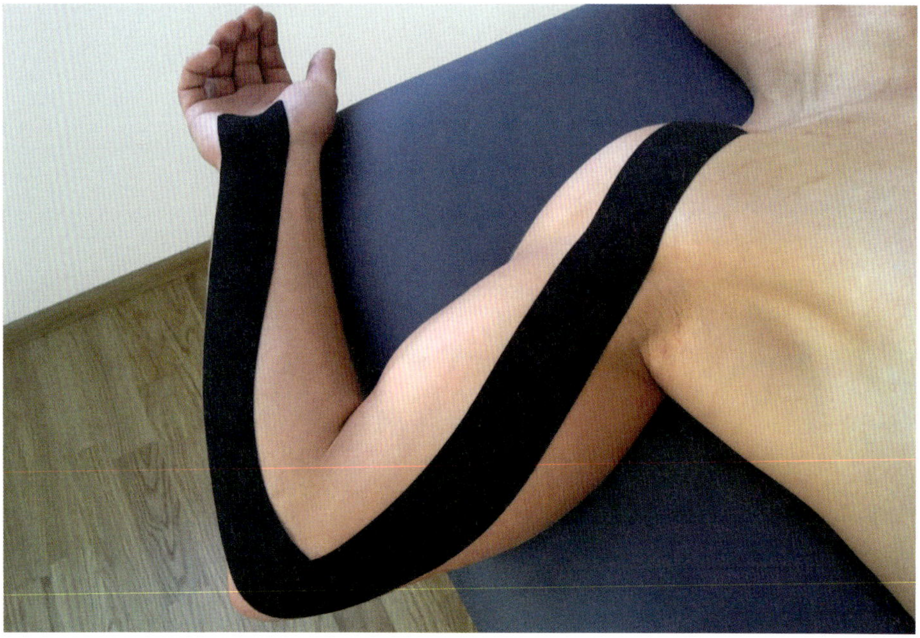

Abbildung 14-6: Anker ohne Zug im Handgelenkbereich, max. 10 % im Verlauf nach proximal, das Ende ohne Zug anlegen

15 Narbentape

Eine Narbe – nach einer Verletzung oder Operation – bezeichnet den *Endzustand der Wundheilung.*

Bei traumatischen und anderen Läsionen mit Durchtrennung oder Verlust von Gewebe wird die Wunde zunächst durch ein Fibrinkoagel verschlossen, ebenso werden Entzündungszellen rekrutiert. Es bildet sich Granulationsgewebe, das durch *kollagenreiches Bindegewebe* ersetzt wird und sich im weiteren Heilungsverlauf strafft. Daneben kommt es zu einer *Reepithelisierung der Haut.*

Läsionen der Oberhaut heilen folgenlos im Sinne einer «*restitutio ad integrum*» ab. Eine *Narbe* entsteht nur, wenn die *Lederhaut* verletzt wurde. Weil das Narbengewebe zu Beginn noch von vielen Blutgefäßen durchzogen wird, weist es eine rote Farbe auf. Mit dem weiteren Umbau bilden sich die Blutgefäße zurück, während der Anteil der *kollagenen Fasern* zunimmt. Damit steigt einerseits die *Reißfestigkeit* der Narbe, andererseits wird sie jetzt *heller* als das umliegende Gewebe, da im Narbengewebe die Melanozyten (zumindest zunächst, u. U. auch dauerhaft) fehlen. Trotz der vielen kollagenen Fasern ist eine Narbe jedoch ein *minderwertiges Gewebe.* Bei starken Belastungen können deshalb Narbenbrüche entstehen.

Bestehende Reste von Haarfollikeln, Talg- oder Schweißdrüsen mit ihrem Epithelgewebe spielen eine wichtige Rolle bei der Reepithelisierung der Haut. Sind diese Reststrukturen untergegangen, werden sie nicht neu gebildet und fehlen im Narbengewebe dauerhaft.

> Eine gute Versorgung der Wunde während der Abheilung kann die Narbenbildung bzgl. Aussehen und Funktionalität positiv beeinflussen, sie aber nicht vollständig verhindern.

Ziel der Anlage

Narben mit pathologischen Folgen (Taubheit, Schmerzen etc.) können mittels elastischen Tapes sehr gut behandelt werden. Das Ziel der Anlage *orientiert sich an der Beschaffenheit des Narbengewebes:*

- Wulstiges Narbengewebe: Über die Faszien die Verklebung lösen und eine *Glättung* erzielen.
- Zieht sich die Narbe in die Tiefe zurück: Mittels einer Raum schaffenden Korrektur das Gewebe anheben und damit die *Mikrozirkulation verbessern.*
- Taubes oder empfindliches Narbengewebe: mittels Gitterpflaster den *Energiefluss ausgleichen* und die *Sensorik normalisieren.*
- Schwellungen, Schmerz im Narbenbereich: Mittels Lymphanlage den Abfluss beschleunigen und den *Schmerz lindern.*

> Allgemeines Ziel eines Narbentapes ist es, bestmögliche Motorik, Sensorik und Optik wiederherzustellen.

Anwendungsgebiete

Narbentapes können *sehr vielseitig* eingesetzt werden. Im Grunde kann man damit *alle Arten von Narben* – außer noch offene Wunden – bestens in deren Abheilung begleiten. Möglichkeiten der Narbenbehandlung sind:

- Schnitte behandeln (Blinddarmnarben, Leistenbrüche, Kaiserschnittnarben)
- punktuell entstören (Arthroskopien)
- großräumig entstauen (Venenoperation)
- flächig korrigieren (Verbrennungen, Hauttransplantationen) etc.

Das elastische Band ist eine für den Patienten *bequeme Variante* der Nachbehandlung, da ständige Massage- bzw. Therapietermine reduziert werden können. Es empfiehlt sich jedoch eine *Kombination mit anderen Techniken*, um ein bestmögliches Ergebnis zu erzielen.

Wirkungsweise

Auf welche Weise ein Narbentape Einfluss auf das Gewebe nimmt, ist *abhängig von der gewählten Technik*. Für eine Narbenbehandlung bieten sich *Gitterpflaster und Lymphanlagen* sowie *Faszien- oder Raum schaffende Korrekturen* an – auch mehrere Anlagen zugleich.

Anlageformen, Vordehnung, Anlagerichtung

Voraussetzung für eine effektive Behandlung sind *Untersuchung* und *Befundung* des Patienten. Das betroffene Gewebe sollte sorgfältig palpiert werden, um ein exaktes Bild des Spannungsmusters zu bekommen.

> Es gibt kein Rezept für die beste Tape-Narbenbehandlung!

Nachdem mittels Palpation geklärt werden kann, woher die Spannung kommt, und wohin diese sich ausbreitet, stellen sich als Nächstes folgende Fragen:

- In welche Richtung soll/en die Spannung/Zugkräfte reduziert werden?
- Wo soll druckentlastet werden?
- Was soll sensibilisiert werden?
- Wo soll Schmerz gelindert werden?

Die Antworten auf diese Fragen weisen schließlich den Weg zur entsprechenden Anlagetechnik.

Die Formen der Tapestreifen müssen dem Narbengewebe in Länge und Breite angepasst werden. Grundsätzlich bleiben die bekannten Anlageformen jedoch erhalten:

- Lymphanlage = Fächer
- Faszienkorrektur = I- oder Y-Streifen
- Raum schaffende Korrektur = I-Streifen
- Loch- oder Netzschnitt.

> Speziell Narbentapes eignen sich dazu, Tapeschnittreste zu verbrauchen!

Unserer Erfahrung nach ist eine *Kombination aus kinesiologischem Tape und manuellen Techniken* die förderlichste Methode zur Nachbehandlung von Narbengewebe. Ein Tape oder eine Tapekombination «arbeitet» ca. 4–7 Tage. Nach dem Entfernen der Streifen kann man sich dann für einige Tage auf Massage, Narbenpflege mit Ölen, Cremen, energetische Anwendungen etc. konzentrieren. Auf diese Weise lässt sich in kurzer Zeit viel bewirken!

Beispiele für *Kombinationsanlagen zur Narbenbehandlung* sind:

- Lymphanlage und Gitterpflaster nach Venenoperation oder Arthroskopie
- Faszienkorrektur und Lymphanlage nach Brüchen mit Implantat
- Raum schaffende Korrektur und Gitterpflaster bei Schnitten mit Taubheit im umliegenden Gewebe
- Faszien- und Raum schaffende Korrektur bei Schulteroperationen etc.

> Die Anlage gründet immer auf der Frage «Was soll bewirkt werden?»

Narbentape mit Raum schaffender und Faszienkorrektur

Beispiel:	Operationsnarbe in der Leistengegend
Indikationen:	Alle Arten von Operationsnarben, Verletzungen (wie Schnittwunden), Verbrennungen, Hauttransplantationen etc.

Narbentape bei Operationsnarbe in der Leistengegend

Auch bei kleinen Streifen ist zu beachten, Anker und Ende ohne Zug anzukleben!

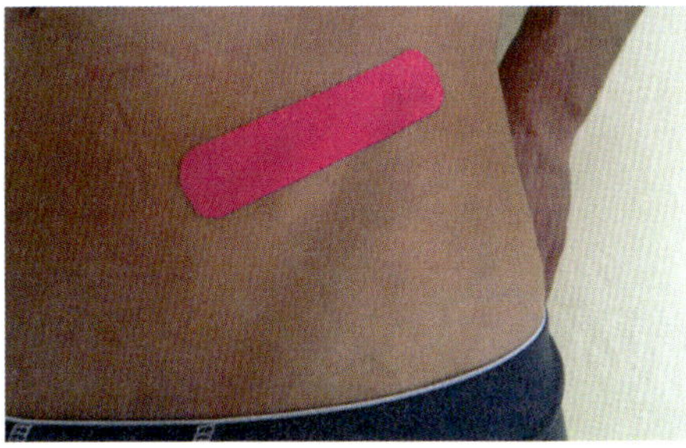

Abbildung 15-1: Raum schaffende Korrektur mit einem I-Streifen halber oder gedrittelter Breite über die gesamte Länge der Narbe. Maximaler Zug von 35 %

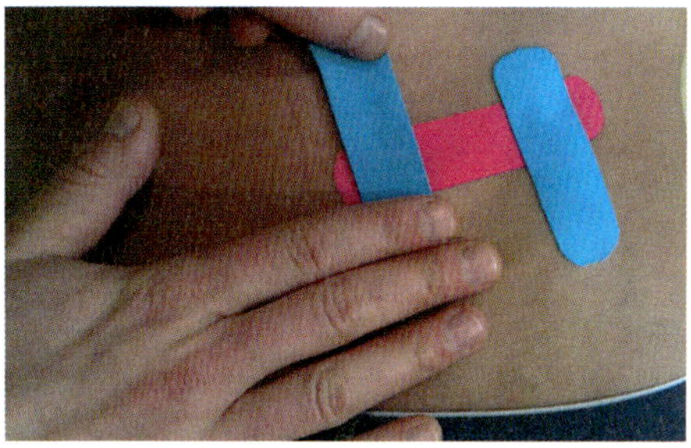

Abbildung 15-2: Die blauen Streifen zeigen eine Faszienkorrektur in gegenläufiger Richtung, um Verklebungen zu lösen, mit max. 50 % Zug. Anker ohne Zug

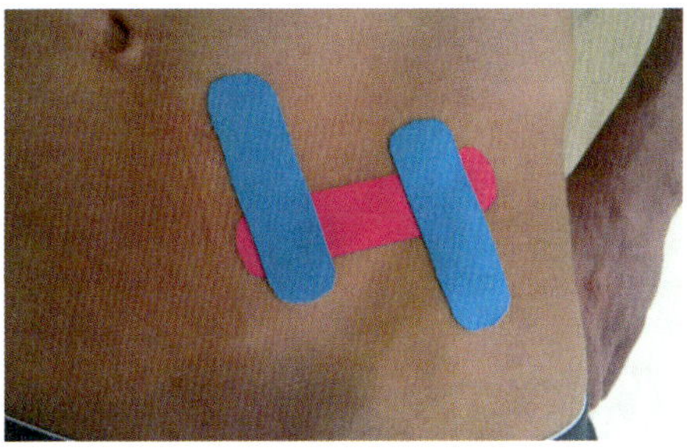

Abbildung 15-3: Fertige Anlagen für Raum schaffende und Faszienkorrektur

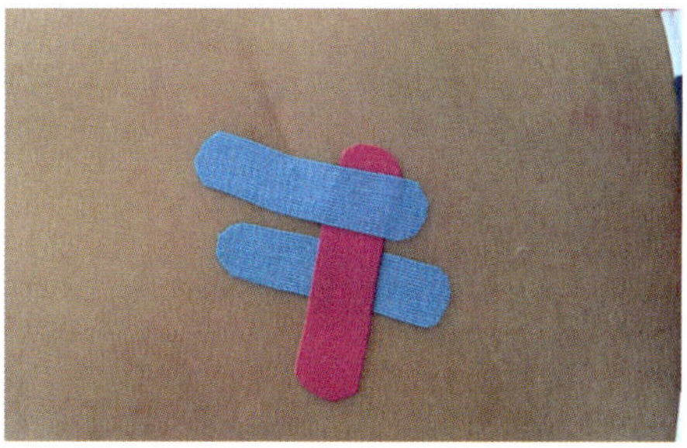

Abbildung 15-4: Hier wird ausschließlich eine Raum schaffende Korrektur angewandt. Gleicher Zug bei allen Streifen – max. 25 % Zug

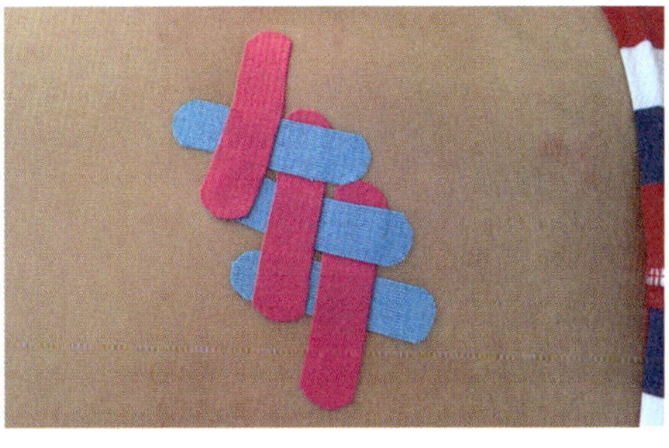

Abbildung 15-5: Fertige Anlage des Raum schaffenden Tapes. Die unterschiedlichen Farben dienen der Optik

16 Gitterpflaster

Wer sich mit dem kinesiologischen Taping befasst, kennt auch die bekannten und beliebten Gitterpflaster, die es in verschiedenen Größen zu kaufen gibt.

Ziel der Anlage

Mit gitterförmigen Pflastern kann man *punktuell stimulieren*, den *Energiefluss* ausgleichen und zum Teil *schmerzlindernden* Einfluss nehmen.

Anwendungsgebiete

Diese Tapingvariante findet besonders im *energetischen Bereich* Anwendung, unter anderem, weil das Gitterpflaster leicht anzuwenden ist und Fachkenntnisse in den Bereichen der Akupunktur, TCM oder Anatomie keine notwendige Voraussetzung sind.

Gitterpflaster sind mit allen Anlagetechniken *gut kombinierbar* und werden eingesetzt zur:

- Stimulation von Akupunkturpunkten
- Stimulation von Trigger- und Tenderpunkten
- Entstörung und Behandlung von Narben
- reflektorischen Reizsetzung (z. B. über die Fußreflexzonen, Head'sche Zonen)
- generellen Beruhigung schmerzhafter Bereiche.

Wirkungsweise

> Wie und warum diese Tapeanlage wirkt, ist nicht gänzlich erklärbar. Fakt ist, sie funktioniert!

Unserer Erfahrung nach können häufig sehr positive Ergebnisse erzielt werden. Besonders im *energetischen und reflektorischen Bereich* (z.B. Akupunkturpunkte oder Fußzonen bei Kopfschmerz). Zur Nachbehandlung von Narben ist das Pflaster auch *für Patienten zuhause anwendbar* und bringt oft erstaunliche Ergebnisse (z.B. bei Taubheitsgefühl).

Anlage

Das Interessante ist, dass sich *das Pflaster seine Position selbst sucht.* Das ist folgendermaßen zu verstehen:

Man nimmt das Gitterpflaster an einer Ecke vorsichtig von der Trägerfolie ab und gleitet damit langsam über das Zielgewebe. Der Abstand zur Haut beträgt dabei ca. 5–10 mm. Ist die Anlage an einer Stelle indiziert, wird das Pflaster regelrecht vom Gewebe angezogen und bleibt an diesem Punkt auf der Haut haften (**Abb. 16-1** bis **16-4**).

Wie bei den anderen Tapeanlagen empfiehlt sich eine *leichte Vordehnung* des Zielgewebes, speziell bei der Narbenbehandlung.

Oftmals gibt der Körper auch die benötigte Tragedauer vor, indem sich die Klebekraft verliert, sobald der Reiz nicht mehr benötigt wird.

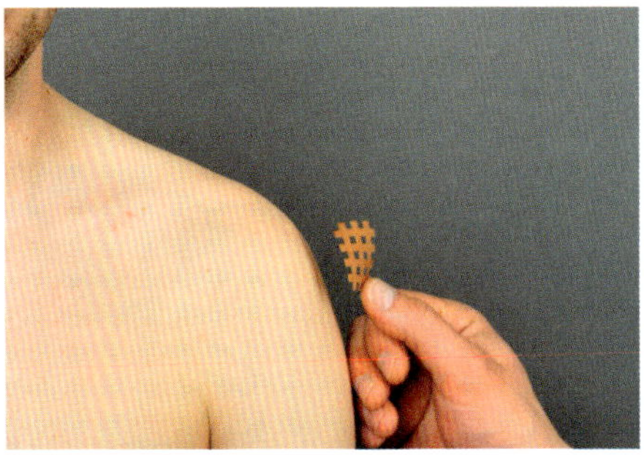

Abbildung 16-1

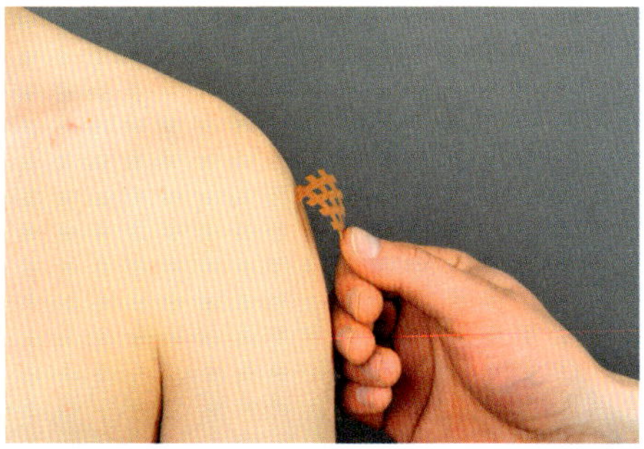

Abbildung 16-2

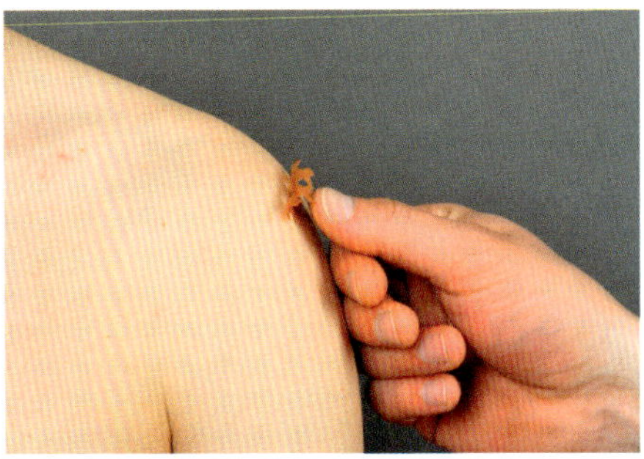

Abbildung 16-3

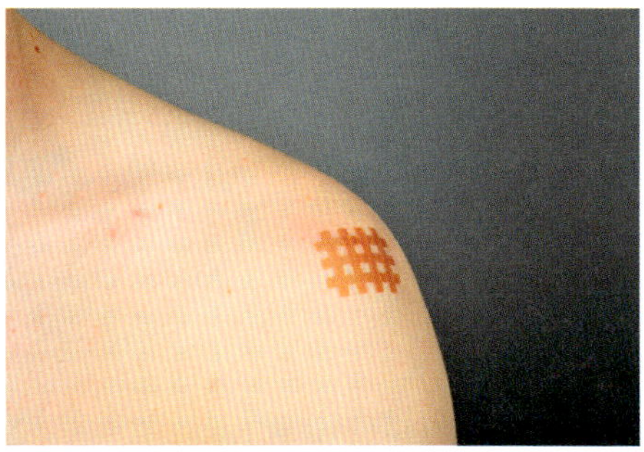

Abbildung 16-4

17 Indikationsanlagen

In diesem Kapitel werden Behandlungsmöglichkeiten für Krankheitsbilder vorgestellt. Wie in allen Bereichen der manuellen Therapien sind diese Vorschläge nicht als grundlegende Rezepte zu verstehen, sondern als Hilfestellungen.

> Die Tapingmethode richtet sich nach dem Befund und der Anamnese!

Die Erfahrung, bei den nachfolgend aufgeführten Problematiken die jeweils abgebildeten kinesiologischen Tapingvarianten anzuwenden, stammt aus unserer praktischen Arbeit. Natürlich gibt es in den meisten Fällen noch unzählige andere Anwendungsmöglichkeiten der flexiblen Bänder.

Mithilfe des kinesiologischen Testens, wie in Teil 3 beschrieben, sind noch viele weitere effektive Kombinationen und Anlagevarianten zu entdecken.

Zu jeder Indikationsanlage werden anwendbare Techniken beschrieben. Für Detailinformationen zu den Techniken sei auf die jeweiligen Abschnitte verwiesen.

Um zu erkennen, welche Struktur in welcher Form verletzt oder überbeansprucht wurde, ist es hilfreich, den Traumahergang zu rekonstruieren.

Beispiel Inversionstrauma Sprunggelenk: Der Schmerz sollte in erster Linie mit passenden Tape-Anlagen gelindert, die akute Stauung oder Schwellung reduziert werden. Unabhängig vom Schmerzareal ist zu rekonstruieren, dass die lateralen Strukturen hier überdehnt, die medialen Strukturen komprimiert wurden. Das heißt, es ist hilfreich, lateral zu stabilisieren, zu korrigieren, und medial Raum zu schaffen, zu entlasten.

Achillodynie (Forts. n. Seite)

Definition:	Schmerzen im distalen Anteil der Achillessehne und Überlastung des M. gastrocnemius
Ziel der Anlage:	Entlastung der beiden Strukturen

Korrekturmöglichkeiten:

Muskelanlage (Abb. 17-1)	M. gastrocnemius	Max. 25 % Zug
Sehnenkorrektur (Abb. 17-2)	Achillessehne	Max. 75 % Zug
Mechanische Korrektur (Abb. 17-3)	Sprunggelenk	Max. 75 % Zug
Raum schaffende Korrektur (Abb. 17-5)	Achillessehne	Max. 35 % Zug

Die **Abb. 17-1** bis **17-5** zeigen Korrekturanlagen für Muskel, Sehne und Gelenk.

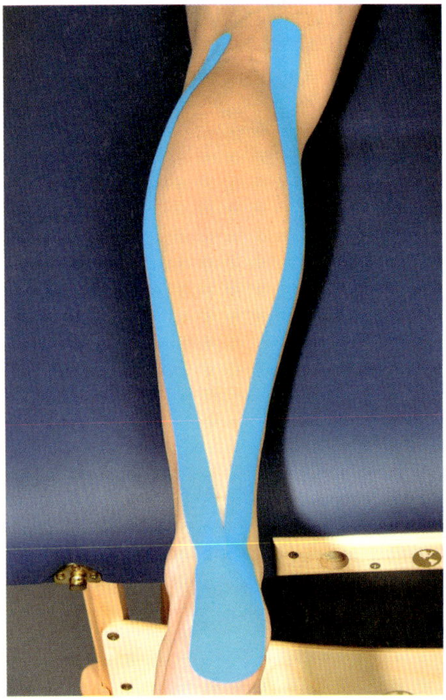

Abbildung 17-1: Hemmende Korrektur für den M. gastrocnemius mit Y-Tape. Anlagerichtung von distal nach proximal

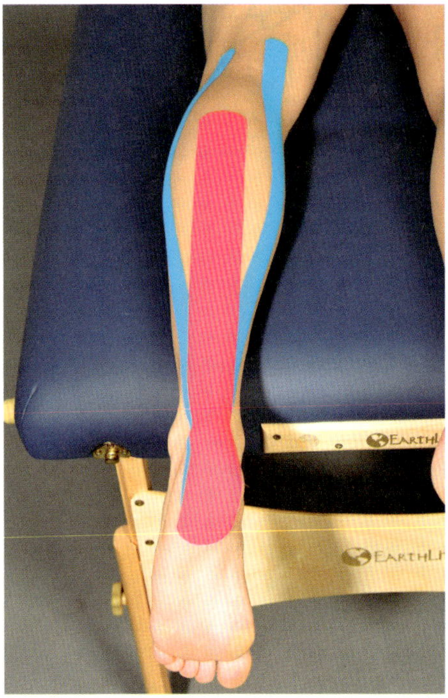

Abbildung 17-2: Korrektur der Achillessehne

Achillodynie (Forts.)

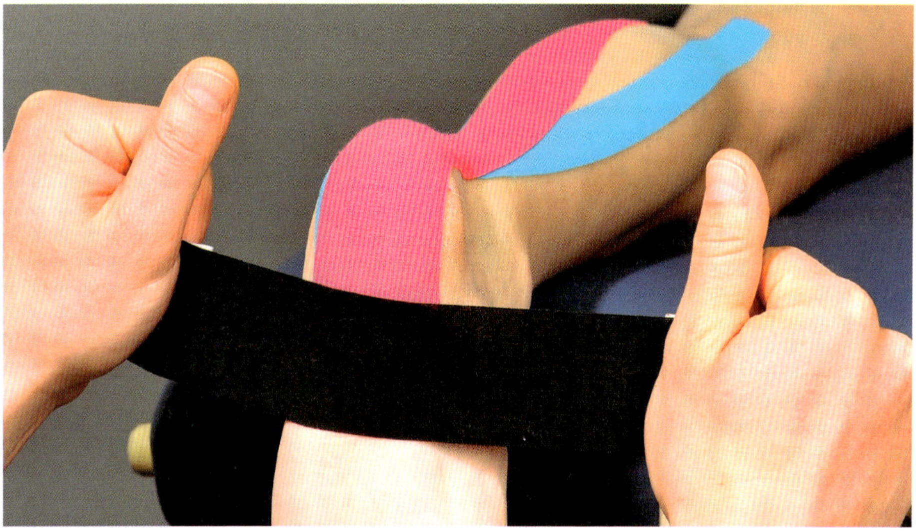

Abbildung 17-3: Mechanische Korrektur für das Sprunggelenk. Mit leichtem Druck in die Tiefe anlegen

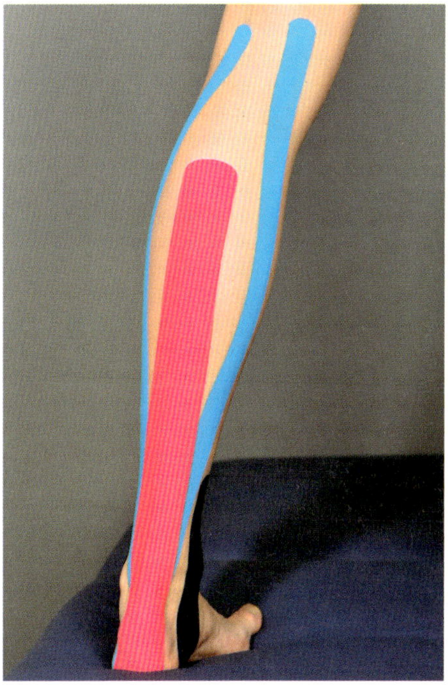

Abbildung 17-4: Fertige Anlage

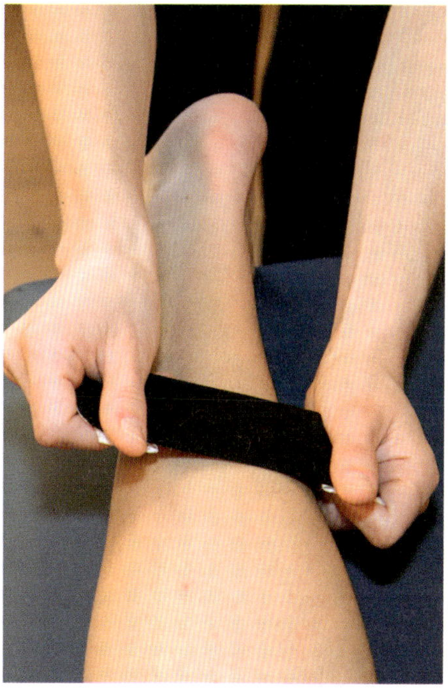

Abbildung 17-5: Raum schaffende Korrektur als Alternative oder Ergänzung

Bizepssehnenreizung

Definition:	Schmerzhafter, entzündlicher Zustand der Bizepssehne, meist durch Überlastung
Ziel der Anlage:	Hemmung der Muskulatur und Entlastung des umliegenden Gewebes in der Akutphase

Korrekturmöglichkeiten:

Muskelanlage (Abb. 17-6)	M. biceps brachii	Max. 25 % Zug
Muskelanlage (Abb. 17-7)	M. biceps brachii inkl. M. brachialis und M. coracobrachialis	Max. 25 % Zug
Faszienkorrektur (Abb. 17-8)	Bizepssehne	Max. 50 % Zug

In den **Abb. 17-6** bis **17-8** sind Korrekturen bei Bizepssehnenreizung veranschaulicht.

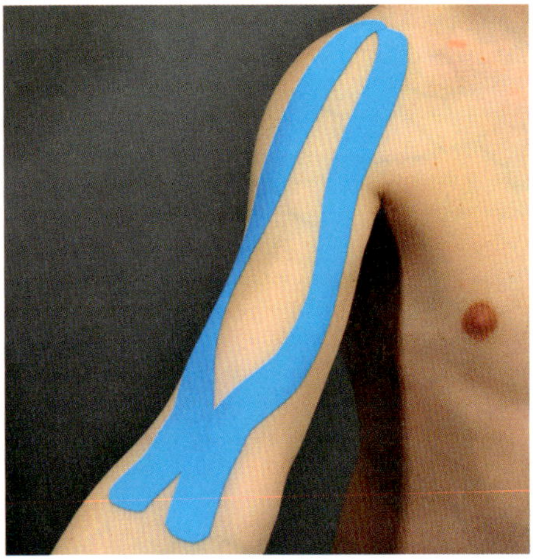

Abbildung 17-6: Hemmende Korrektur des M. biceps brachii mit Y-Tape

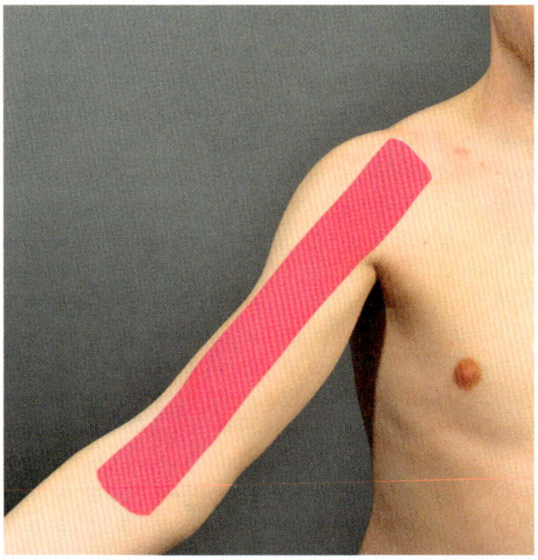

Abbildung 17-7: Korrektur von M. biceps brachii, M. brachialis und M. coracobrachialis mit I-Streifen

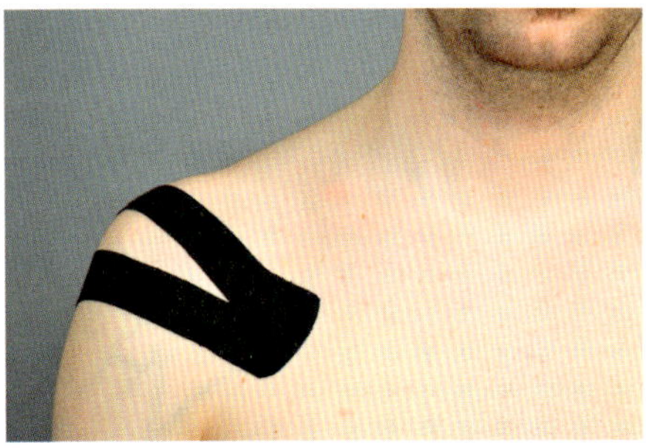

Abbildung 17-8: Faszienkorrektur der Bizepssehne. Im Schmerzareal mit indizierter Zugrichtung anlegen, Zugwirkung entsteht zum Anker

Daumengrundgelenk – Pathologien (Forts. n. Seite)

Definition:	Schmerzen und/oder Einschränkungen im Bewegungs- und Belastungsausmaß des Daumengrundgelenks. Hervorgerufen durch Distorsionen, Kontusionen, Instabilität, Kapsel-Band-Verletzungen, Arthrose etc.
Ziel der Anlage:	Stabilisierung, Wiederherstellung bzw. Verbesserung der Beweglichkeit, Schmerzlinderung

Korrekturmöglichkeiten:

Muskelanlage (Abb. 17-9)	Flexoren und Abduktoren des Daumens	Max. 25 % Zug
Mechanische Korrektur (Abb. 17-10); auch Sehnenkorrektur möglich	Daumengrundgelenk	Max. 75 % Zug
Sehnenkorrektur (Abb. 17-12)	Daumengrundgelenk	Max. 75 % Zug
Muskelanlage (Abb. 17-14)	Extensoren des Daumens	Max. 25 % Zug
Faszienkorrektur (Abb. 17-15)	Über dem Schmerzareal	Max. 50 % Zug

In den **Abb. 17-9** bis **17-14** werden mögliche Tapeanlagen bei Schmerzen und Bewegungseinschränkungen im Daumengrundgelenk gezeigt. In **Abb. 17-15** wird als weitere Möglichkeit die Schmerzlinderung mittels Faszienkorrektur vorgeschlagen.

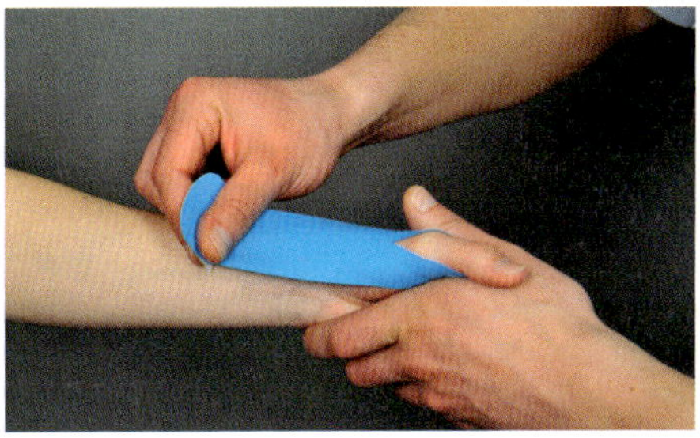

Abbildung 17-9: Hemmende Korrektur der Daumenflexoren/-abduktoren. Anlagerichtung von distal nach proximal

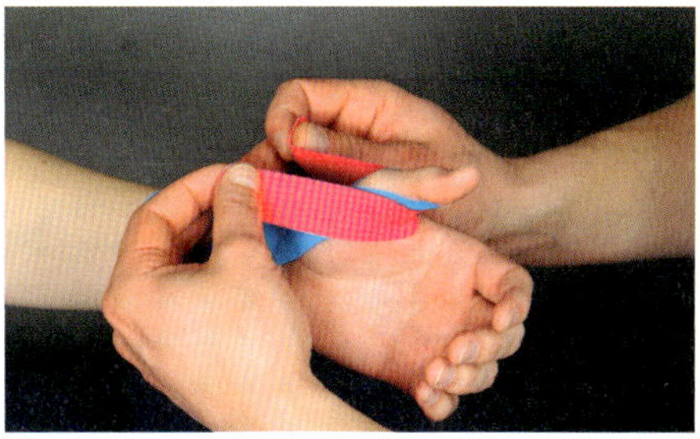

Abbildung 17-10: Mechanische Korrektur. Mit leichtem Druck in die Tiefe, in entlasteter Position anlegen

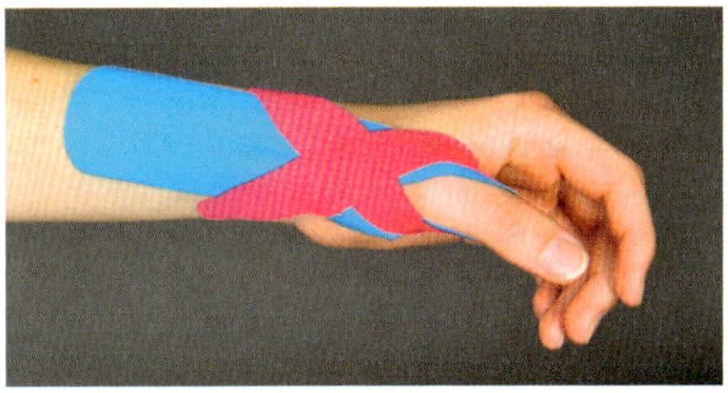

Abbildung 17-11: Fertige Anlage

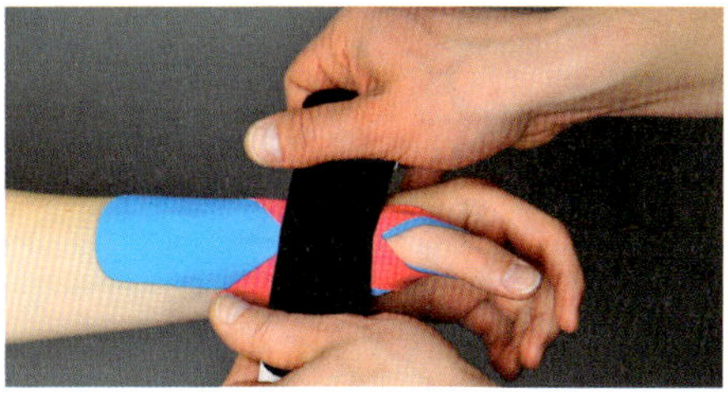

Abbildung 17-12: Sehnenkorrektur über dem Gelenk

Daumengrundgelenk – Pathologien (Forts.)

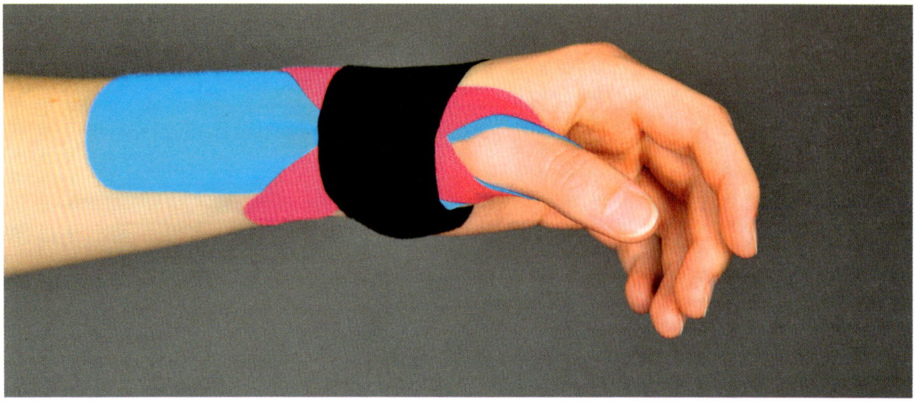

Abbildung 17-13: Fertige Anlage. Im Optimalfall ist damit schmerzfreie Bewegung möglich

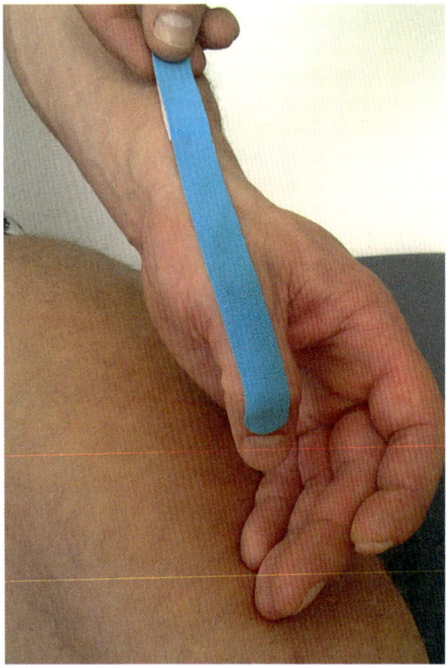

Abbildung 17-14: Hemmung der Daumenextensoren

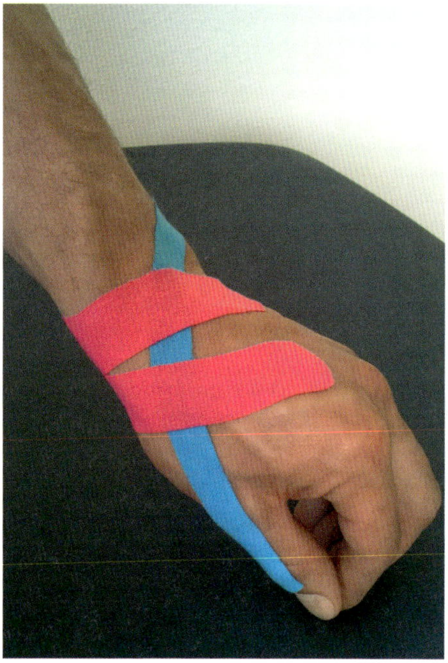

Abbildung 17-15: Faszienkorrektur über dem Schmerzareal

Weniger ist mehr: Oft reichen auch nur einzelne Tapes.

DB-Tape – Knie/Schulter (Forts. n. Seite)

Indikationen:	Knie- und Schulterpathologien mit Schmerzsymptomatik, posttraumatisch, postoperativ, zur Unterstützung bei Belastung, etc.
Ziel der Anlage:	Schmerzlinderung, Stabilisierung, Entstauung

Korrektur mittels:

Raum schaffende Korrektur (Abb. 17-17 und 17-18)	Zügel eins und zwei	Max. 25 % Zug
Mechanische Korrektur (Abb. 17-19 bis 17-21)	Zügel drei und vier	Max. 75 % Zug

Diese Variante ist eine Kombination aus Raumschaffung zur Druckentlastung und ergänzender Stabilisierung. Die Streifen werden jeweils um ca. 5 cm länger zugeschnitten als das vorherige, damit stets genügend Hautkontakt der Enden bestehen bleibt.

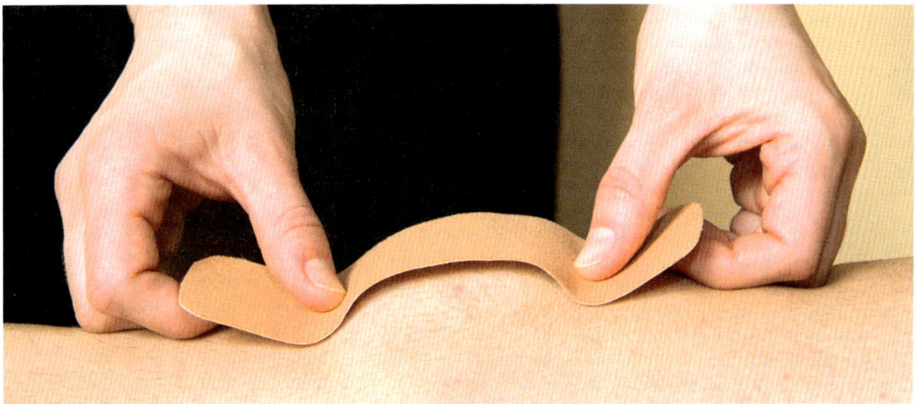

Abbildung 17-16: Abmessung erster Zügel – je 5 cm kaudal und kranial der Patella.
Bei Schmerzen im lateralen oder medialen Bereich des Knies wird der erste Streifen immer auf der schmerzfreien Seite begonnen. Zweiter Zügel gegenüber, dritter überlappt den ersten und der vierte Zügel überlappt schließlich den zweiten. Die Tapes werden halbmondförmig angelegt – die Basis bedeckt das Zielgewebe.

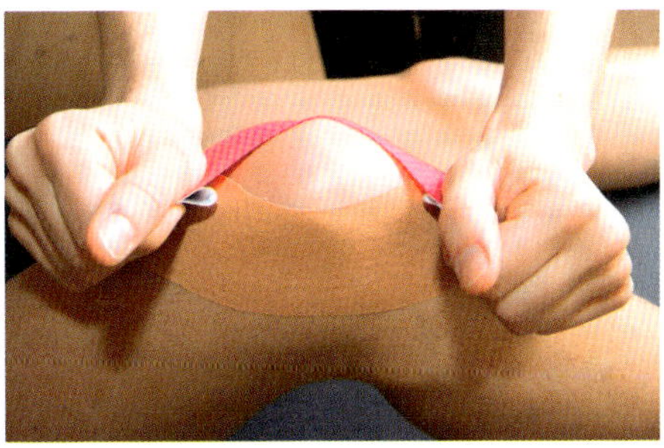

Abbildung 17-17: Raum schaffende Korrektur mit Zügel eins und zwei

DB-Tape – Knie/Schulter (Forts.)

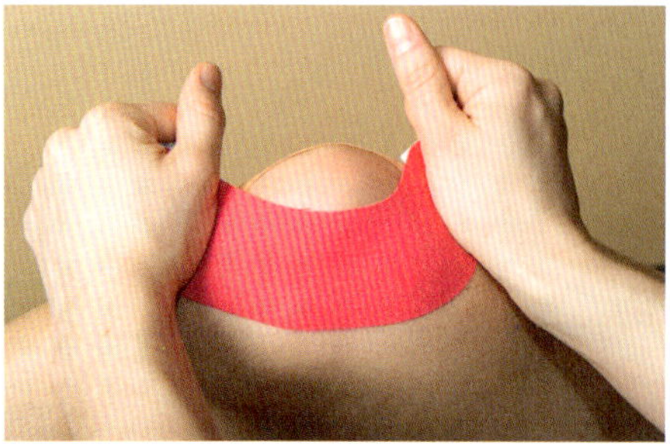

Abbildung 17-18: Halbmondförmig anlegen

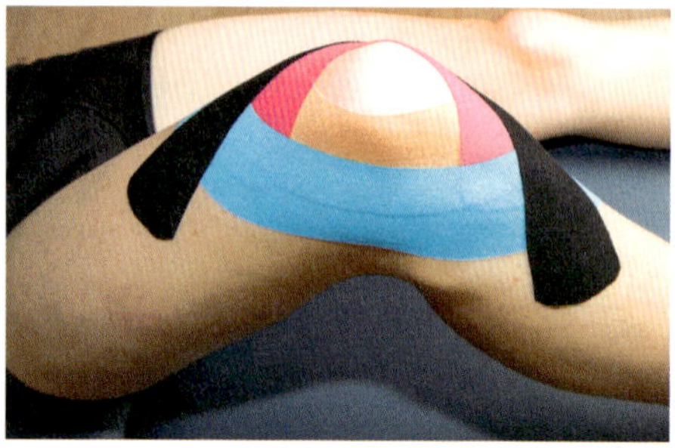

Abbildung 17-19: Fertige Anlage – Zügel drei und vier stellen eine mechanische Korrektur dar

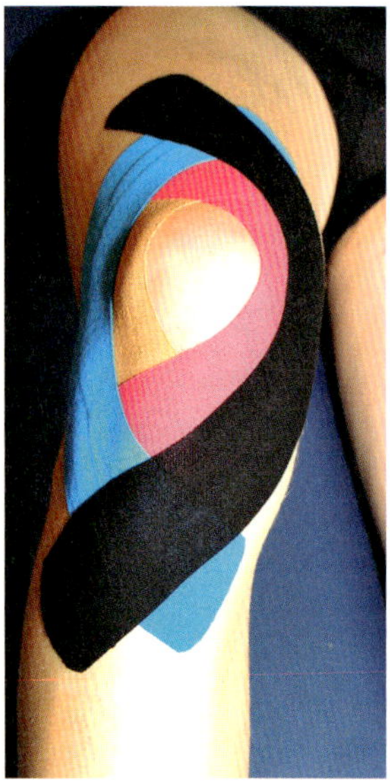

Abbildung 17-20: Enden mit gutem Hautkontakt

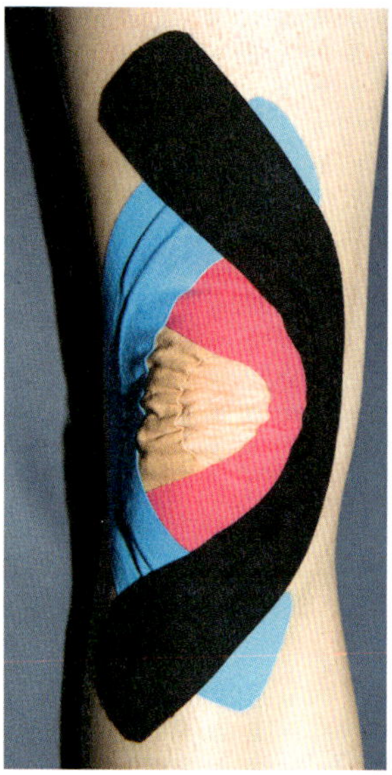

Abbildung 17-21: In Extension mit Convolutions

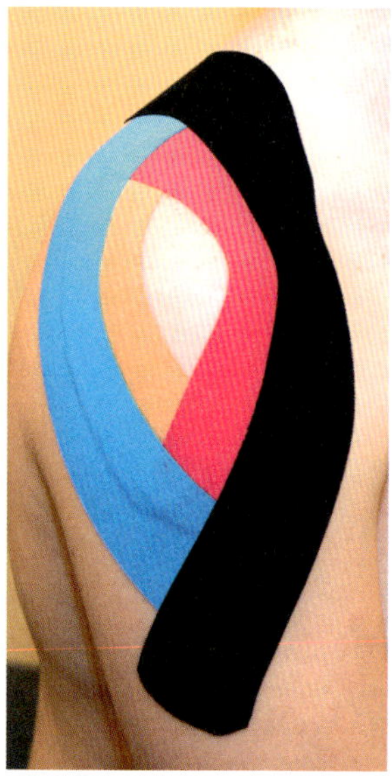

Abbildung 17-22: Gleiche Abfolge für das Schultergelenk

DB-Tapes – Rücken

Indikationen:	Durch Überlastung, Degeneration oder traumatisch bedingte Schmerzsymptomatik im Bereich der BWS, LWS und des Sakrum. Bei Stauung oder auch Menstruationsbeschwerden anwendbar.
Ziel der Anlage:	Großflächige Druckentlastung und Schmerzlinderung.

Korrektur mittels:

Raum schaffende Korrektur (Abb. 17-23 bis 17-27)	Im Schmerzareal	Max. 25 % Zug

Diese Zusammensetzungen von Raumschaffungen ermöglicht eine gezielte und gleichsam großflächige Druckentlastung sowie Schmerzlinderung. Bei der Variante mit den sechs Zügeln ergibt sich auf Grund der speziellen Anordnung der einzelnen Streifen ein Gefühl der Stabilität.

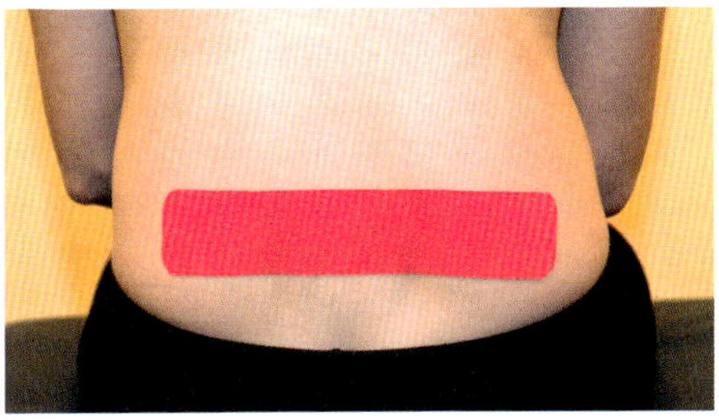

Abbildung 17-23: Erste Raumschaffung horizontal, zentral über dem Schmerzbereich

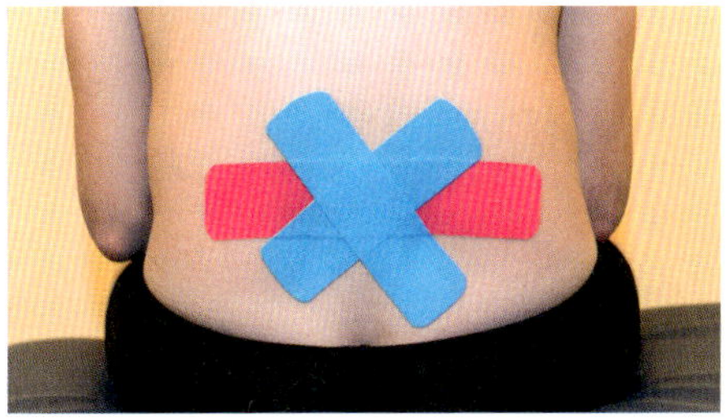

Abbildung 17-24: Zügel zwei und drei als Kreuz darüber

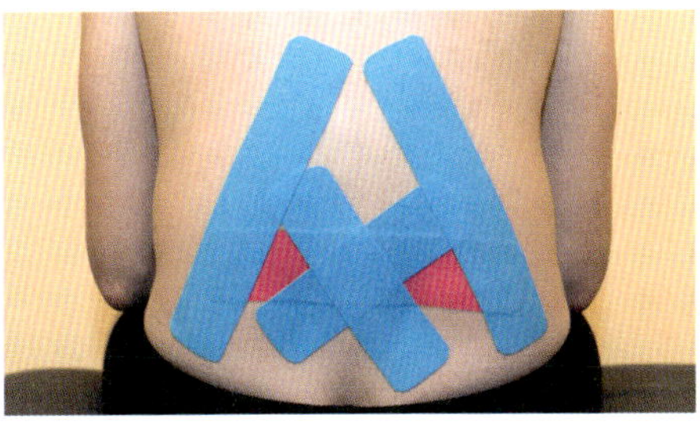

Abbildung 17-25: Zwei diagonale Streifen als Begrenzung des Zielgewebes

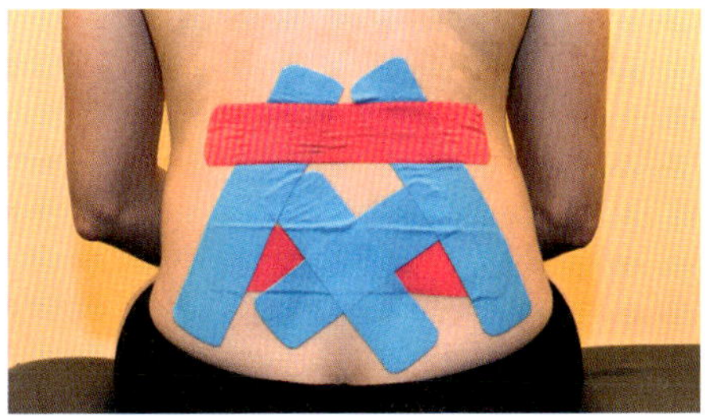

Abbildung 17-26: Das letzte Tape dient der kranialen Eingrenzung

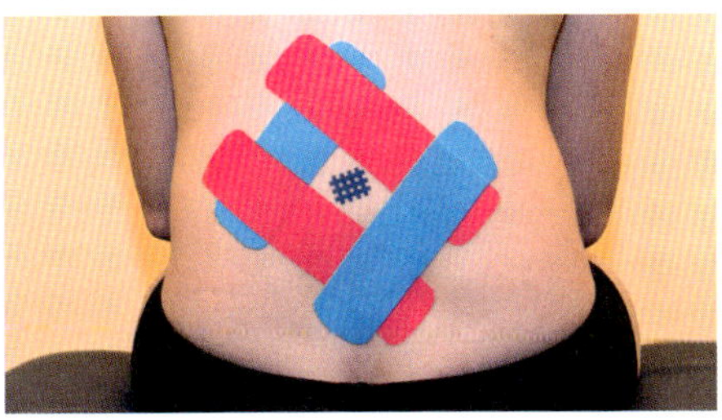

Abbildung 17-27: Raum schaffendes Viereck zur Umrandung eines Schmerzareals, mit Gitterpflaster im Zentrum

Ellbogen-Entlastung

Indikationen:	Posttraumatisch oder degenerativ bedingte Schmerzen.
Ziel der Anlage:	Schmerzreduktion, Entlastung, Extensionshemmung

Korrekturmöglichkeiten:

Mechanische Korrektur (Abb. 17-28 bis 17-30)	Um den Ellbogen	Max. 75 % Zug

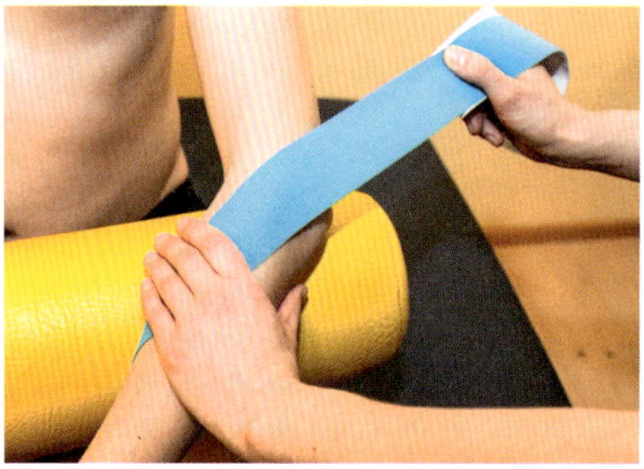

Abbildung 17-28: Anker distal des Ellbogen fixieren

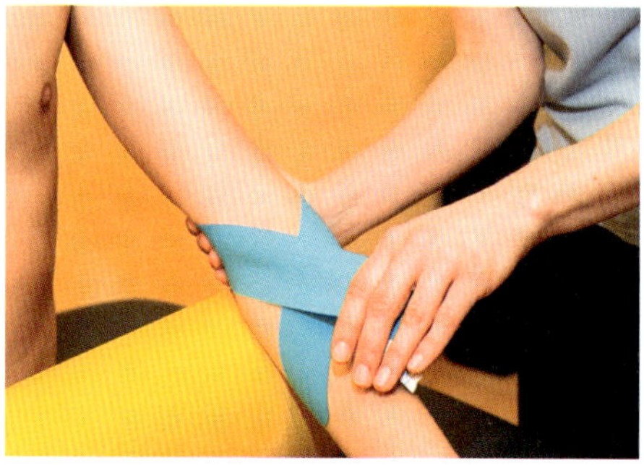

Abbildung 17-29: Schlaufe mit max. 75 % Zug proximal des Olekranon um den Humerus führen

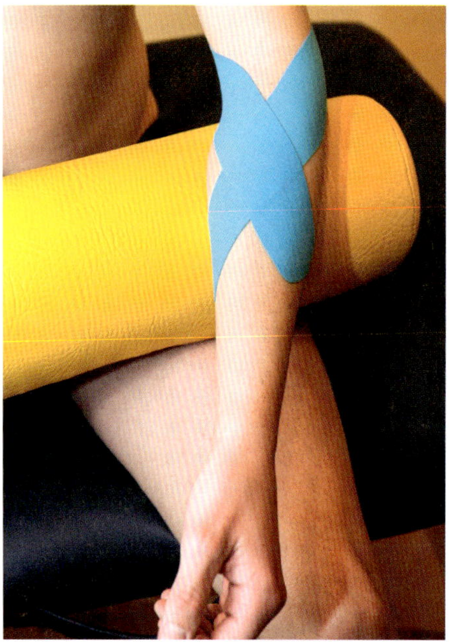

Abbildung 17-30: Fertige Anlage

Epicondylitis humeri lateralis et medialis

Definition:	**Epicondylitis humeri lateralis (Tennisarm):** Schmerzhafter, entzündlicher Zustand im Bereich des Ellbogengelenks. Meist durch Überlastung der Unterarmextensoren oder Blockaden im Bereich C6/C7 und Th4 **Epicondylitis humeri medialis (Golferarm):** Schmerzen an der Innenseite des Ellbogens. Überlastung der Sehnen der Unterarmflexoren
Ziel der Anlage:	Entlastung der Muskulatur und Faszie, Schmerzlinderung

Korrekturmöglichkeiten:

Muskelanlage (Abb. 17-31)	Extensoren des Unterarms	Max. 25 % Zug
Muskel- und Faszienkorrektur (Abb. 17-32)	Im Schmerzareal	Max. 50 % Zug

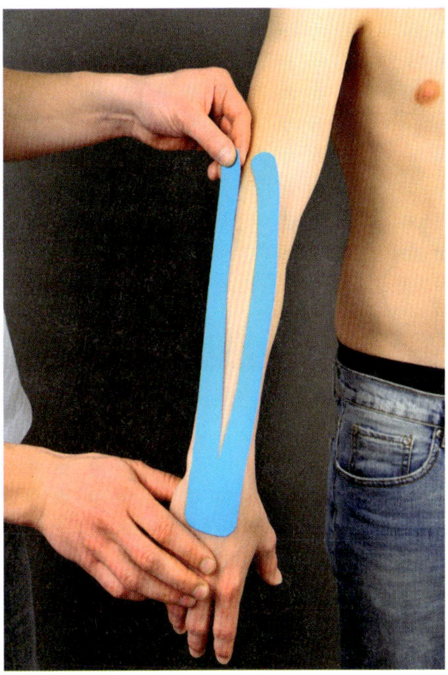

Abbildung 17-31: Hemmende Muskelanlage mit Y-Tape

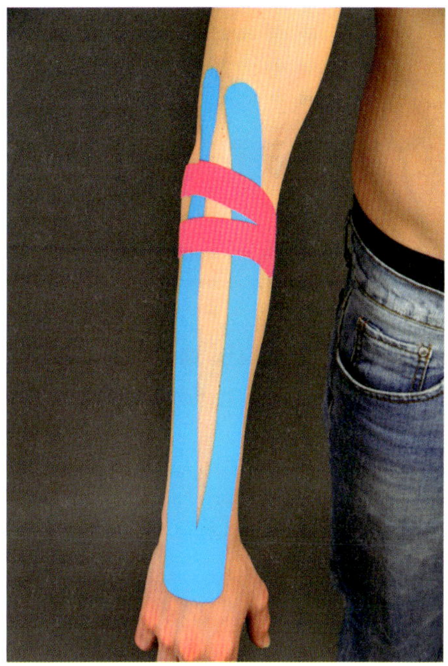

Abbildung 17-32: Faszienkorrektur im Schmerzareal. Fertige Anlage

Fersensporn (Forts. n. Seite)

Definition:	**Unterer Fersensporn:** knöcherne Ausziehung am Ansatz der Plantarfaszie am Calcaneus. Meist mit lokalen Schmerzen verbunden
Ziel der Anlage:	Entlastung der Strukturen, Schmerzlinderung

Korrekturmöglichkeiten:

Sehnenkorrekturen (Abb. 17-33 bis 17-38)	Über dem betroffenen Areal im Schmerzbereich	Max. 75 % Zug

In den **Abb. 17-33** bis **17-38** werden Tapeanlagen bei Fersensporn vorgestellt. Im akuten Schmerzzustand kann anstelle der Sehnenkorrektur über dem Schmerzbereich auch eine Raum schaffende Korrektur mit max. 35 % Zug unter der Sehnenkorrektur der Plantarfaszie angebracht werden.

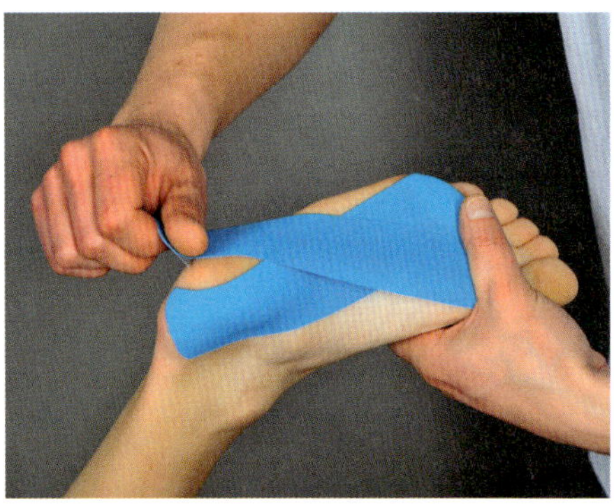

Abbildung 17-33: Sehnenkorrektur an der Plantarfaszie

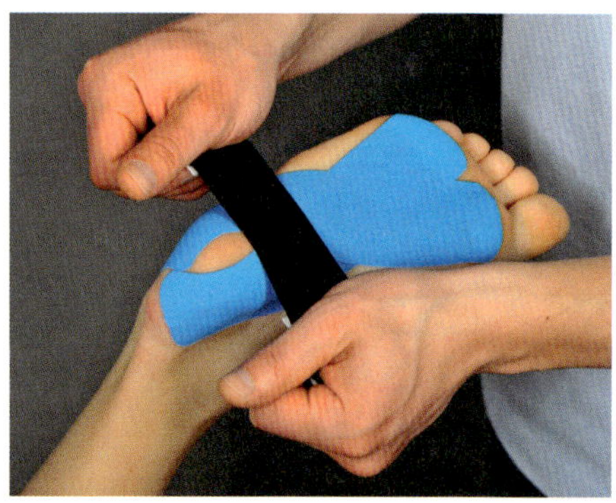

Abbildung 17-34: Sehnenkorrektur über dem Schmerzareal

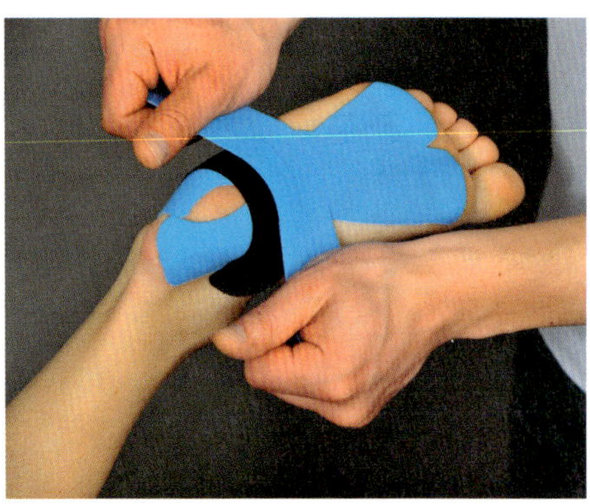

Abbildung 17-35: Anlage mit zwei I-Streifen zur Erfassung des gesamten Schmerzareals

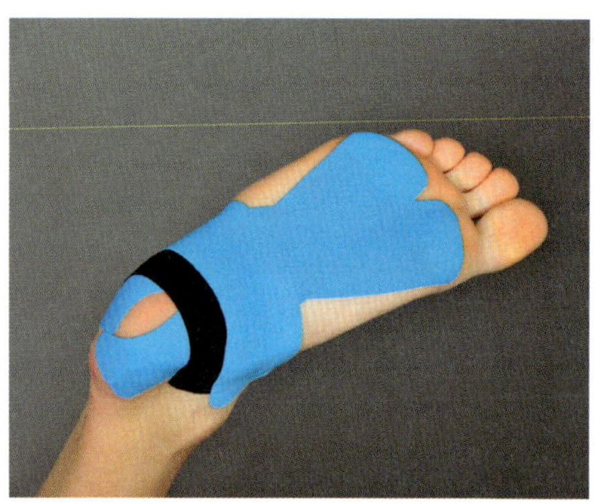

Abbildung 17-36: Fertige Anlage

Fersensporn (Forts.)

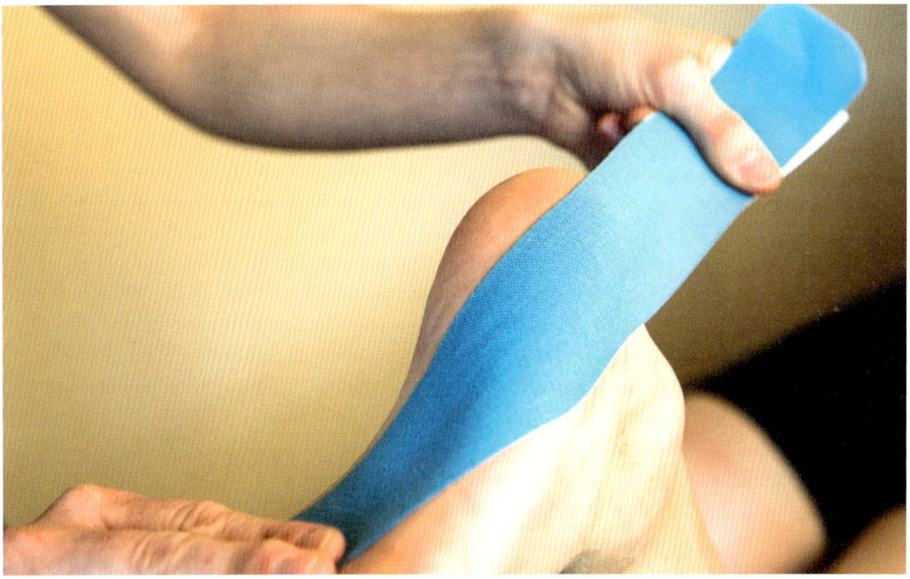

Abbildung 17-37: Schlaufentechnik zur Entlastung

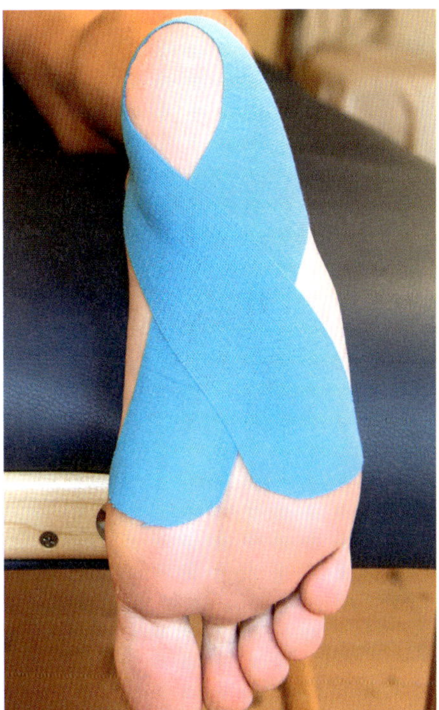

Abbildung 17-38: Fertige Schlaufe

Fingerkontusion

Definition:	Schmerzhafter Zustand des Fingergelenks durch Überdehnung der Bänder und/oder Kapsel
Ziel der Anlage:	Stabilisierung des Kapsel-Band-Apparats und Entlastung der Muskulatur

Korrekturmöglichkeiten:

Raum schaffende Korrektur (Abb. 17-39)	Über dem Schmerzareal	Max. 25 % Zug
Funktionelle Korrektur (Abb. 17-40, 17-41)	Für die entsprechende Bewegung	Max. 50 % Zug

Die **Abb. 17-39** bis **17-42** zeigen Tapeanlagen bei Fingerkontusion mit Schmerzen im palmaren Fingerbereich, **Abb. 17-43** bei Schmerzen im lateralen Fingerbereich.

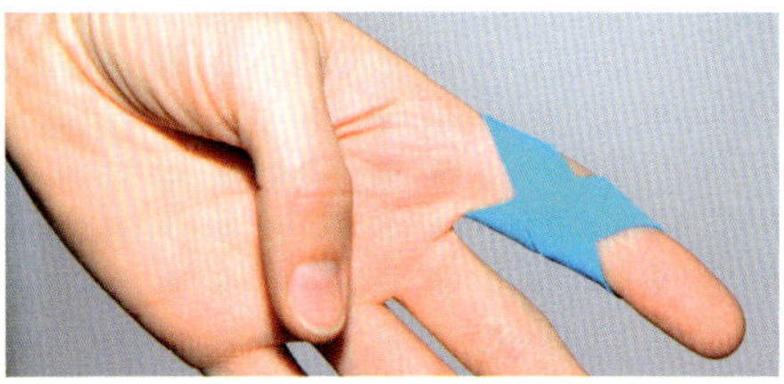

Abbildung 17-39: Raum schaffende Korrektur. Mit zwei entsprechend breiten Streifen in Kreuzform anbringen

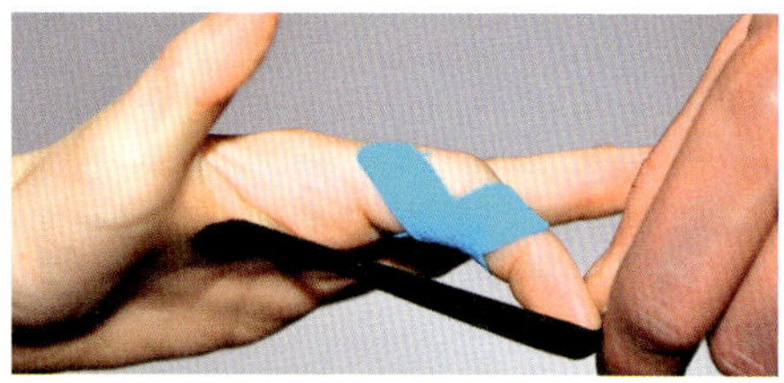

Abbildung 17-40: Funktionelle Korrektur

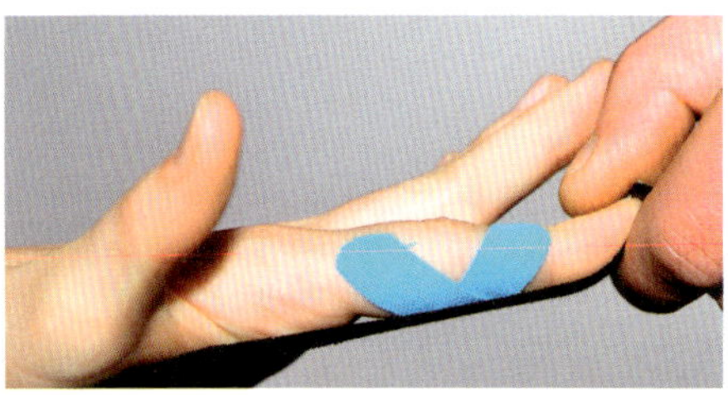

Abbildung 17-41: Anlage durch aktive Extension des Fingers

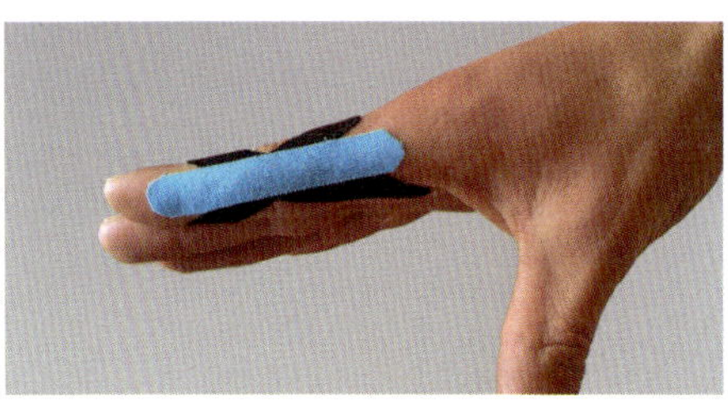

Abbildung 17-43: Tapeanlage bei Schmerzen lateral

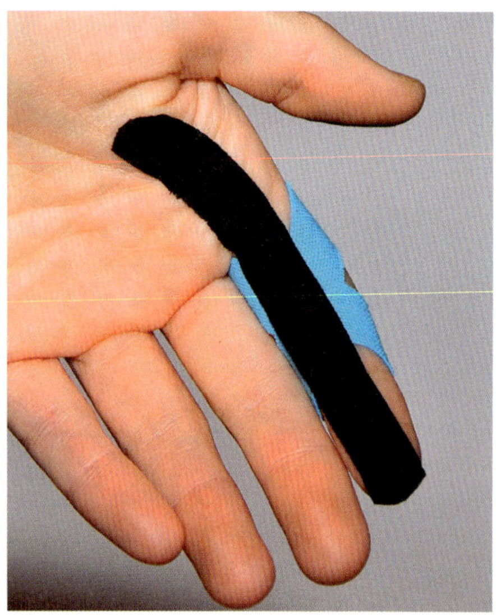

Abbildung 17-42: Fertige Anlage

Frozen Shoulder

Definition:	Schmerzhafte Bewegungseinschränkung des Schultergelenks, mit Fibrosierung der Gelenkkapsel und fibrösen Verklebungen im Gelenkspalt. Schmerzhafte Schultersteife
Ziel der Anlage:	Hemmen der Muskulatur und der Kapsel, Schmerzlinderung

Korrekturmöglichkeiten:

Muskelanlagen (Abb. 17-44 bis 17-46)	M. deltoideus	Max. 25 % Zug
	M. coracobrachialis	
	M. subscapularis	

Die Muskeltapes in den **Abb. 17-44** bis **17-46** sind je nach Indikation zu wählen!

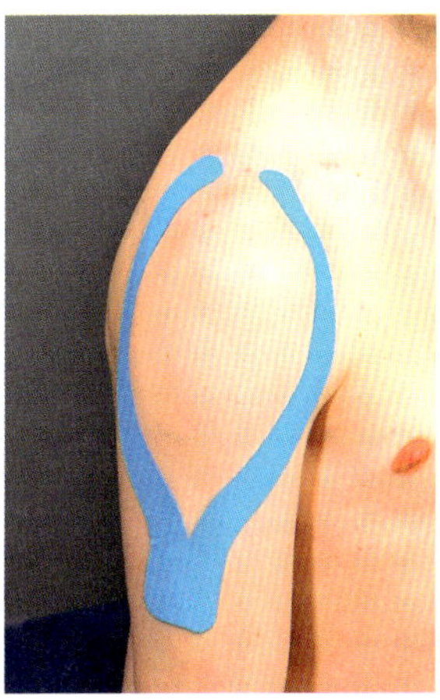

Abbildung 17-44: Hemmung des M. deltoideus

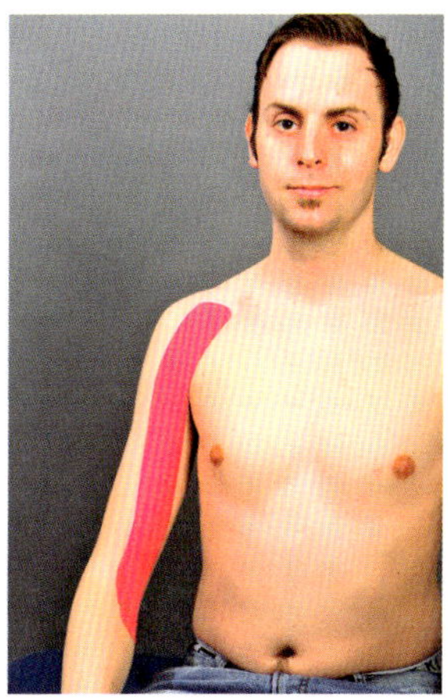

Abbildung 17-45: Hemmung des M. coracobrachialis

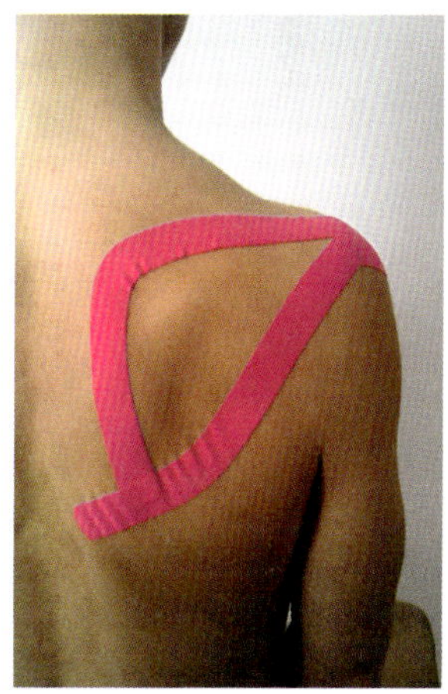

Abbildung 17-46: Hemmung des M. subscapularis

Hallux valgus (Forts. n. Seite)

Definition:	Großzehe weicht von der Mittellinie ab, meist ausgelöst durch einen Spreizfuß und Plattfuß. Schmerzen im Bereich des Großzehenballens und unter dem Vorfuß
Ziel der Anlage:	Entlastung und Schmerzlinderung, Korrektur des Großzehengrundgelenks

Korrekturmöglichkeiten:

Mechanische oder funktionelle Korrektur (Abb. 17-47, 17-48 und 17-51)	Großzehenstellung	Max. 75 % Zug
Faszienkorrektur (Abb. 17-49)	Im Schmerzbereich	Max. 50 % Zug
Raum schaffende Korrektur (Abb. 17-52)	Im Schmerzbereich	Max. 25 % Zug

Die **Abb. 17-47** bis **17-52** veranschaulichen die Korrekturen bei einem Hallux valgus.

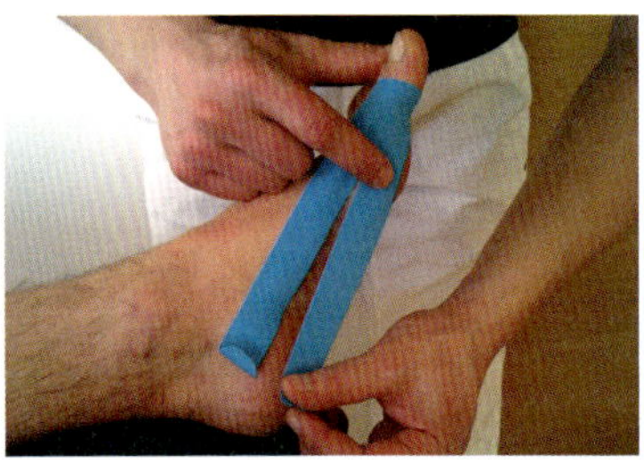

Abbildung 17-47: Mechanische Korrektur zur Stabilisierung der Großzehe nach medial

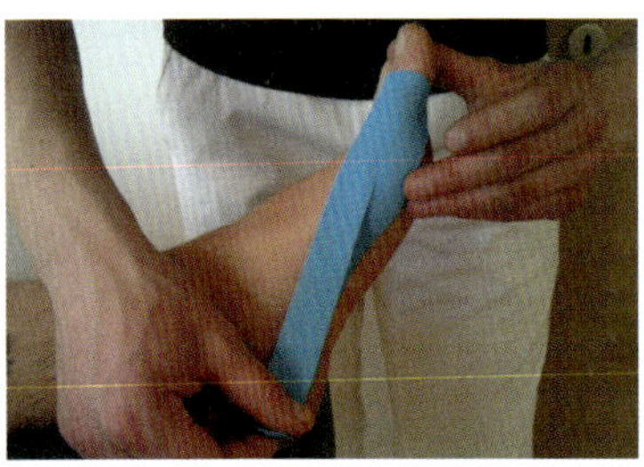

Abbildung 17-48: Tape mit max. 75 % Zug in korrigierte Haltung anlegen

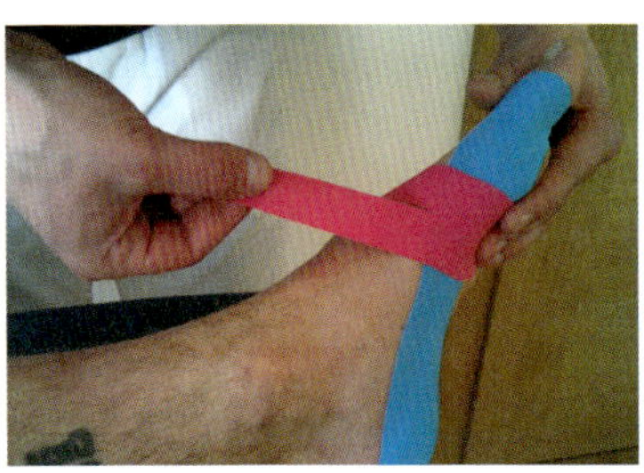

Abbildung 17-49: Faszienkorrektur im Schmerzbereich

Hallux valgus (Forts.)

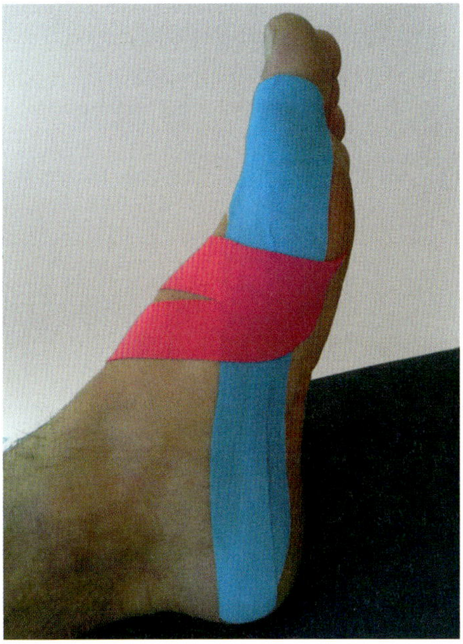

Abbildung 17-50: Fertige Anlage

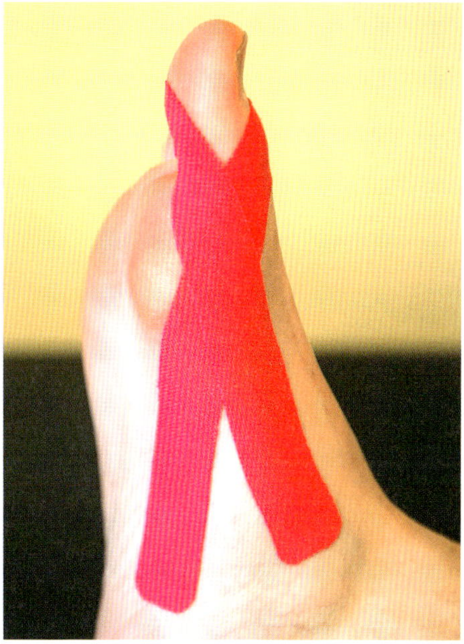

Abbildung 17-51: Mechanische Korrektur – Schlaufentechnik

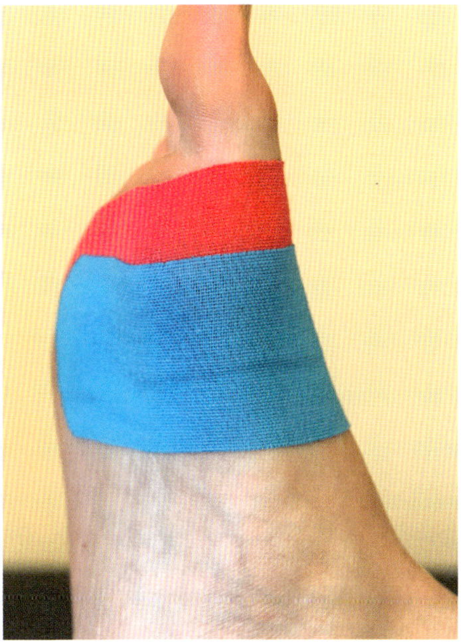

Abbildung 17-52: Zwei Raumschaffungen überlappend

Haltungskorrektur

Beispiele:	Aufrichtung der Wirbelsäule und interskapuläre Haltungskorrektur
Indikationen:	Myostatische Fehlhaltung, interskapuläre Muskelinsuffizienz, Anregung der Rückenstrecker, Schulung der Körperwahrnehmung zur Aufrichtung etc.
Ziel der Anlage:	Korrektur der Haltung über die Reizung der Hautrezeptoren

Korrekturmöglichkeiten:

Mechanische Korrektur (Abb. 17-53, 17-54)	Zur Aufrichtung der Wirbelsäule	Max. 75 % Zug
Mechanische Korrektur (Abb. 17-57)	Interskapulär	Max. 75 % Zug

Für die Tapeanlagen in den **Abb. 17-53** bis **17-58** können je nach Muskel- und Körperbau halbbreite oder ganze Tapestreifen verwendet werden.

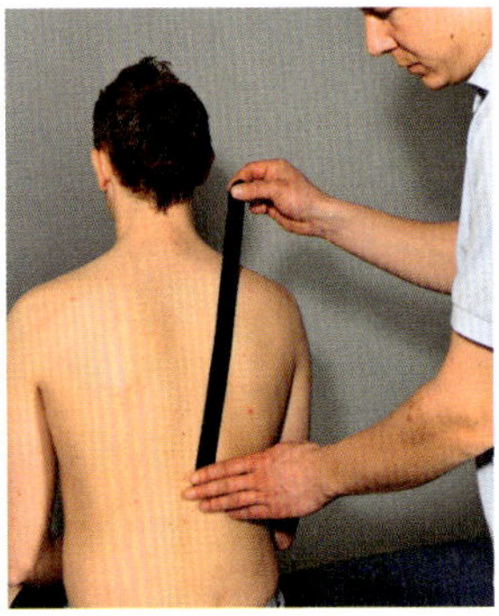

Abbildung 17-53: Korrektur der Wirbelsäule. Keine Zugwirkung zum Anker, da mehr als 50 % Zug angewendet werden – daher stabilisierende Wirkung

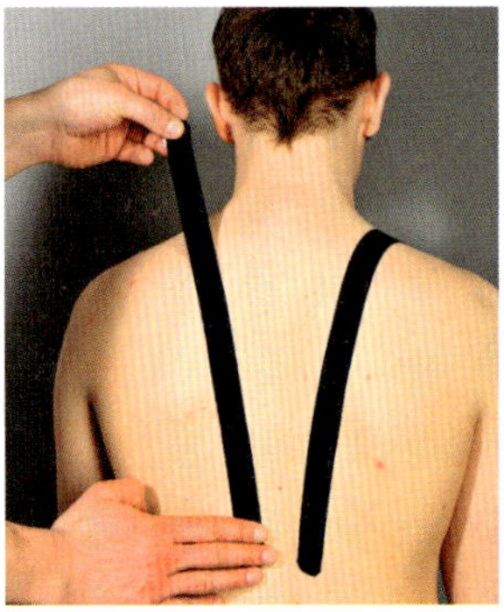

Abbildung 17-54: Korrektur der Wirbelsäule, gleichmäßigen Zug auf beiden Seiten

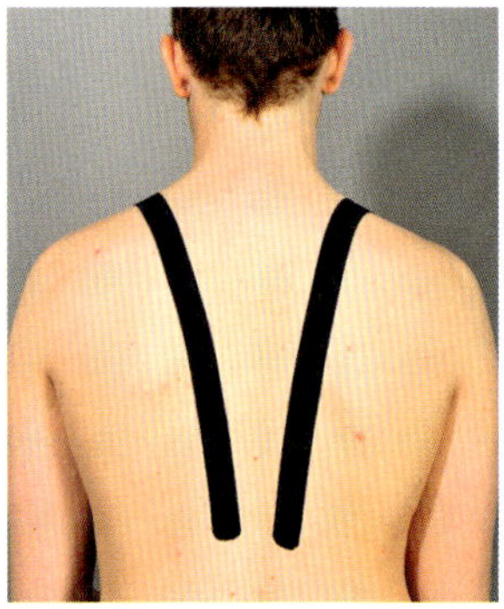

Abbildung 17-55: Fertige Anlage mit halbbreiten I-Tapes

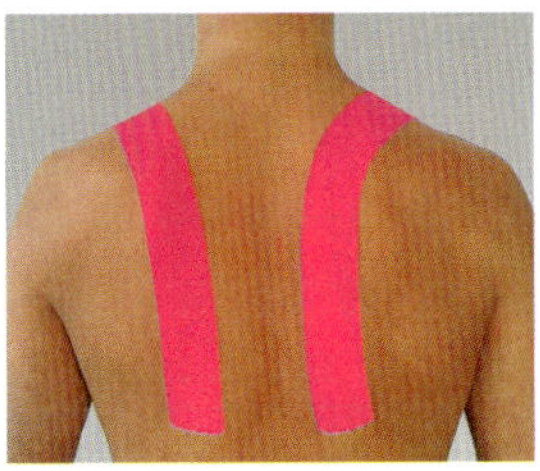

Abbildung 17-56: Fertige Anlage mit normalbreiten I-Tapes

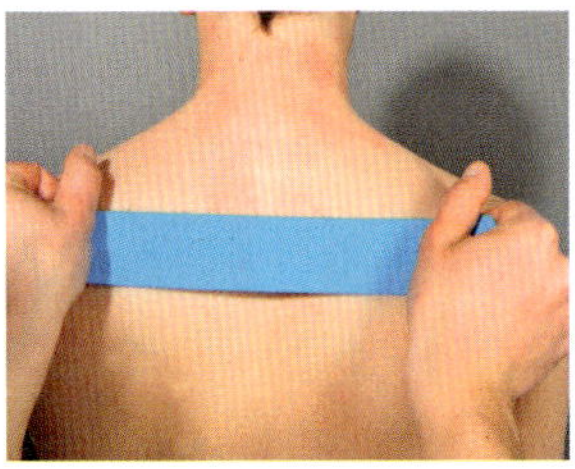

Abbildung 17-57: Interskapuläre Korrektur. Tape in korrigierter Position anlegen

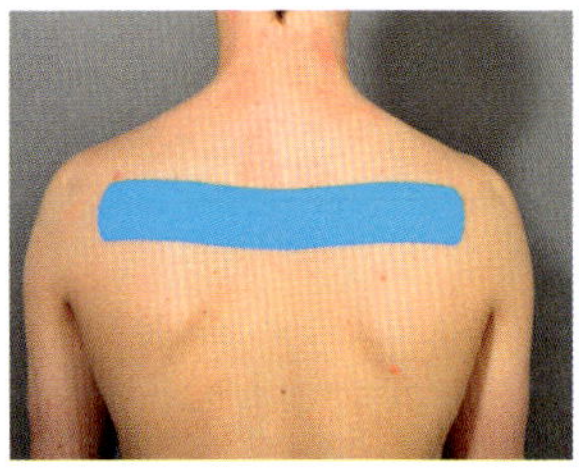

Abbildung 17-58: Fertige interskapuläre Anlage

Hämatome und Fibrosen

Definition:	**Hämatom:** Einblutung in das Gewebe **Fibrose:** Zu viel kollagenes Bindegewebe, meist durch länger dauernde Entzündungen. Führt zu Elastizitätsabnahme des Gewebes
Ziel der Anlage:	**Hämatom:** Absorbieren des Hämatoms. **Fibrose:** Lösen des kollagenen Bindegewebes, Wiederherstellung bzw Verbesserung der Elastizität

Korrekturmöglichkeiten:

Lymphanlage (Abb. 17-60, 17-61)	Über dem Hämatom in Abflussrichtung	Max. 20% Zug

Abb. 17-59 zeigt ein klassisches Hämatom. Das Lymphtape kann einfach oder doppelt angelegt werden (**Abb. 17-60** und **17-61**).

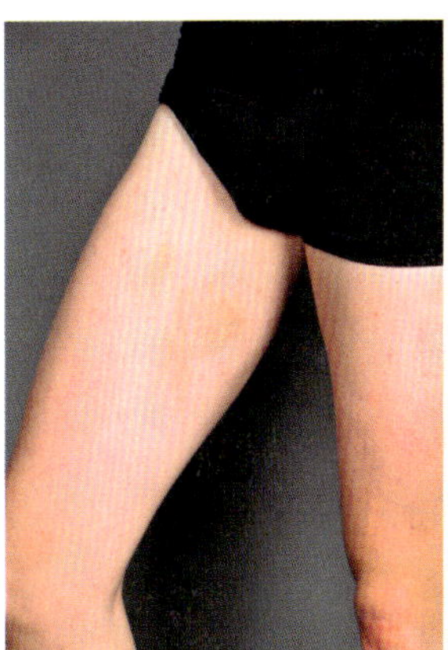

Abbildung 17-59: Hämatom an der medialen Seite des Oberschenkels

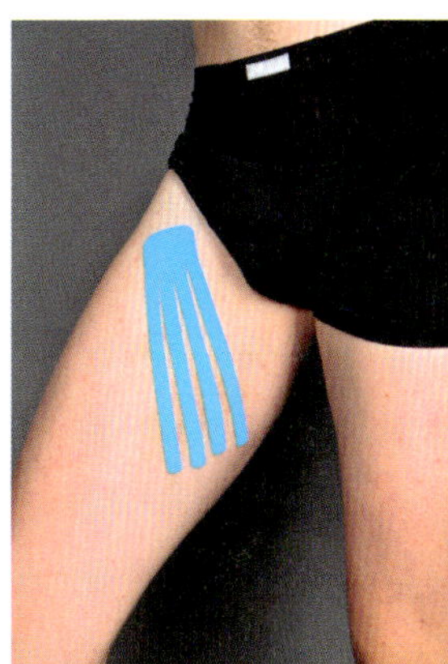

Abbildung 17-60: Einfache Lymphanlage

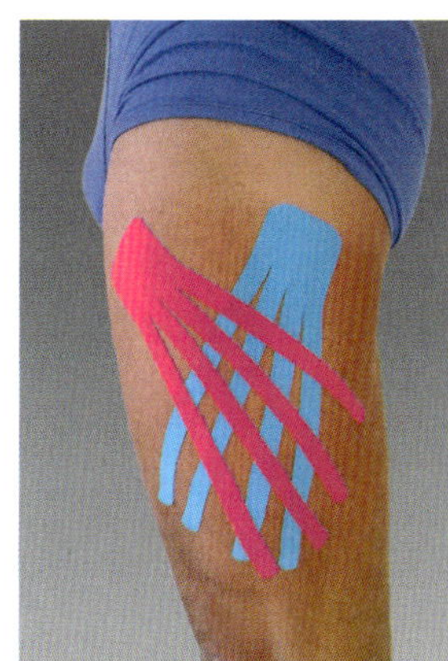

Abbildung 17-61: Doppelte Lymphanlage

Handgelenksstabilisierung

Indikationen:	Schmerzen bei Dorsal- und/oder Palmarflexion, posttraumatisch
Ziel der Anlage:	Schmerzlinderung und Stabilisierung des Handgelenks

Korrekturmöglichkeiten:

Funktionelle Korrektur (Abb. 17-62 bis 17-67):	Über dem dorsalen und palmaren Handgelenksspalt	Max. 50 % Zug

Mit dieser Variante wird das Gelenk in eine physiologisch neutrale Position korrigiert, soweit dies die Beweglichkeit schmerzfrei zulässt.

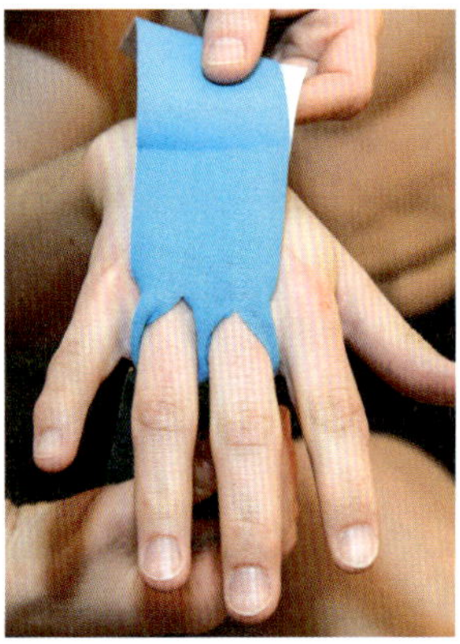

Abbildung 17-62: Lochschnitt für die Finger

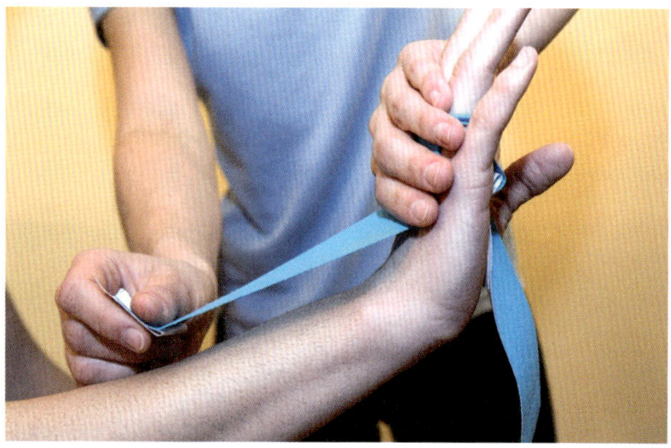

Abbildung 17-63: Anker fixieren, Brückenbildung bei flexiertem Gelenk, max. 50 % Zug

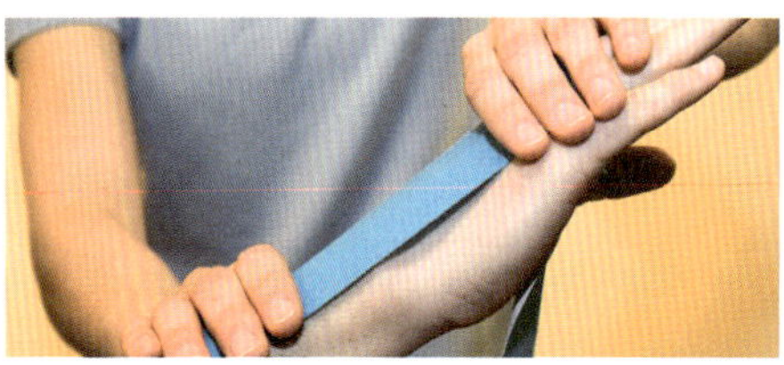

Abbildung 17-64: Anker und Ende fixieren, Gelenk in Neutralstellung führen und dabei Tape anstreichen

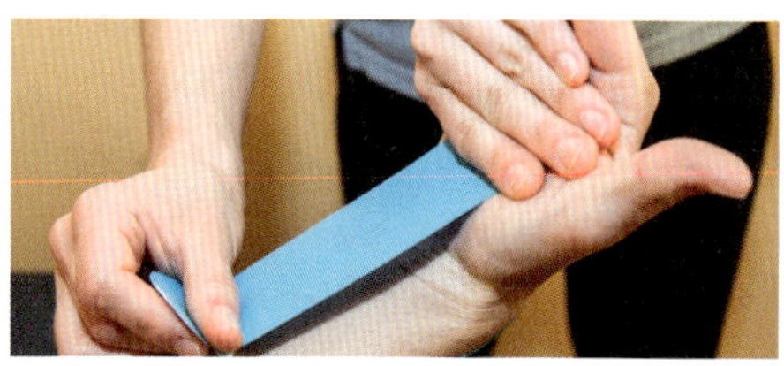

Abbildung 17-65: Selber Vorgang palmar

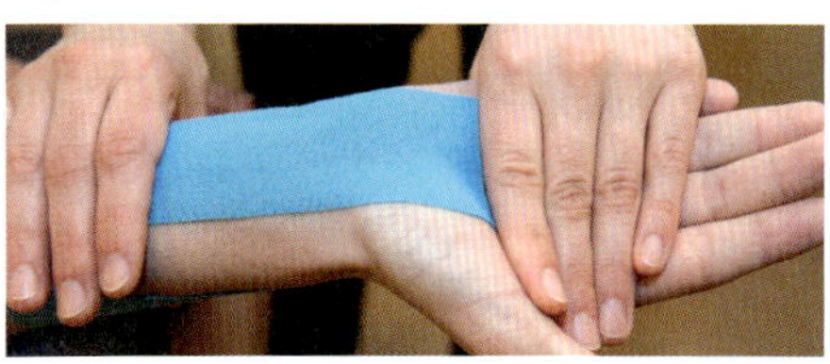

Abbildung 17-66: Gelenk wieder in Neutralstellung führen, Kleber aktivieren

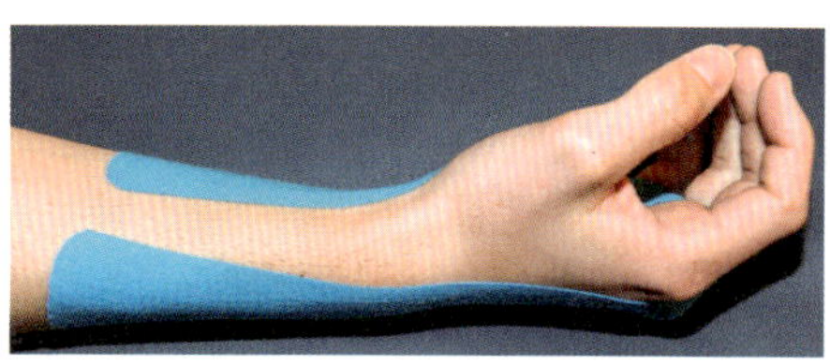

Abbildung 17-67: Fertige Anlage

HWS-Syndrom

Definition:	Lokaler Schmerz im Schulter-Nacken-Bereich. Häufig mit ausstrahlenden Schmerzen in die Arme. Verschiedenste Ursachen möglich
Ziel der Anlage:	Schmerzlinderung und Verbesserung der Mikrozirkulation. Hemmende oder anregende Stimulation der Nackenmuskulatur

Korrekturmöglichkeiten:

Muskelanlage (Abb. 17-68)	M. longissimus cervicis	Max. 35 % Zug
Raum schaffende Korrektur (Abb. 17-69)	Über dem Schmerzareal	Max. 35 % Zug

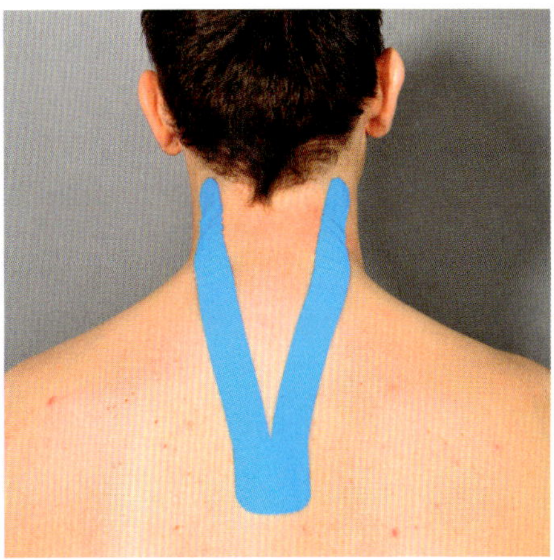

Abbildung 17-68: Anregung des M. longissimus cervicis mit Y-Tape

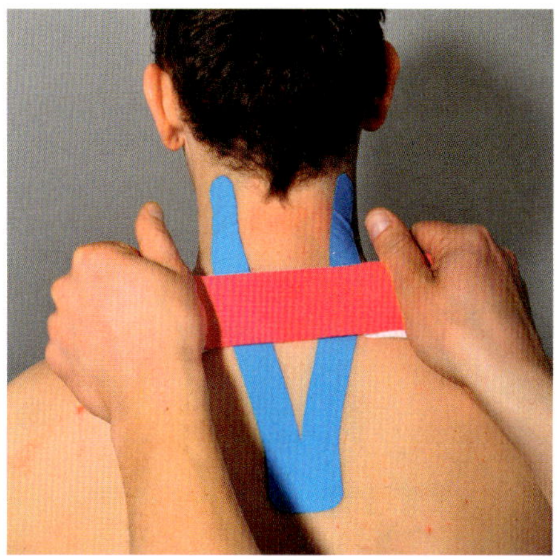

Abbildung 17-69: Raum schaffende Anlage über dem Schmerzareal

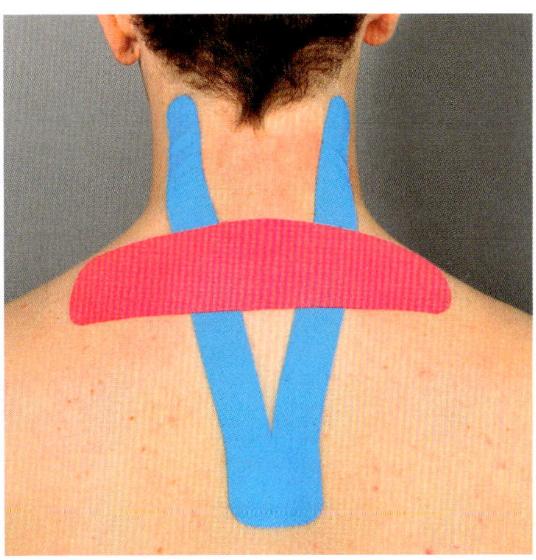

Abbildung 17-70: Fertige Anlage

Iliosakralgelenk – Korrektur des ISG

Beispiel:	Einwirkung auf das ISG über Korrektur des Os ilium und lokale Schmerzbehandlung
Indikation:	ISG-Dysfunktion
Ziel der Anlage:	Positive Beeinflussung des Iliosakralgelenks

Korrekturmöglichkeiten:

Faszienkorrektur (Abb. 17-71)	Über dem Beckenkamm	Max. 50 % Zug
Raum schaffende Korrektur (Abb. 17-73)	In Schmerz- bzw. Problemzone	Max. 35 % Zug
Lymphanlage (Abb. 17-74)	In Schmerz- bzw. Problemzone	Max. 15 % Zug

Die **Abb. 17-71** bis **17-74** veranschaulichen Korrekturen bei ISG-Dysfunktionen.

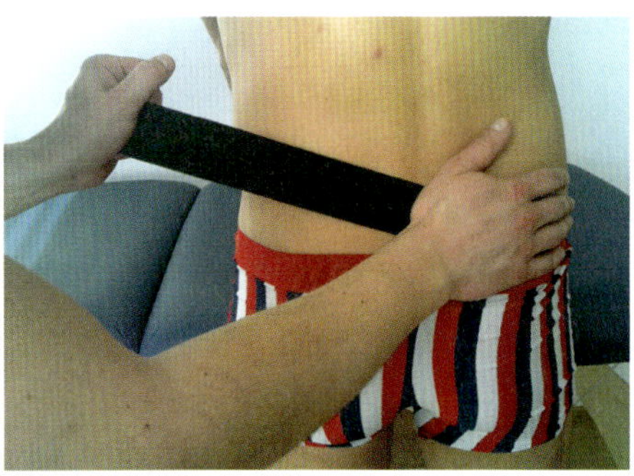

Abbildung 17-71: Faszienkorrektur. Anker fixieren

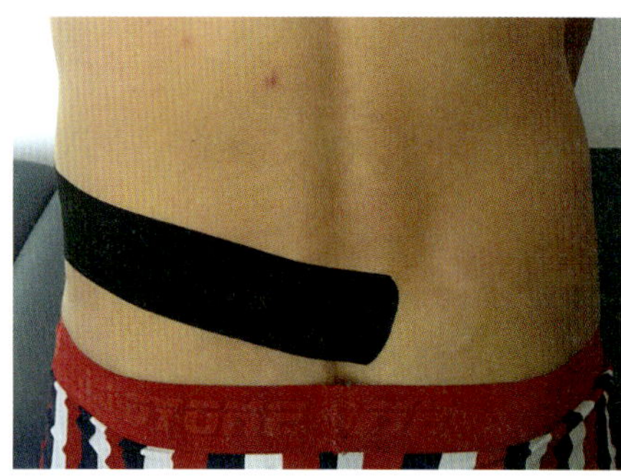

Abbildung 17-72: Faszienkorrektur. Fertige Anlage. Zugwirkung zum Anker, korrigiert das Os ilium über die Faszie nach dorsal

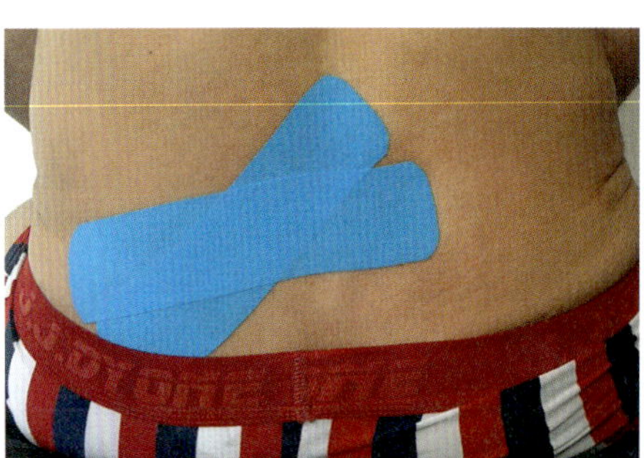

Abbildung 17-73: Raum schaffende Korrektur in der Schmerzzone

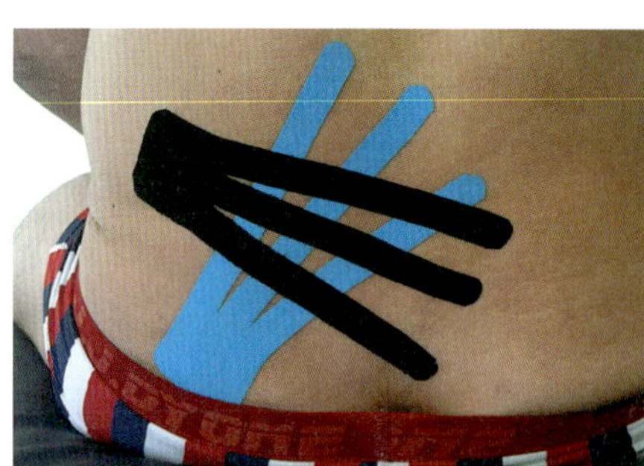

Abbildung 17-74: Lymphanlage im ISG-Bereich. Anker in Abflussrichtung anbringen

Impingement-Syndrom

Definition:	Verengung des subakromialen Raums im Glenohumeralgelenk mit Schmerzen bei mittlerer Abduktion
Ziel der Anlage:	Hemmung der Muskulatur, Verbesserung der Mikrozirkulation, Schmerzlinderung

Korrekturmöglichkeiten:

Muskelanlage (Abb. 17-75 bis 17-77)	M. deltoideus	Max. 25 % Zug
	M. supraspinatus	
	M. biceps brachii	
Raum schaffende Korrektur (Abb. 17-78)	Über dem AC-Gelenk	Max. 35 % Zug

Die **Abb. 17-75** bis **17-77** zeigen jeweils hemmende Muskelanlagen, angelegt von distal nach proximal. Für die Raum schaffende Korrektur (**Abb. 17-78** und **17-79**) können je nach Größe des Schmerzareals auch zwei I-Streifen leicht überlappend angelegt werden.

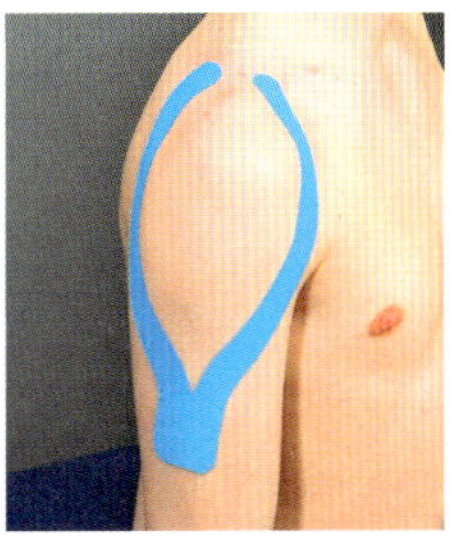

Abbildung 17-75: Hemmende Anlage am M. deltoideus

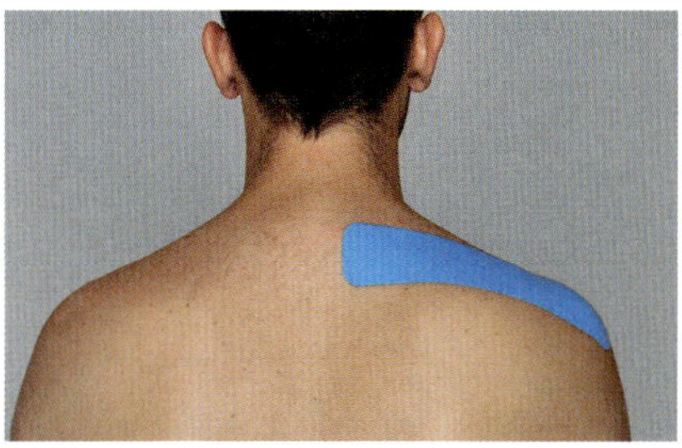

Abbildung 17-76: Hemmende Anlage am M. supraspinatus

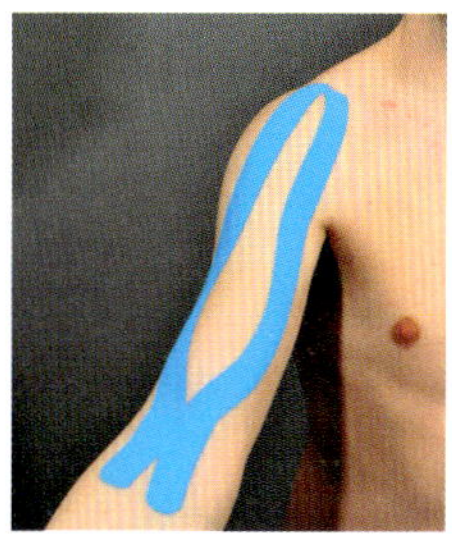

Abbildung 17-77: Hemmende Anlage am M. biceps brachii

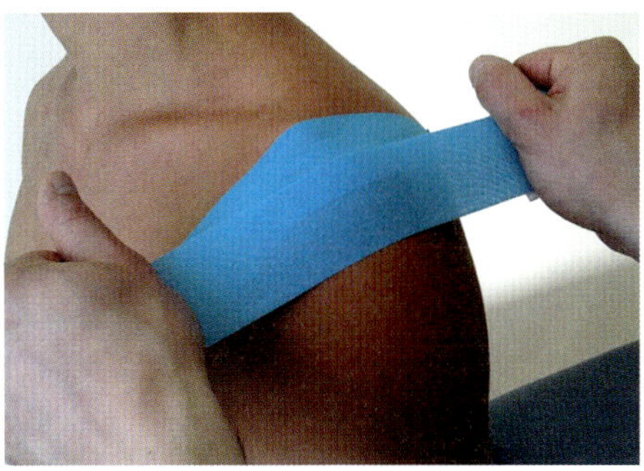

Abbildung 17-78: Raum schaffende Korrektur mit bimanueller Anlage

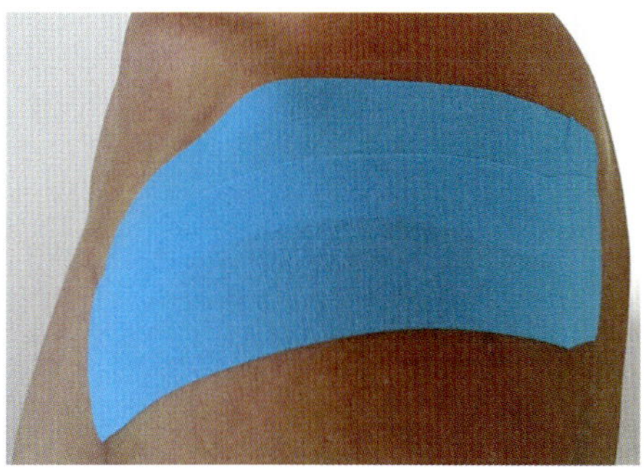

Abbildung 17-79: Raum schaffende Korrektur, fertige Anlage

Interkostalneuralgie und Rippenprellung

Definition:	**Interkostalneuralgie:** Ziehender, gürtelförmiger Schmerz in der Brustwand bzw. interkostal. Druckschmerzpunkte paravertebral, entlang der Axillarlinie, paramedian **Rippenprellung:** Schmerzen im Rippenbereich, häufig mit Hämatombildung
Ziel der Anlage:	Schmerzreduzierung und Anregen der Lymphdynamik

Korrekturmöglichkeiten:

Lymphanlage (Abb. 17-80 bis 17-82)	Über dem betroffenen Areal	Max. 15 % Zug

Die **Abb. 17-80** bis **17-82** zeigen die Lymphanlage bei Interkostalneuralgie. Es kann entweder ein einzelner oder ein doppelter Fächer, jeweils in Abflussrichtung, angelegt werden.

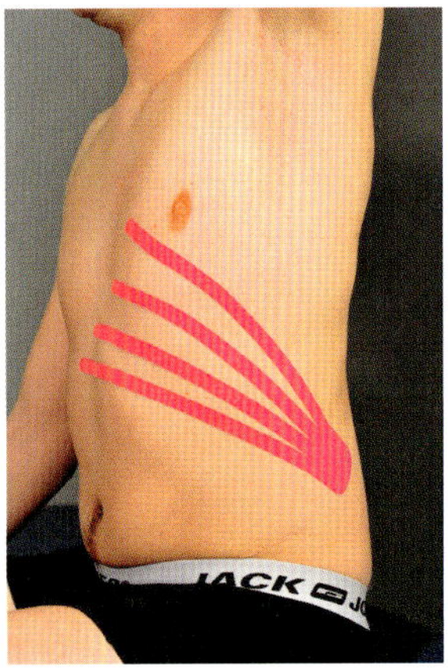

Abbildung 17-80: Lymphanlage mit einem Fächer

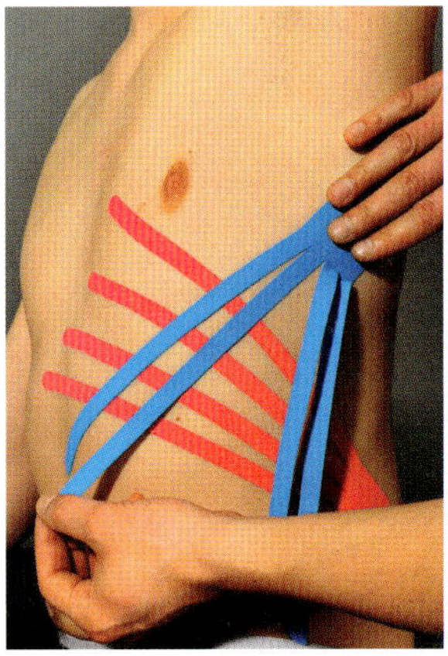

Abbildung 17-81: Lymphanlage mit doppeltem Fächer

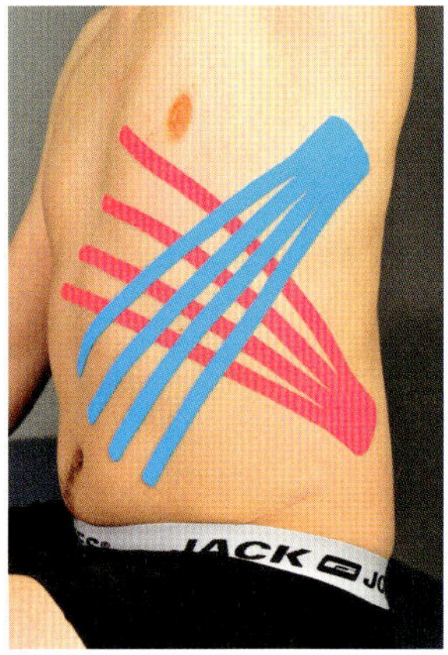

Abbildung 17-82: Fertige Anlage des doppelten Fächers

Karpaltunnelsyndrom

Definition:	Schädigung und Kompression des N. medianus im Karpaltunnel. Schmerzausstrahlung oft bis in den Oberarm und die Schulter. Symptome nehmen meist zu bei Extension oder Flexion des Handgelenks
Ziel der Anlage:	Entlastung des Karpaltunnels

Korrekturmöglichkeiten:

Muskelanlage (Abb. 17-83, 17-84)	Mm. flexor digitorum superficialis et profundus	Max. 25 % Zug
Raum schaffende Korrektur (Abb. 17-85)	Über dem Karpaltunnel	Max. 35 % Zug

Bei der hemmenden Muskelanlage wird der Anker ohne Zug auf Handrücken und -innenfläche mittels Lochschnitt für Mittel- und Ringfinger aufgebracht.

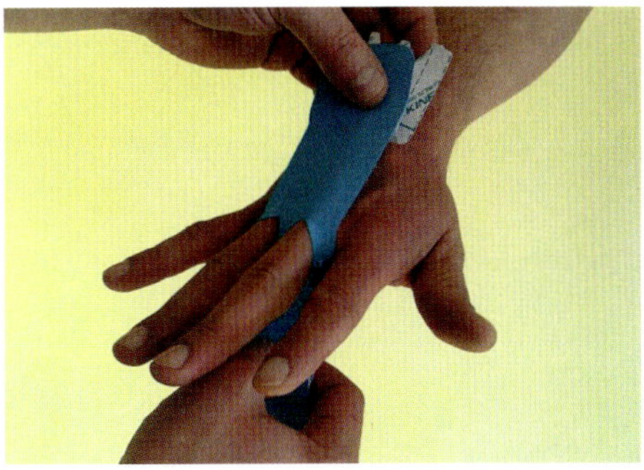

Abbildung 17-83: Lochschnitt am Anker

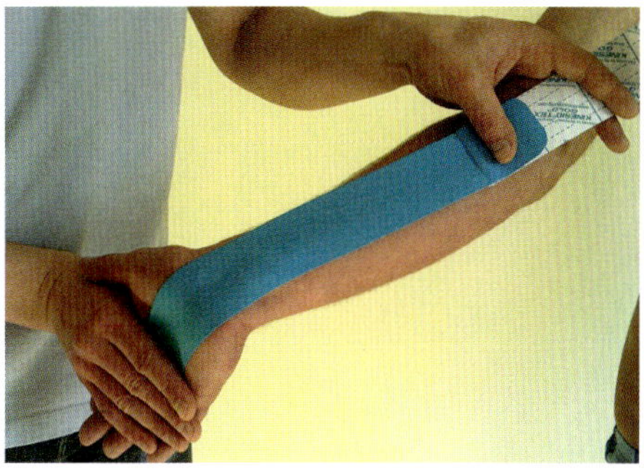

Abbildung 17-84: Vordehnung, Ende ohne Zug

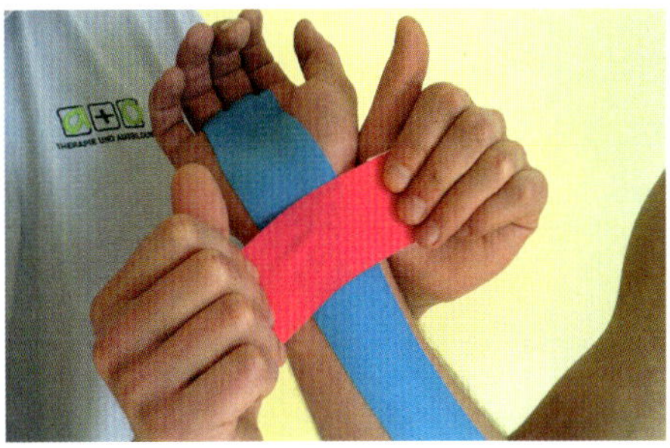

Abbildung 17-85: Raum schaffende Korrektur über dem Karpaltunnel

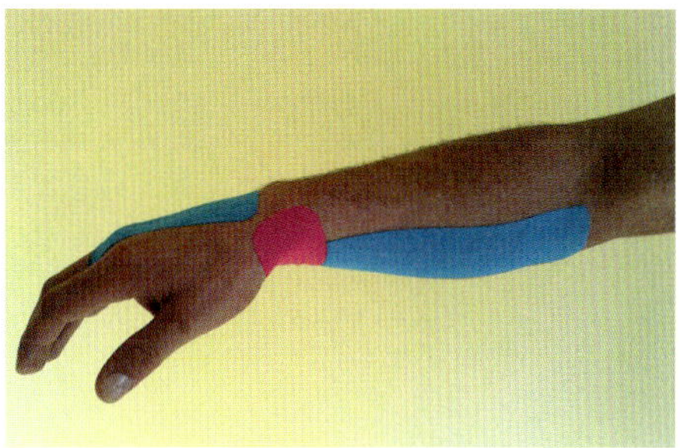

Abbildung 17-86: Fertige Anlage

Zug des Raum schaffenden Tapes über den Karpaltunnel nicht über Elle und Speiche hinaus führen.

Kiefergelenk – Pathologien

Definition:	Schmerzen im Kiefergelenk und/oder Dysfunktionen der Gelenkmechanik. Verursacht durch Diskusproblematik, pathologische Subluxationen, Zähneknirschen etc.
Ziel der Anlage:	Verbesserung der Kiefermechanik, Unterstützung der Muskulatur, Schmerzlinderung

Korrekturmöglichkeiten:

Mechanische Korrektur (Abb. 17-87)	Kiefergelenk	Max. 75 % Zug
Muskelanlage (Abb. 17-88)	M. masseter	Max. 25 % Zug
Faszienkorrektur (Abb. 17-89)	Unterkiefer	Max. 50 % Zug
Gitterpflaster (Abb. 17-90)	Auf Schmerzbereich	
Lymphanlage (Abb. 17-91)	Über Schmerzareal	Max. 15 % Zug

Die **Abb. 17-87** bis **17-91** zeigen die Anlagen für das Kiefergelenk. Eine genaue Voruntersuchung der Kiefermechanik und Palpation ist für eine zielführende Tapeanlage unabdingbar!

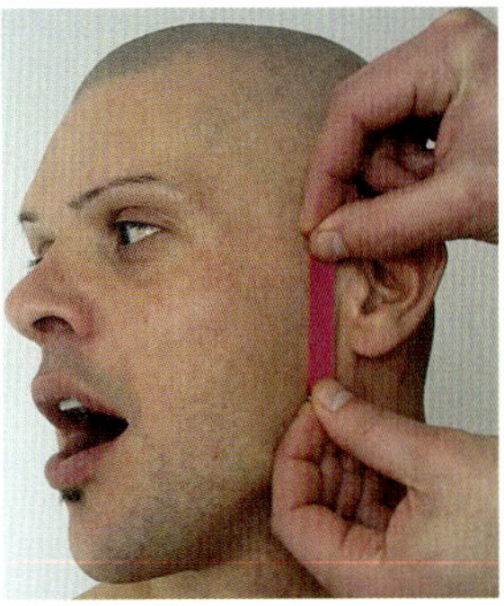

Abbildung 17-87: Mechanische Korrektur des Kiefergelenks

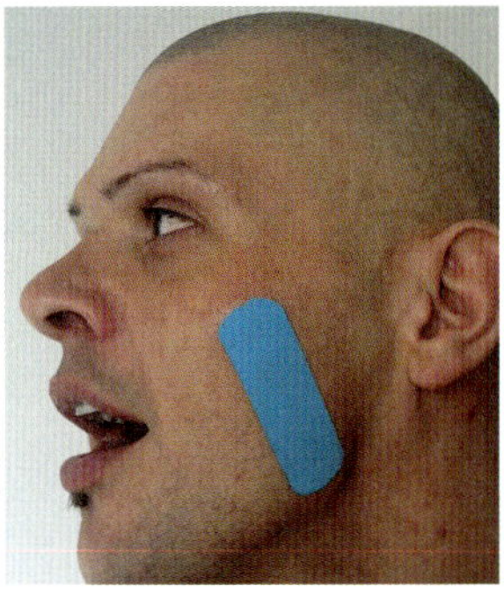

Abbildung 17-88: Hemmung des M. masseter

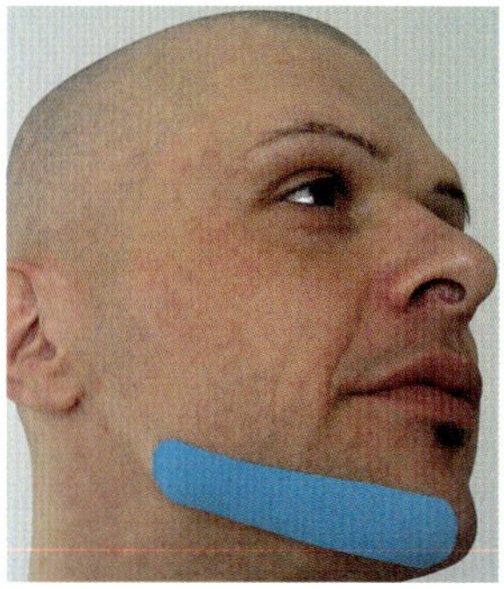

Abbildung 17-89: Faszienkorrektur am Unterkiefer

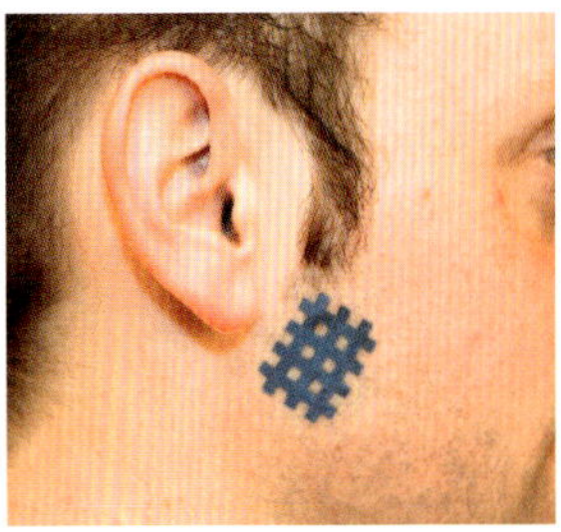

Abbildung 17-90: Gitterpflaster auf Schmerzbereich

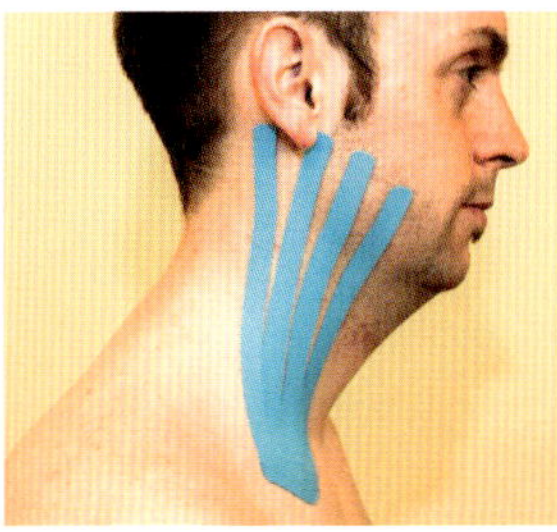

Abbildung 17-91: Lymphanlage zur Entstauung

Knie – Hyperextension

Definition:	Akute oder chronische Überstreckung des Kniegelenks
Ziel der Anlage:	Schmerzlinderung und Extensionshemmung

Korrekturmöglichkeiten:

Funktionelle Korrektur (Abb. 17-92 bis 17-95)	Über dem dorsalen Kniebereich	Max. 50 % Zug

Auch in diesem Bereich lässt sich mit einer funktionellen Korrektur sehr gut arbeiten. Achten Sie darauf, nicht unbeabsichtigt zu viel Zug zu erzeugen, um Reizungen in der Kniekehle zu vermeiden.

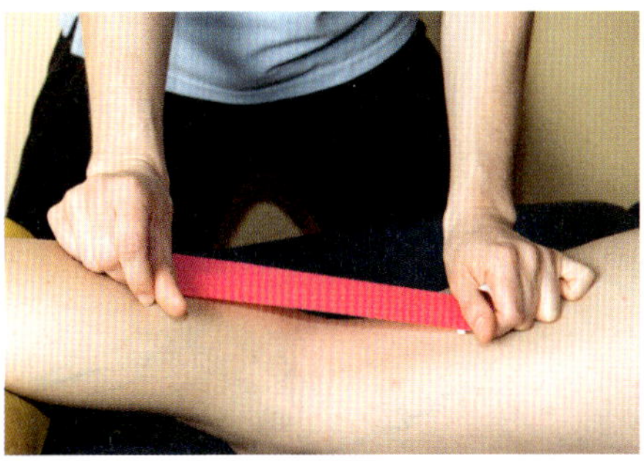

Abbildung 17-92: Knie in Flexion, bimanuelle Brückenbildung mit max. 50 % Zug, Enden ohne Zug anlegen

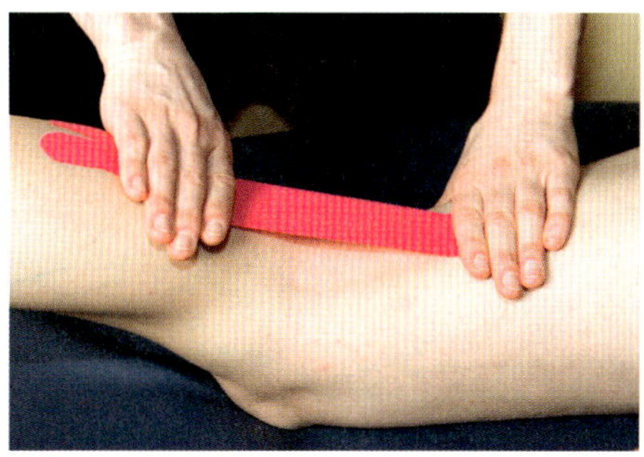

Abbildung 17-93: Enden fixieren, Knie in Extension bringen

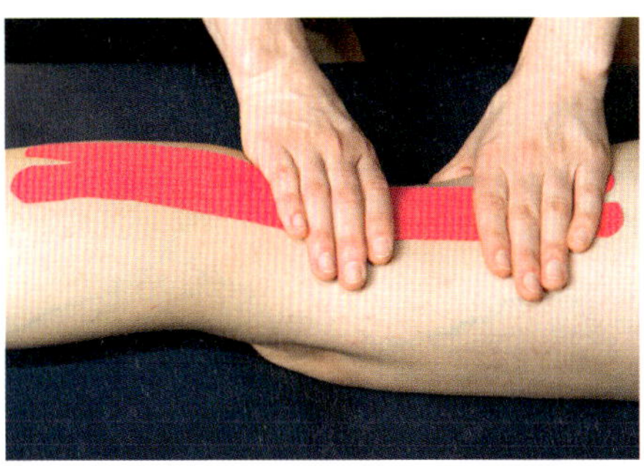

Abbildung 17-94: Tape anstreichen und Kleber aktivieren

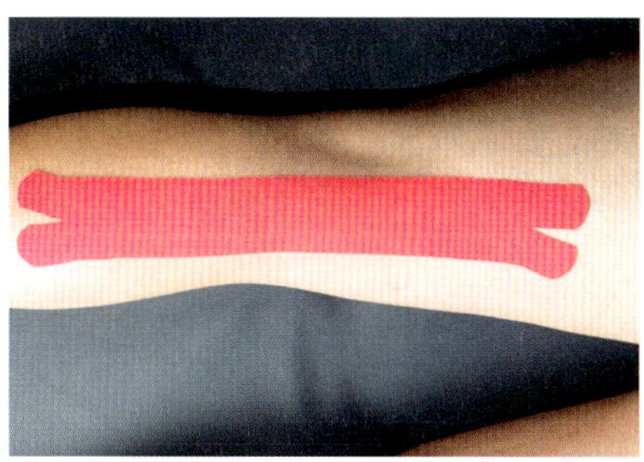

Abbildung 17-95: Fertige Anlage

Kollateralbänder am Kniegelenk – Pathologien

Definition:	Schmerzen und/oder Bewegungseinschränkungen im Bereich der medialen und lateralen Seitenbänder des Kniegelenks. Verursacht durch Arthrose, Läuferknie, Zerrung, Instabilität, Meniskusläsionen etc.
Ziel der Anlage:	Bandstabilisierung, evtl. Hemmung oder Anregung der Muskulatur, Schmerzlinderung

Korrekturmöglichkeiten:

Bandkorrektur (Abb. 17-96)	Mediales Kollateralband am Kniegelenk	Max. 100 % Zug
Sehnenkorrektur (Abb. 17-97)	Über das ventrale Kniegelenk	Max. 75 % Zug

In den **Abb. 17-96** bis **17-99** werden Korrekturen für die Kollateralbänder des Kniegelenks vorgestellt. Im Schmerzareal können alle anderen Techniken (Faszienkorrektur, Lymphanlage, Muskelanlage) indiziert sein.

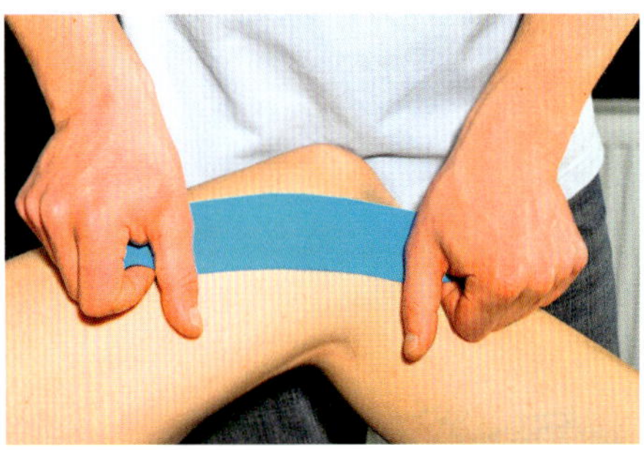

Abbildung 17-96: Korrektur des medialen Kollateralbands. Zur Stabilisierung wird das Tape in leichter Flexion angelegt

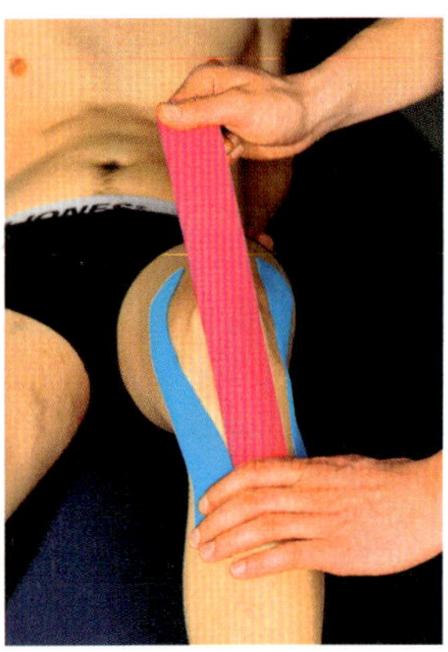

Abbildung 17-97: Sehnenkorrektur unter Vordehnung über das ventrale Kniegelenk

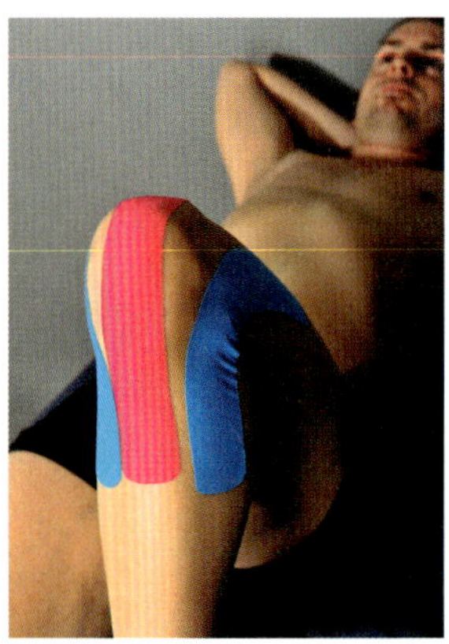

Abbildung 17-98: Fertige Anlage – volles Bewegungsausmaß möglich

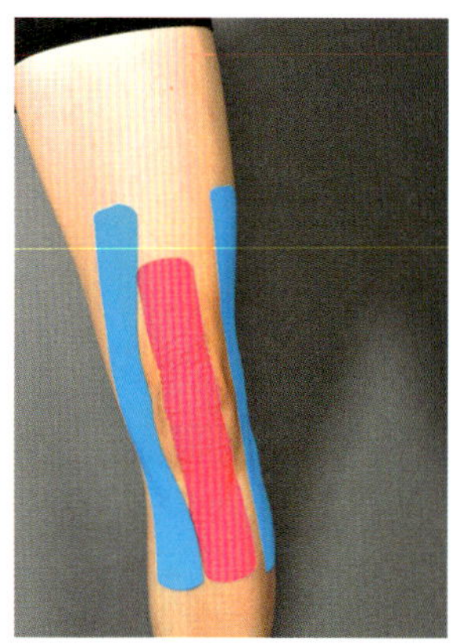

Abbildung 17-99: Fertige Anlage

LWS-Syndrom

Definition:	Lokaler lumbaler Rückenschmerz verschiedenster Ursache
Ziel der Anlage:	Schmerzlinderung und Entlastung des lumbalen Gewebes

Korrekturmöglichkeiten:

Muskelanlage (Abb. 17-100)	Paravertebral im Schmerzbereich	Max. 35 % Zug
Raum schaffende Korrektur (Abb. 17-101)	Über dem Schmerzareal	Max. 35 % Zug

Die **Abb. 17-100** bis **17-102** zeigen Anlagevarianten bei LWS-Syndrom. Für die Muskelanlage kann als Variante zum I-Streifen ein Y-Tape angelegt werden. Je nach Indikation ist auch eine Sehnenkorrektur möglich, mit max. 75 % Zug.

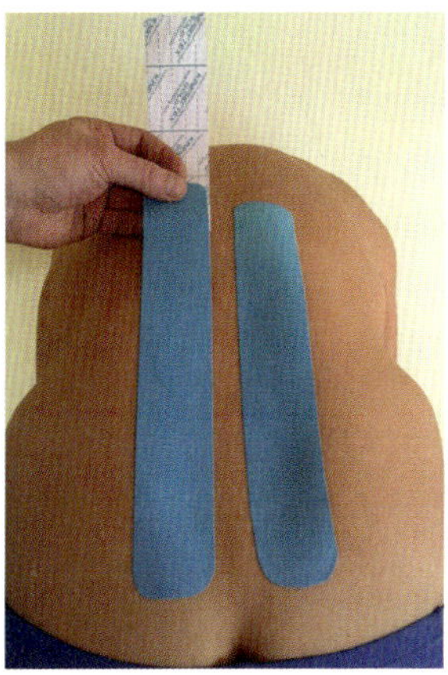

Abbildung 17-100: Anregende Muskelanlage mit I-Streifen

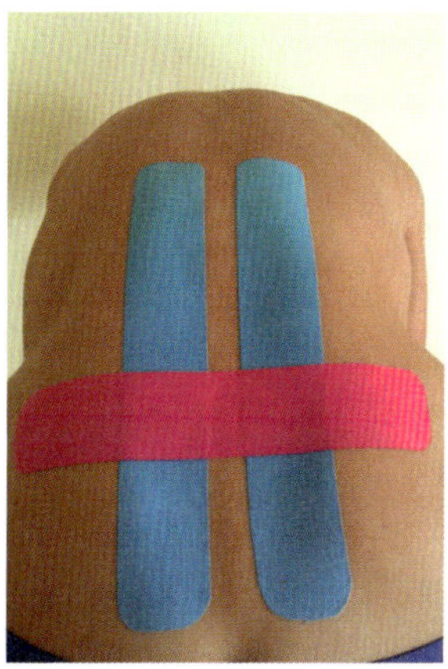

Abbildung 17-101: Raum schaffende Korrektur. Statt einem Querstreifen kann auch ein Stern oder ein Kreuz angelegt werden

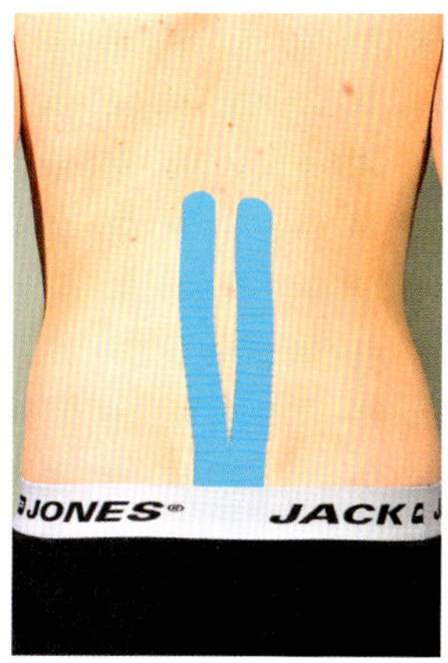

Abbildung 17-102: Anregende Muskelanlage mit Y-Tape

Menstruationsbeschwerden und Miktionsstörung

Definition:	**Menstruationsbeschwerden:** meist krampfartige Schmerzen des Unterleibs, Rückenschmerzen **Miktionsstörung:** Funktionsstörung der Blase
Ziel der Anlage:	**Menstruationsbeschwerden:** Entspannung des Unterleibs, Schmerzlinderung **Miktionsstörung:** Verbesserung der Blasenfunktion durch segmentale Stimulation

Korrekturmöglichkeiten:

Faszien- und Raum schaffende Korrektur (Abb. 17-103)	Unterbauch vertikal, Unterbauch horizontal	Max. 50 % Zug und max. 35 % Zug
Raum schaffende Korrektur (Abb. 17-104)	Unterer Rücken (segmental)	Max. 35 % Zug

In den **Abb. 17-103** und **17-104** sind Korrekturen bei Menstruationsbeschwerden dargestellt.

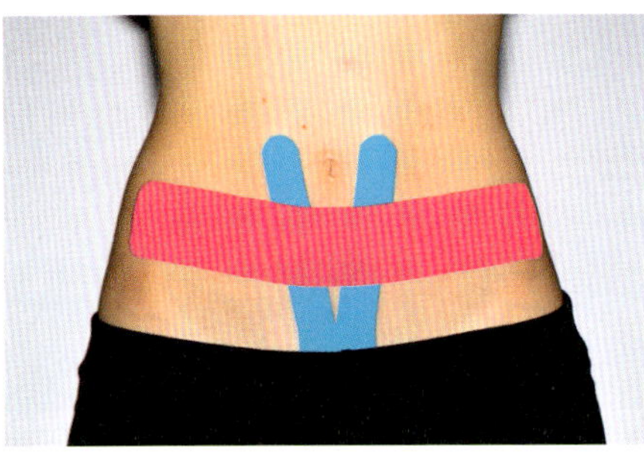

Abbildung 17-103: Ventrale Anlage

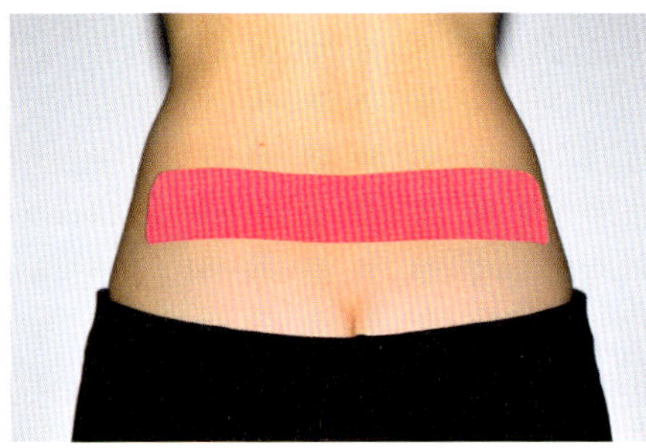

Abbildung 17-104: Dorsale Anlage zur segmentalen Stimulation

Muskelfaserriss

Definition:	Verletzungen der Muskelfasern, meist durch Überbeanspruchung oder Trauma
Ziel der Anlage:	Abtransport von Hämatomen, Schmerzlinderung, Beschleunigung der Wundheilung

Korrekturmöglichkeiten:

Lymphanlage (Abb. 17-105)	Im betroffenen Gebiet	Max. 15 % Zug (bei Hämatombildung max. 20 %)
Muskelanlage (Abb. 17-106)	Im Verlauf des betroffenen Muskels	Max. 25 % Zug

Die **Abb. 17-105** und **17-106** zeigen eine Lymphanlage und eine hemmende Muskelanlage bei Muskelfaserriss. Je nach Indikation bzw. Verletzungsstadium kann auch eine Raum schaffende oder eine Faszienkorrektur sinnvoll sein.

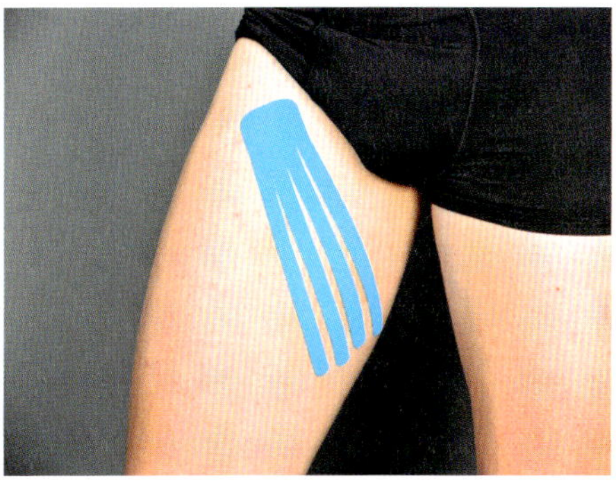

Abbildung 17-105: Lymphanlage

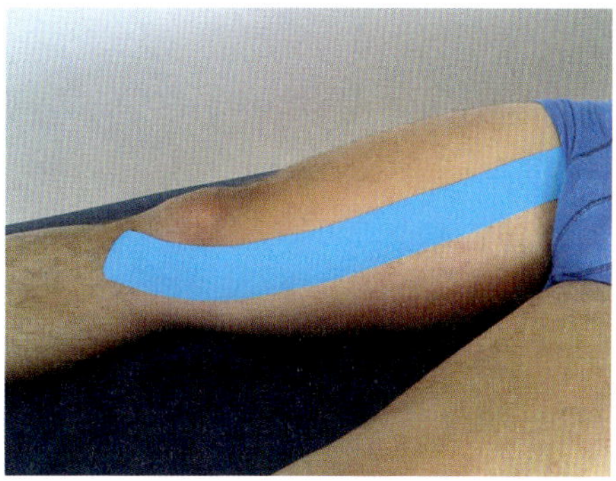

Abbildung 17-106: Hemmende Muskelanlage von distal nach proximal

Nacken-Kombi

Indikationen:	Schmerzen im Schulter-Nacken Bereich auf Grund von Hypermobilität bzw. Hypotonus
Ziel der Anlage:	Stützen der Nackenmuskulatur mit sanfter Entstauung

Korrekturmöglichkeiten:

Muskelanlage (Abb. 17-107)	M. longissimus cervicis	Max. 35 % Zug
Lymphanlage (Abb. 17-107)	Im Schmerzareal bzw. lateral der HWS	Max. 15 % Zug

Für einige Anlagen bzw. anatomische Gegebenheiten eignet sich ein Tape mit 7,5 cm Breite optimal – zum Beispiel auch für diese Nacken-Kombi.
Die mittleren, etwas breiteren Streifen dienen als anregende Muskelanlage im HWS-Bereich und werden entsprechend mit max. 35 % Zug in Vordehnung angelegt. Während die äußeren, schmäleren Streifen mit nur max. 15 % Zug eine Lymphanlage darstellen.

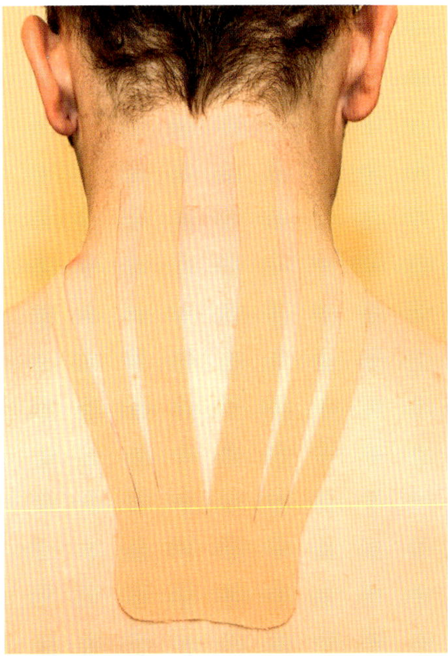

Abbildung 17-107: Kombinationsanlage für Muskulatur und Lymphe

Obstipation

Definition:	Die Darmentleerung verläuft deutlich erschwert und zu selten – meist weniger als 3-mal pro Woche
Ziel der Anlage:	Förderung der Darmtätigkeit und -entleerung

Korrekturmöglichkeiten:

Faszienkorrektur (Abb. 17-108 bis 17-110)	I-Streifen im Verlauf des Dickdarms	Max. 50 % Zug
Faszienkorrektur (Abb. 17-112 bis 17-114)	Als Spirale in Peristaltikrichtung	Max. 50 % Zug

In den **Abb. 17-108** bis **17-114** sind Faszienkorrekturen für Dick- und Dünndarm dargestellt. Man beachte die Rückzugwirkung des Tapes: Anker immer in die Peristaltikrichtung anlegen.

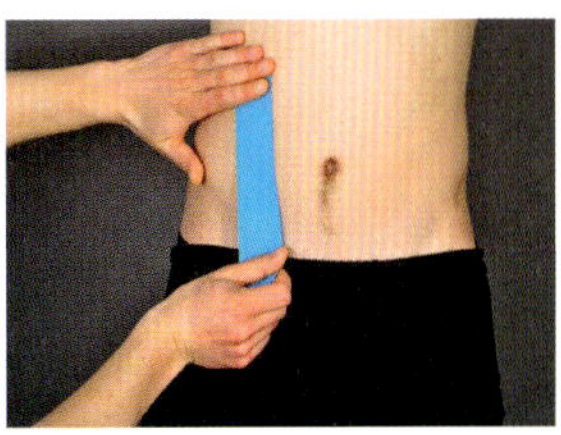

Abbildung 17-108: I-Streifen für den aufsteigenden Teil

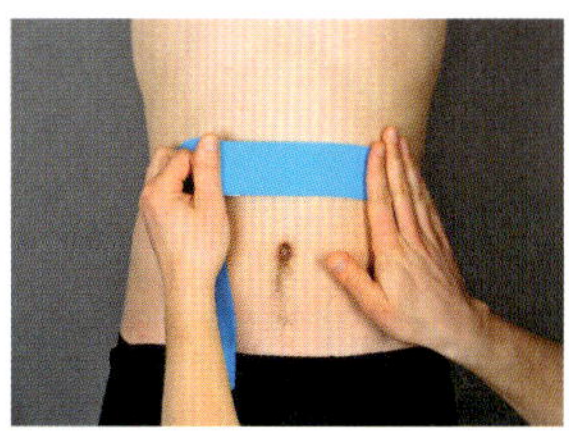

Abbildung 17-109: Ende und Anker sollten sich nicht überlappen

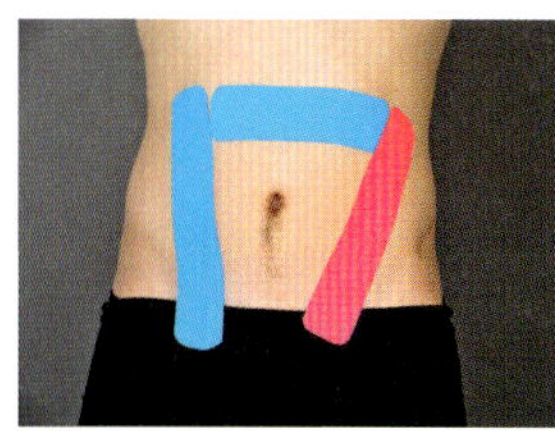

Abbildung 17-110: Fertige I-Streifen-Anlage

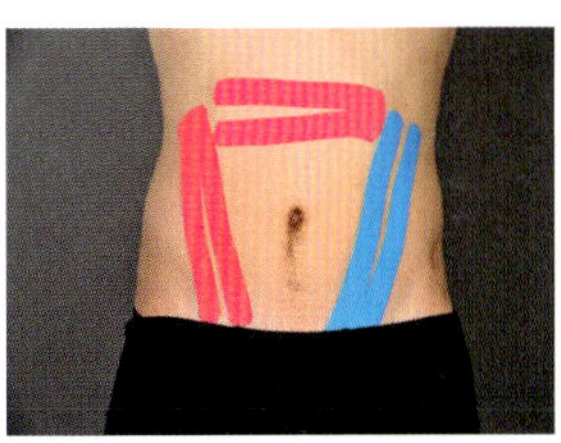

Abbildung 17-111: Y-Tape im Verlauf des Dickdarms

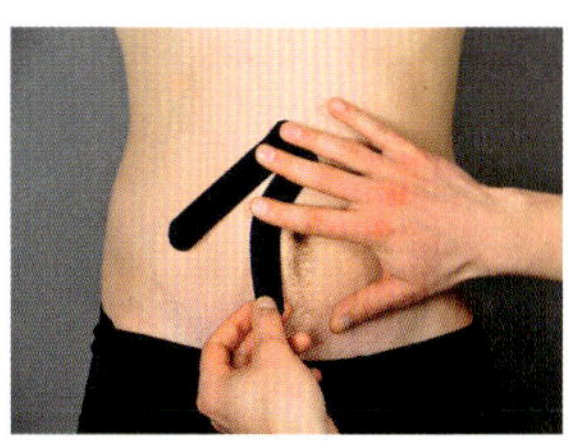

Abbildung 17-112: Anlegen der Spirale, in Kurven Zug reduzieren

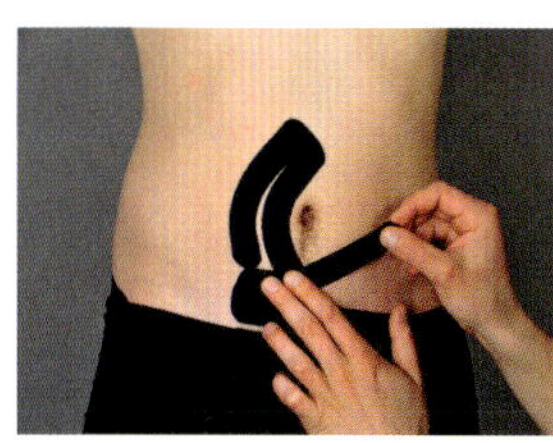

Abbildung 17-113: Tapes nicht überlappen

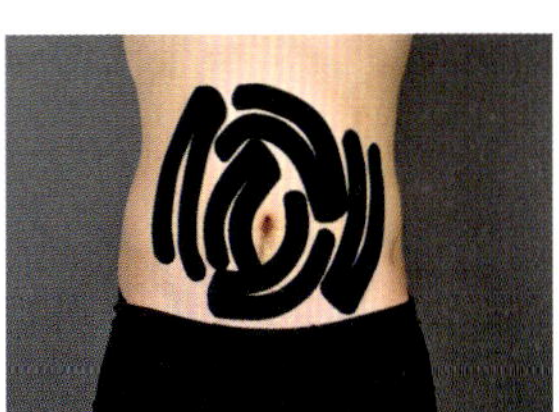

Abbildung 17-114: Fertige Spirale. Anlage stimuliert gesamte Peristaltik

Patellalateralisation (Forts. n. Seite)

Definition:	Die Patella ist nach lateral fehlgestellt. Häufig durch Schwäche des M. vastus medialis, ausgelöst durch Traumen, muskuläre Dysbalance etc.
Ziel der Anlage:	Optimale Positionierung und Führung der Patella

Korrekturmöglichkeiten:

Mechanische Korrektur (Abb. 17-115 bis 17-120)	Über der Patella	Max. 75 % Zug

In den **Abb. 17-115** bis **17-120** wird der Ablauf einer mechanischen Korrektur in Bewegung, mit zwei Y-Tapes geschildert. Als Variante kann auch eine Faszienkorrektur angebracht werden: von medial nach lateral, mit max. 50 % Zug, der Anker befindet sich medial, Zugwirkung zum Anker.

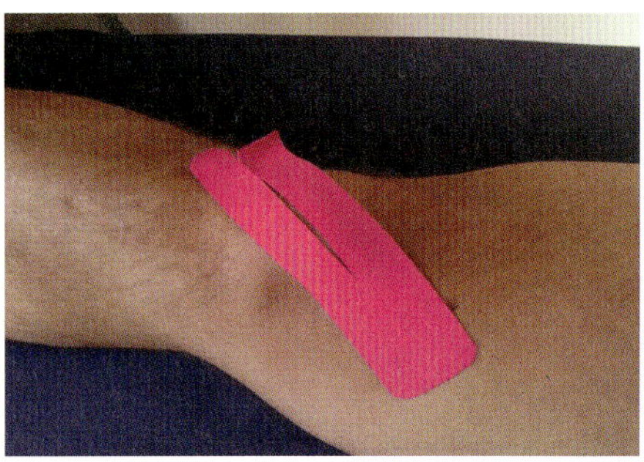

Abbildung 17-115: Y-Tape, Anker ohne Zug

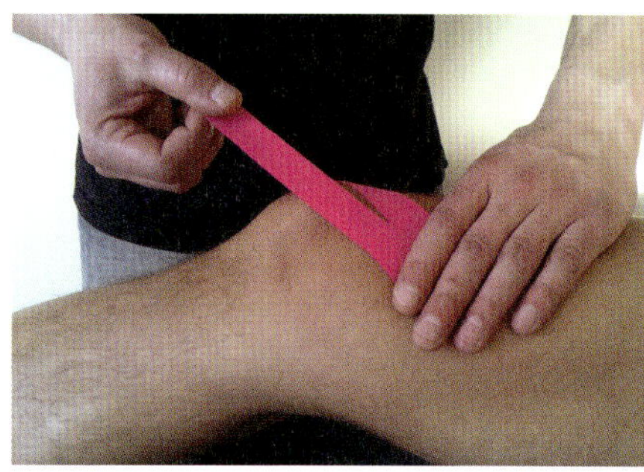

Abbildung 17-116: Anker fixieren

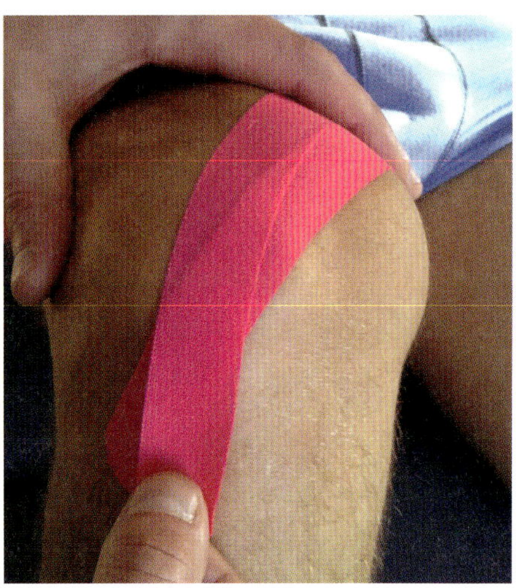

Abbildung 17-117: Zügel einzeln mit max. 75 % Zug unter aktiver Flexion mittig über die Patella anlegen

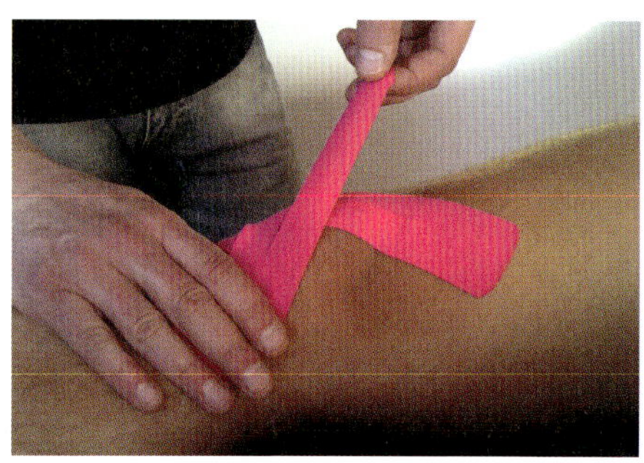

Abbildung 17-118: Erstes Y-Tape von oben medial nach unten lateral, zweites Y-Tape von unten medial nach oben lateral anbringen

Patellalateralisation (Forts.)

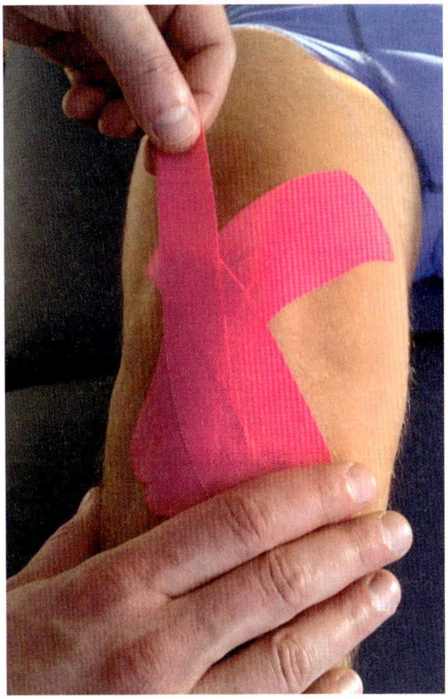

Abbildung 17-119: Ende ohne Zug in maximaler Flexion anlegen

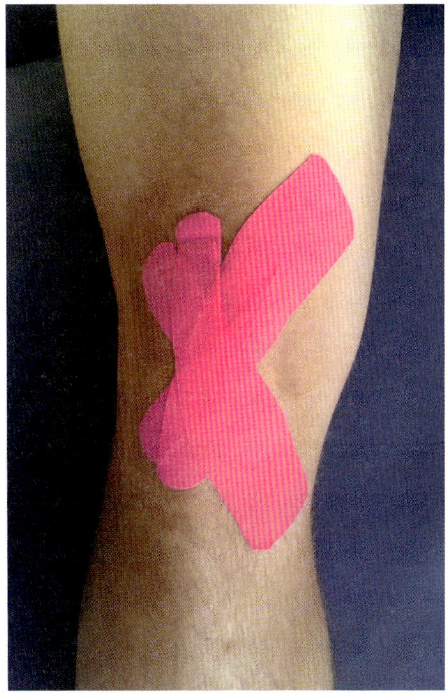

Abbildung 17-120: Fertige Korrekturanlage. Alle Streifenenden sollen Hautkontakt haben, um die Haftung zu gewährleisten

Die Patella kann auch vom Therapeuten manuell in die gewünschte Position gebracht werden.

Patellaspitzensyndrom

Definition:	Schmerzen und Druckempfindlichkeit der Patellasehne, speziell in Beugebelastung
Ziel der Anlage:	Entlastung und Stabilisierung

Korrekturmöglichkeiten:

Sehnenkorrektur (Abb. 17-121)	Patellasehne	Max. 75 % Zug
Sehnenkorrektur (Abb. 17-122 bis 17-124)	Quer zur Patellasehne	Max. 75 % Zug

In den **Abb. 17-121** bis **17-124** sind Korrekturen für die Patellasehne dargestellt. Es ist auch möglich quer zur Patellasehne eine Raum schaffende Korrektur mit max. 35 % Zug, und darüber die Sehnenkorrektur entlang der Patellasehne anzulegen.

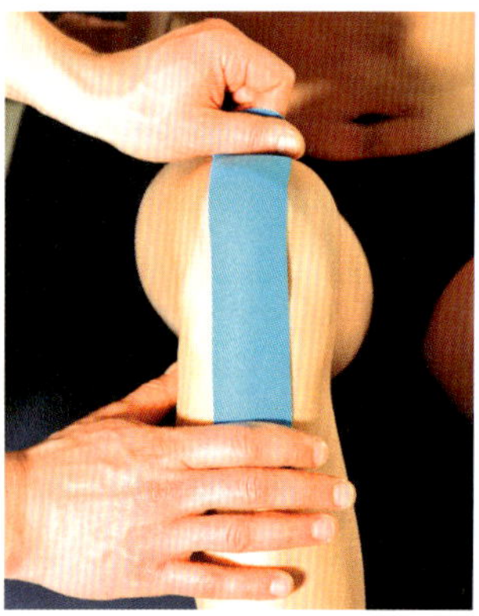

Abbildung 17-121: Sehnenkorrektur entlang der Patellasehne

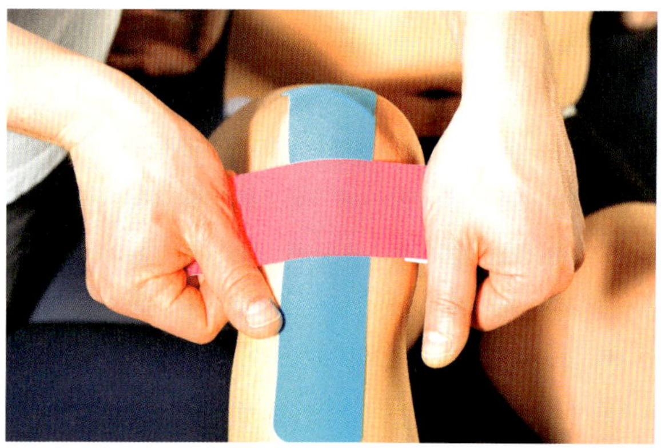

Abbildung 17-122: Sehnenkorrektur quer zur Patellasehne

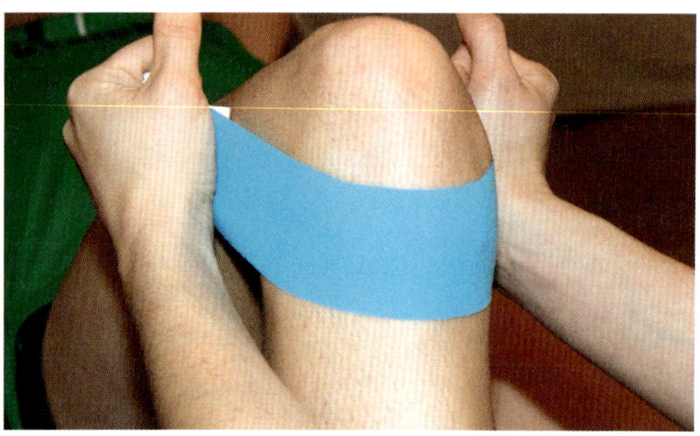

Abbildung 17-123: Sehnenkorrektur in Flexion, bimanuell U-förmig anlegen

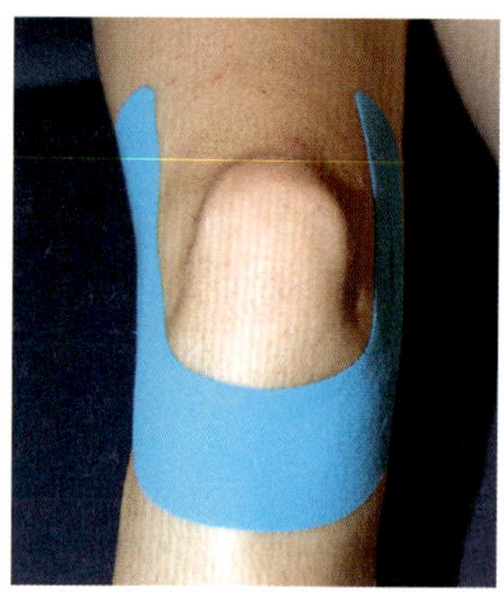

Abbildung 17-124: Fertige Anlage in Extension

Restless Legs-Syndrom

Definition:	Ruheloses Gefühl in den Beinen (und Füßen). Meist einhergehend mit Gefühlsstörungen und Bewegungsdrang, manchmal treten auch unwillkürliche Bewegungen auf
Ziel der Anlage:	Beruhigende Wirkung auf die Nervenbahnen, über die Reizleitung der Hautrezeptoren

Korrekturmöglichkeiten:

Lymphanlage (Abb. 17-125)	Gesamtes Bein	Max. 10 % Zug

Beim Restless Legs-Syndrom (**Abb. 17-125** bis **17-127**) wird für die Lymphanlage ein möglichst geringer Zug (max. 10 % oder *Paper off*) angesetzt, und es werden sehr dünne Streifen verwendet – das Tape wird geachtelt! Dadurch wird eine sehr gute Stimulation der Nervenbahnen erzielt. Anlagerichtung von distal nach proximal.

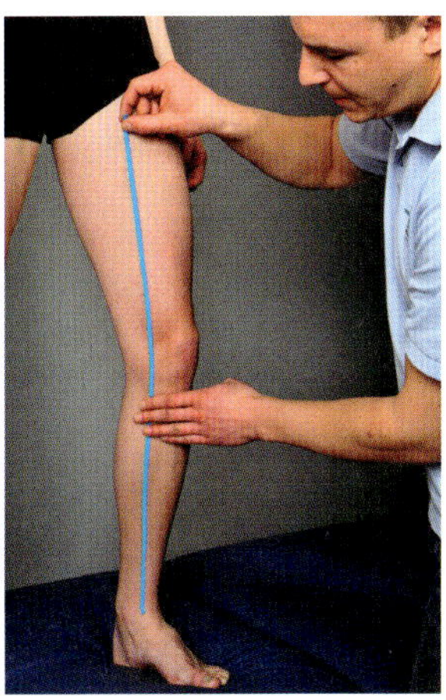

Abbildung 17-125: Anlegen des Lymphtapes unter aktiver oder passiver Vordehung

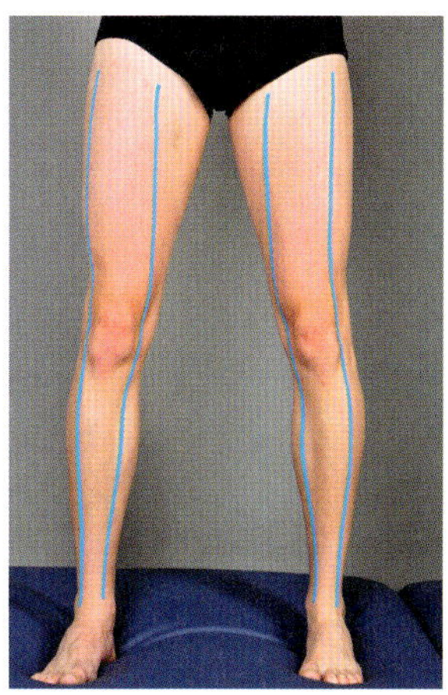

Abbildung 17-126: Ventrale Lymphanlage

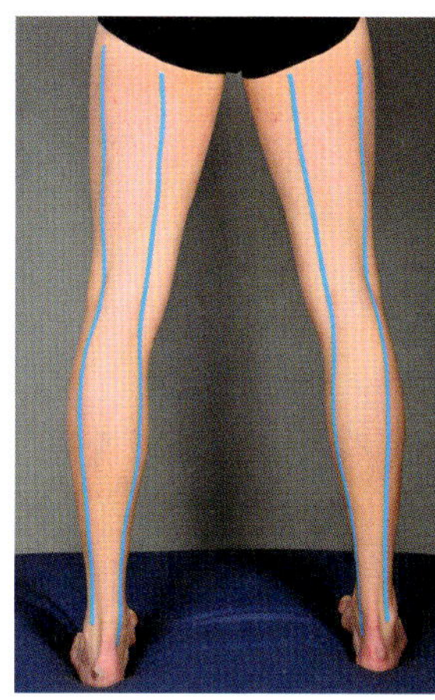

Abbildung 17-127: Dorsale Lymphanlage

Rotatorenmanschette (Forts. n. Seite)

Definition:	Ein Konstrukt vier verschiedener Muskeln und deren Sehnen, welches über dem Humeruskopf eine überdachende Manschette bildet und somit dem Schultergelenk Stabilität und Führung gibt, speziell in Rotationsbewegungen.
Indikationen:	Postoperativ bzw. posttraumatisch bei Verletzungen der Rotatorenmanschette, bei Abnützungs- und Degenerationserscheinungen, etc.
Ziel der Anlage:	Je nach Indikation Entlastung bzw. Unterstützung einzelner Muskeln, und/oder Stabilisierung der gesamten Struktur.

Korrekturmöglichkeiten:

Muskelanlagen (Abb. 17-128 bis 17-131)	M. supraspinatus M. infraspinatus M. subscapularis M. teres minor	Max. 25 %/35 % Zug
Muskelanlage (Abb. 17-132)	M. deltoideus	Max. 25 %/35 % Zug
Mechanische Korrektur (Abb. 17-133, 17-134)	Proximaler Humerus	Max. 75 % Zug

Die Abb. 17-128 bis 17-132 zeigen Muskelanlagen zu Hemmung oder Anregung – je nach Indikation. Die Auswahl der Muskelanlagen erfolgt nach Befund. Erfahrungsgemäß ist es nicht sinnvoll, alle Muskelanlagen gleichzeitig anzubringen.

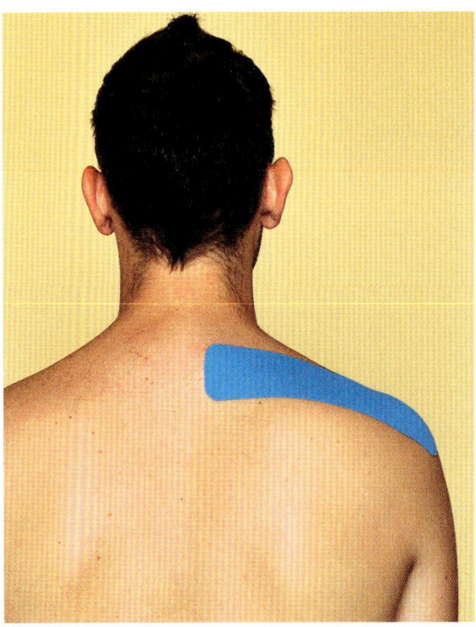

Abbildung 17-128: M. supraspinatus

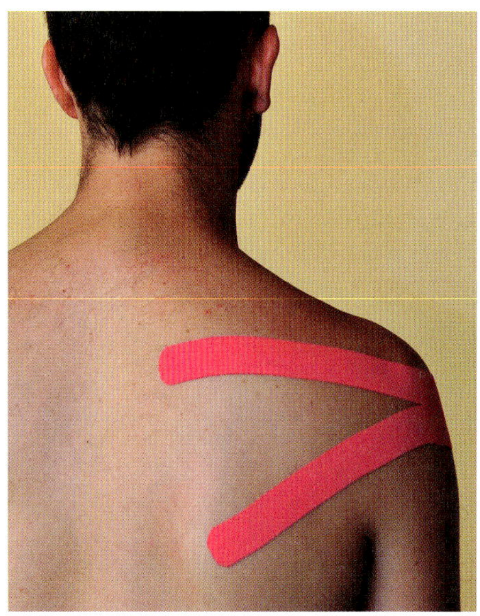

Abbildung 17-129: M. infraspinatus

Rotatorenmanschette (Forts.)

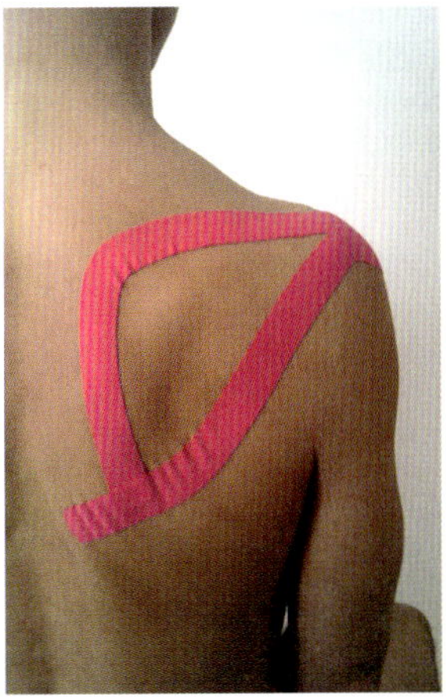

Abbildung 17-130: M. subscapularis

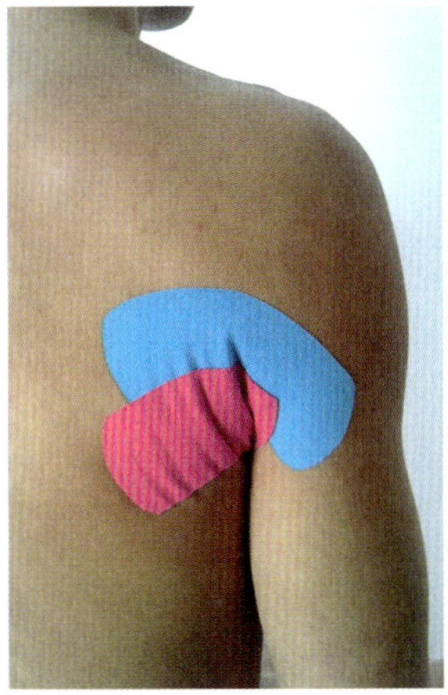

Abbildung 17-131: M. teres minor

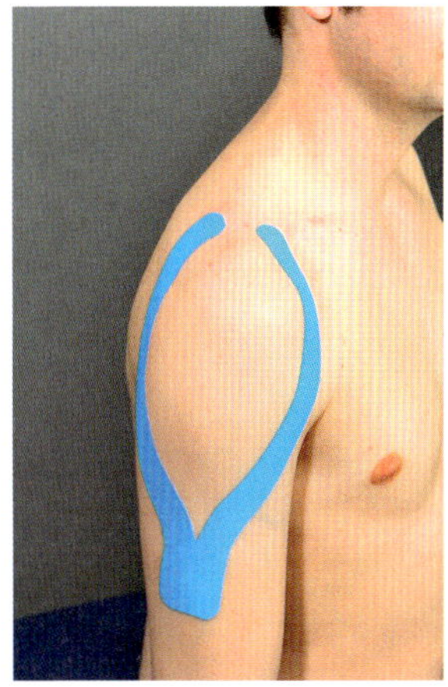

Abbildung 17-132: M. deltoideus als Ergänzung

Eine Möglichkeit der sanften Stabilisierung bzw. Entlastung der Rotatorenmanschette zeigen die Abb. 17-133 und 17-134.

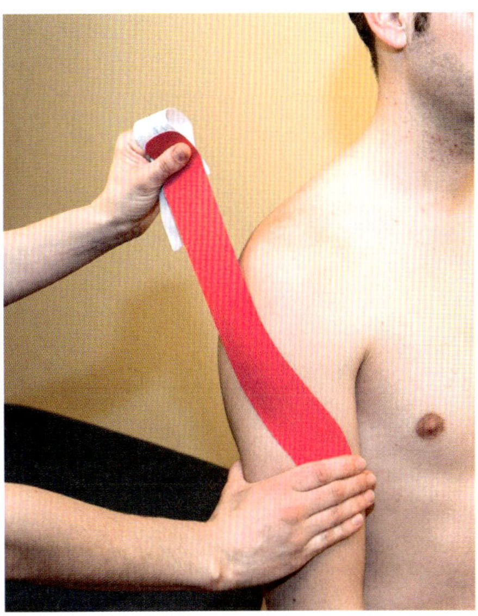

Abbildung 17-133: Anker des ersten Zügel am ventralen Humerus fixieren und mit max. 75 % Zug zur dorsalen Schulter führen. Ende ohne Zug anlegen. Zweiten Zügel entsprechend gegenläufig anbringen.

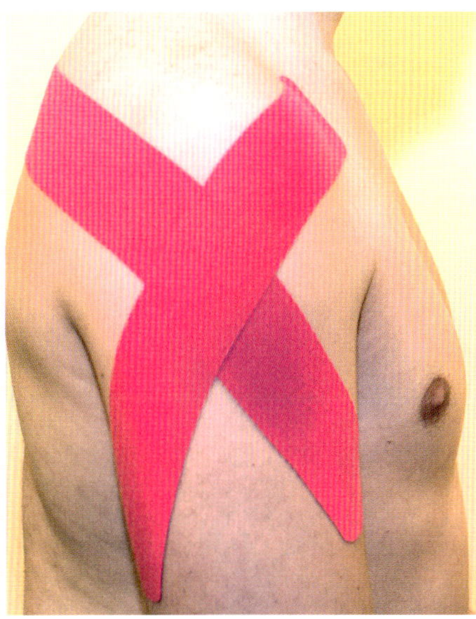

Abbildung 17-134: Fertige Anlage

Schleudertrauma

Definition:	Verletzung der Weichteile (Muskulatur, Bänder, Sehnen, Bandscheiben, Gefäße, Faszien) im Bereich der HWS, mit vielen Begleitsymptomen: Schwindel, Funktionsstörungen der betroffenen Muskeln, Schlafstörungen, Gleichgewichtsstörungen, Hör- und Sehstörungen etc.
Ziel der Anlage:	Stabilisierung, Mobilisierung, Schmerzbehandlung, Lymphdynamik verbessern etc.

Korrekturmöglichkeiten:

Muskelanlage (Abb. 17-135)	M. sternocleidomastoideus M. trapezius descendens M. levator scapulae M. longissimus cervicis	Max. 25 % Zug hemmend oder 35 % Zug anregend
Muskel- und Raum schaffende Korrektur (Abb. 17-136)	M. longissimus cervicis und über dem betroffenen Areal	Max. 25 % Zug hemmend oder 35 % Zug für Raumschaffung
Lymphanlage (Abb. 17-137)	Über dem betroffenen Areal	Max. 15 % Zug

In den Abb. **17-135** bis **17-137** werden drei Anlagemöglichkeiten bei Schleudertrauma aufgezeigt. Ob die Muskelanlage hemmend oder anregend wirken soll, richtet sich nach dem Untersuchungsbefund.

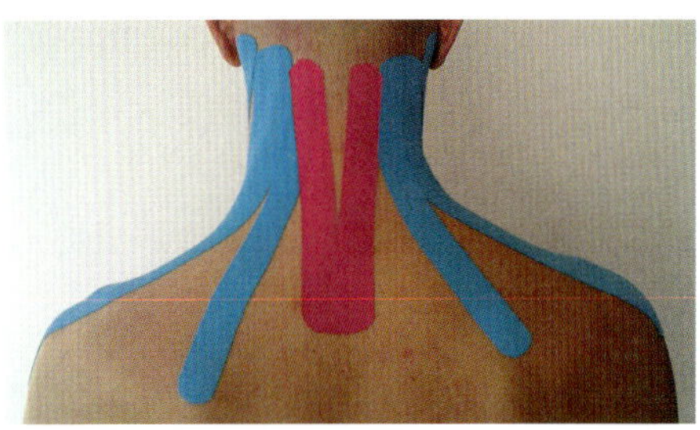

Abbildung 17-135: Muskelanlage

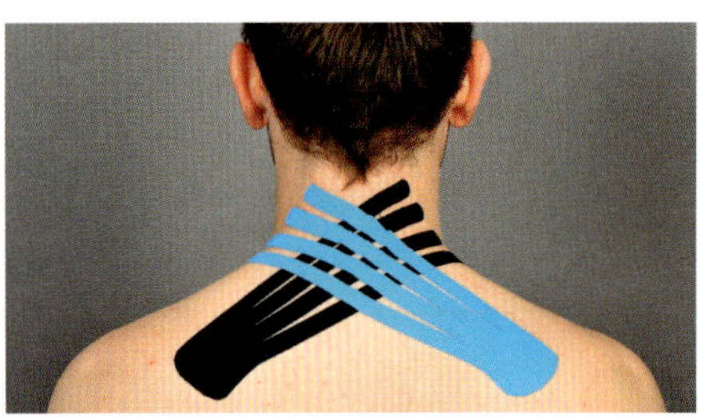

Abbildung 17-137: Lymphanlage

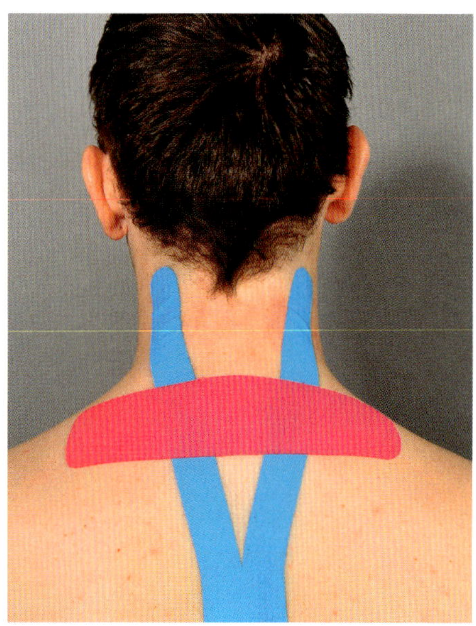

Abbildung 17-136: Muskelanlage und Raum schaffende Korrektur

Sinusitis

Definition:	Entzündung der Stirn- und Nebenhöhlen
Ziel der Anlage:	Entlastung der Faszie. Anregung der Sekretion der Schleimhäute

Korrekturmöglichkeiten:

Faszienkorrektur (Abb. 17-138, 17-139)	Nebenhöhlen	Max. 50 % Zug
Technik nach «A+O» (Abb. 17-140 bis 17-142)	Nebenhöhlen	Max. 15 % Zug

Die **Abb. 17-138** und **17-139** zeigen eine Y-Tape-Anlage bei Sinusitis. In den **Abb. 17-140** bis **17-142** wird eine Variante geschildert, die bei Nebenhöhlenproblematik und zur Unterstützung der Nasenatmung (speziell im Sport) sehr hilfreich ist.

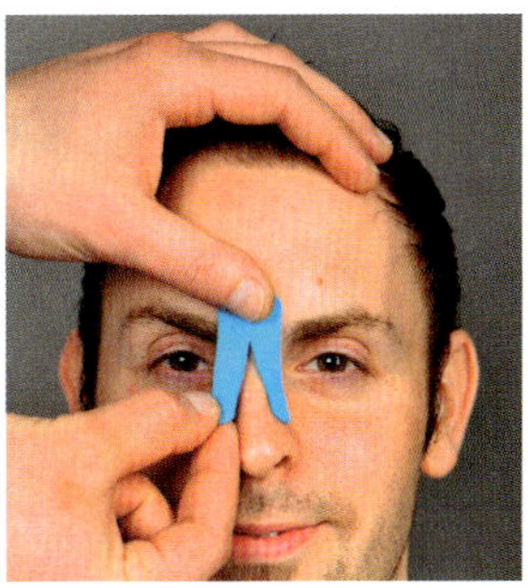

Abbildung 17-138: Faszienkorrektur mit Y-Tape

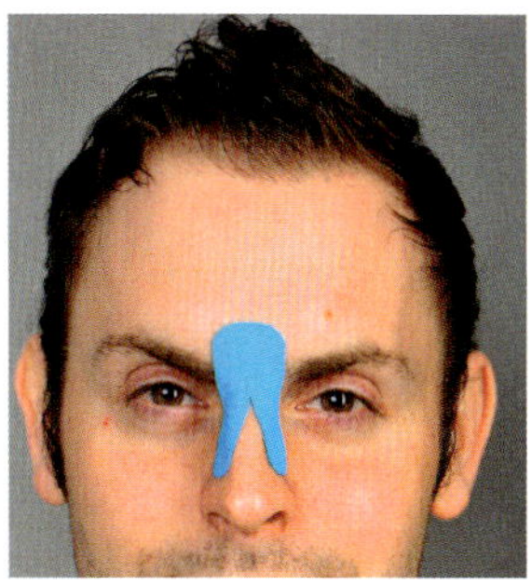

Abbildung 17-139: Fertige Y-Tape-Anlage

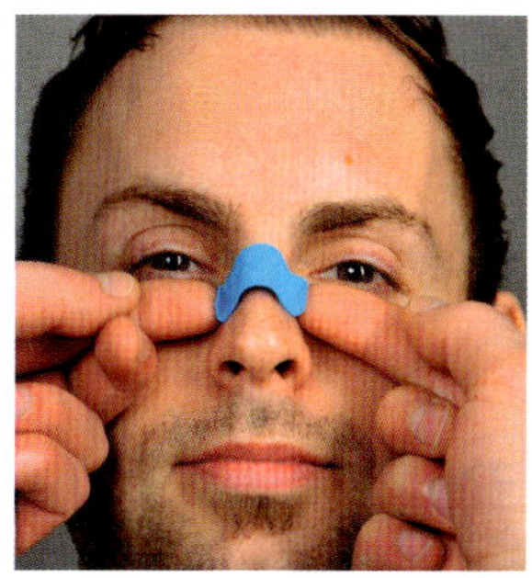

Abbildung 17-140: Die Enden ohne Zug knapp über den Nasenflügeln anlegen, so dass ein Freiraum zwischen Tape und Nase bleibt

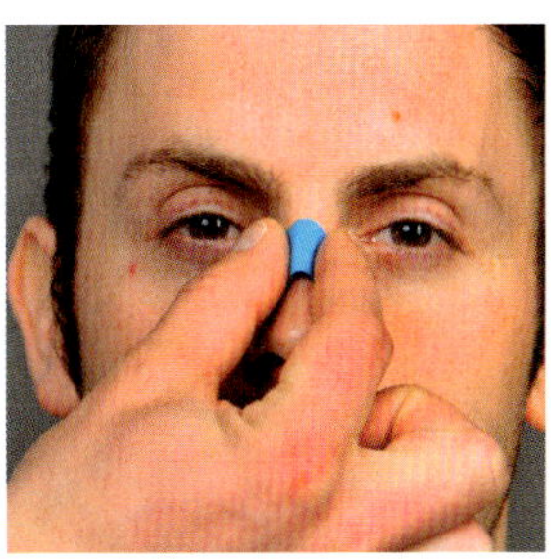

Abbildung 17-141: Die Basis zwischen die Finger nehmen, und das Tape unter ganz leichtem Zug zusammenkleben

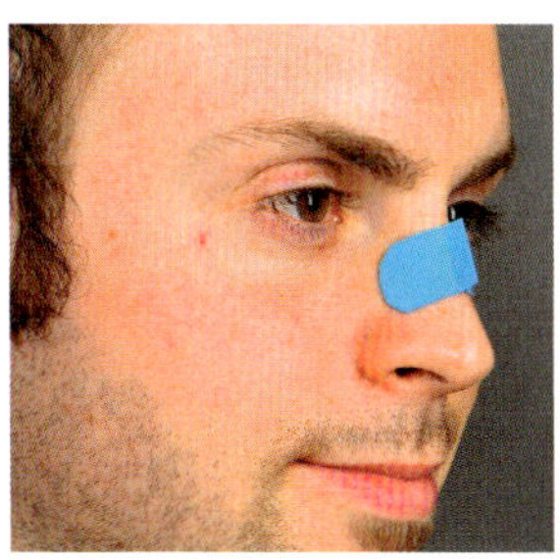

Abbildung 17-142: Fertige Anlage

Spreizfuß, Senkfuß, Plattfuß (Forts. n. Seite)

Definition:	**Spreizfuß:** Absenkung des Fußquergewölbes **Senkfuß, Plattfuß:** Abflachung des Fußlängsgewölbes
Ziel der Anlage:	Unterstützung des Quer- und Längsgewölbes

Korrekturmöglichkeiten:

Sehnenkorrektur (Abb. 17-143)	Plantarfaszie	Max. 75 % Zug
Sehnenkorrektur mit doppeltem I-Streifen (Abb. 17-144 bis 17-147)	Quergewölbe	Max. 75 % Zug
Sehnenkorrektur (Abb. 17-148)	Längsgewölbe	Max. 75 % Zug
Sehnenkorrektur (Abb. 17-149)	Quergewölbe	Max. 75 % Zug

Die **Abb. 17-143** bis **17-149** zeigen Korrekturen bei Senk- und Spreizfuß.

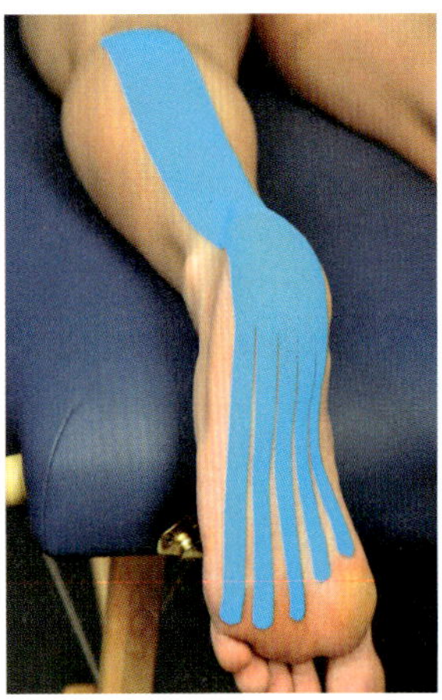

Abbildung 17-143: Korrektur der Plantarfaszie

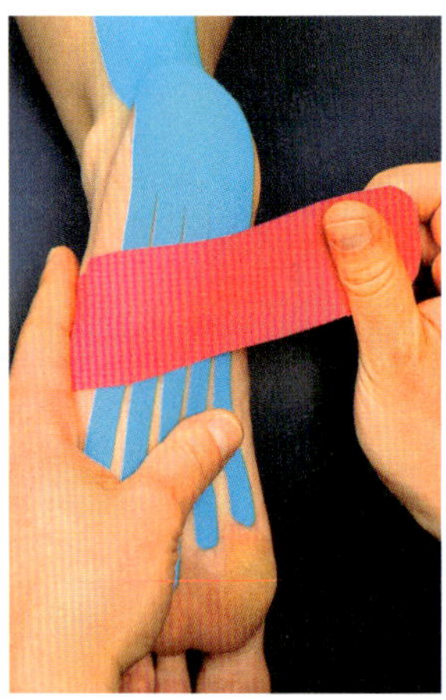

Abbildung 17-144: Sehnenkorrektur für das Quergewölbe, I-Streifen

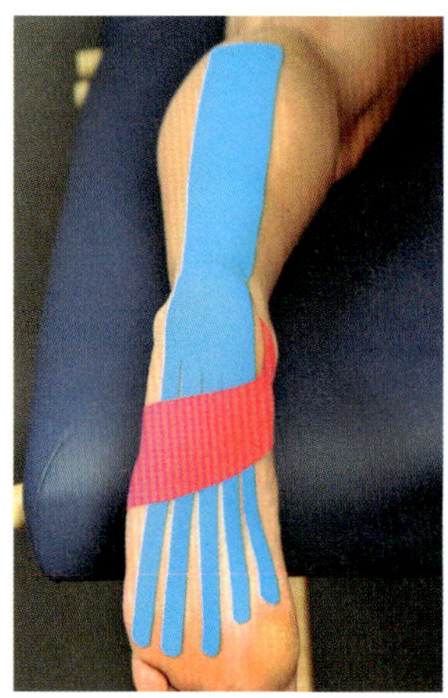

Abbildung 17-145: Fertige I-Streifen-Anlage zur Druckentlastung

Spreizfuß, Senkfuß, Plattfuß (Forts.)

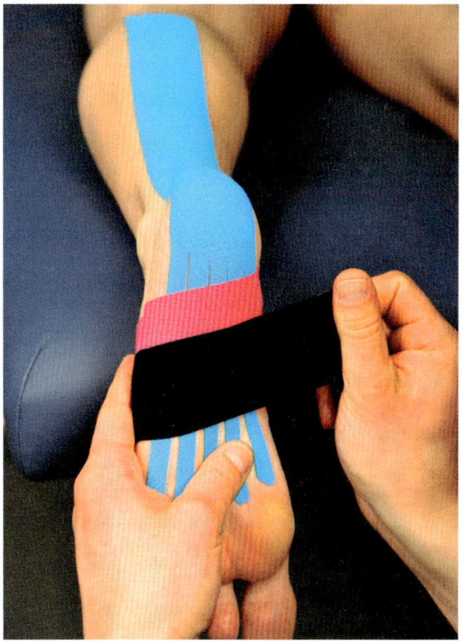

Abbildung 17-146: Je nach Indikation können zwei Streifen angelegt werden

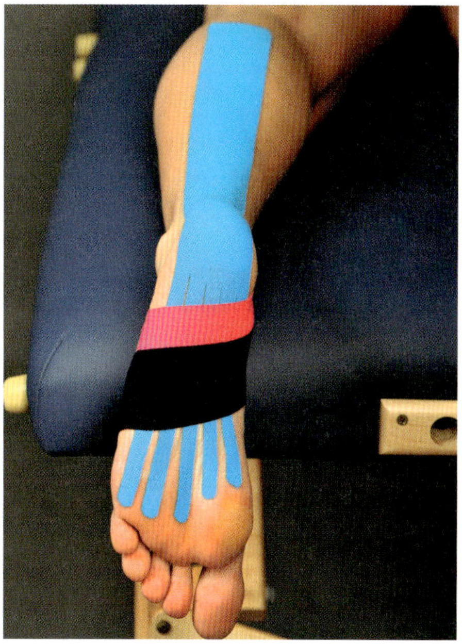

Abbildung 17-147: Fertige Doppel-I-Streifen-Anlage

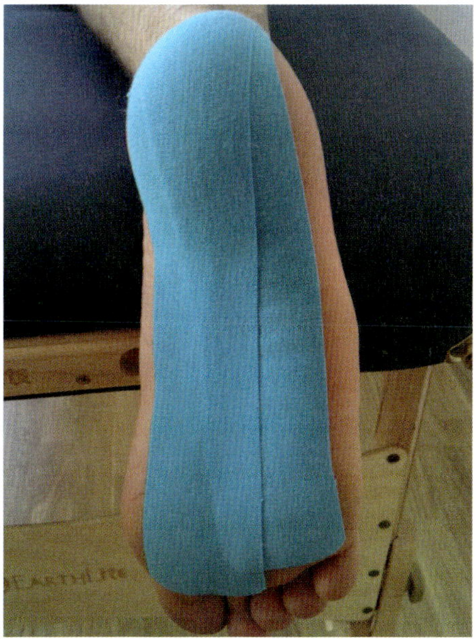

Abbildung 17-148: Korrektur für das Längsgewölbe, zwei I-Streifen

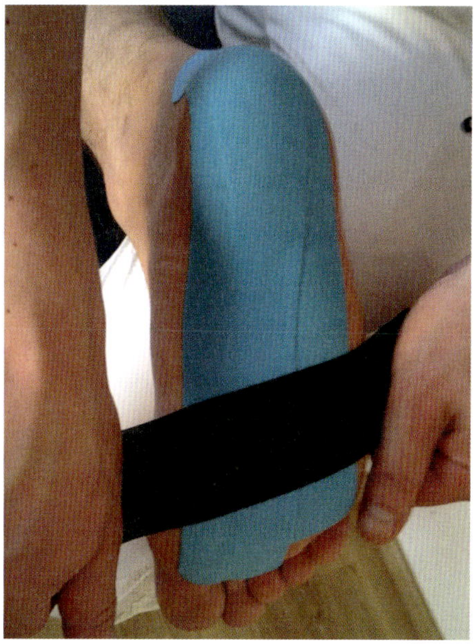

Abbildung 17-149: I-Streifen zur Druckentlastung des Quergewölbes

Sprunggelenkläsion (Forts. n. Seite)

Definition:	Schmerzen und/oder Einschränkung im Bewegungs- und Belastungsausmaß der Sprunggelenke. Verursacht durch Kapsel-Band-Verletzungen, Distorsionen, Instabilität, Hypermobilität, Arthrose etc.
Ziel der Anlage:	Stabilisierung, Wiederherstellung bzw. Verbesserung der Beweglichkeit, Schmerzlinderung

Korrekturmöglichkeiten:

Raum schaffende Korrektur (Abb. 17-150)	Sprunggelenk	Max. 35 % Zug
Lymphanlage (Abb. 17-151)	Sprunggelenk	Max. 15 % Zug
Mechanische Korrekturen (Abb. 17-152 bis 17-171)	Sprunggelenk	Max. 75 % Zug

In den **Abb. 17-150** bis **17-156** werden Anlagen bei Sprunggelenkläsion vorgestellt. In der Akutphase eignet sich die Lymphanlage gut zum Abbau der Schwellung.

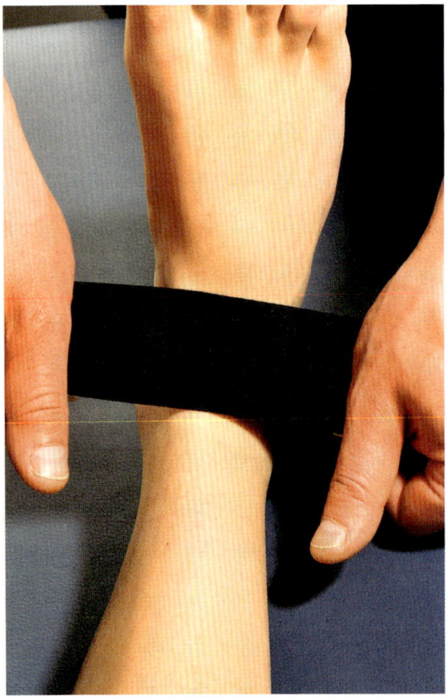

Abbildung 17-150: Raumschaffung über dem schmerzenden Areal

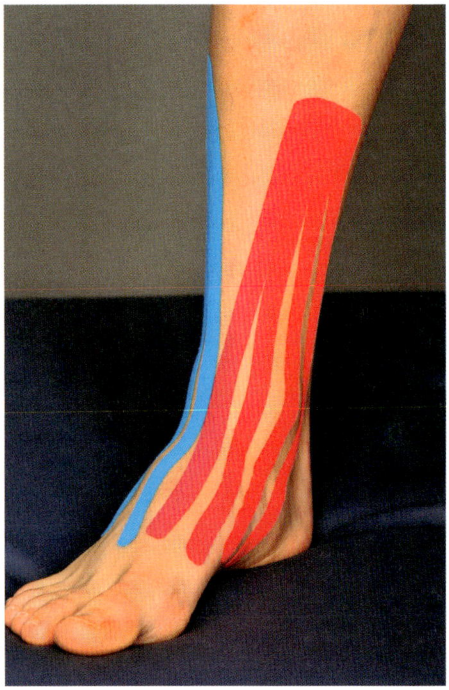

Abbildung 17-151: Lymphanlage mit beidseitigem Fächer in Abflussrichtung

Sprunggelenkläsion (Forts.)

Die im Folgenden dargestellten Schlaufentechniken sind teilweise dem klassischen Taping mit straffen Bändern entlehnt, und eignen sich hervorragend zur Stabilisierung. Auswahl und Ausrichtung der Schlaufen richtet sich nach dem Zielgewebe.

Schlaufentechnik A:

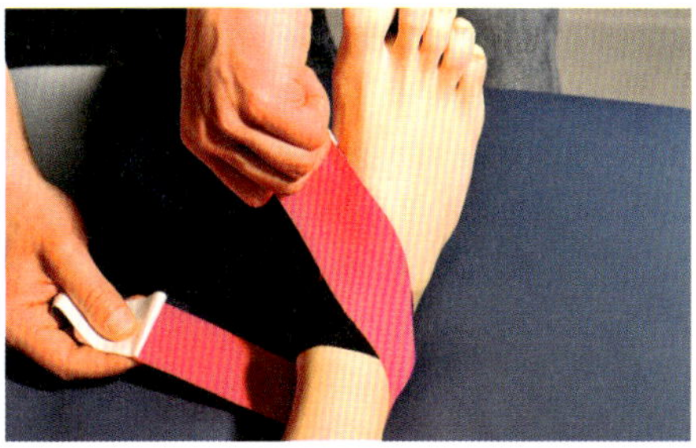

Abbildung 17-152: Die erste Schlaufe stabilisiert das obere Sprunggelenk. Die Mitte des Tapes als Anker auf die vorgedehnte Achillessehne kleben, ohne Zug. Mit max. 75 % Zug die Streifen über die Malleolen nach ventral, quer über das Sprunggelenk anlegen

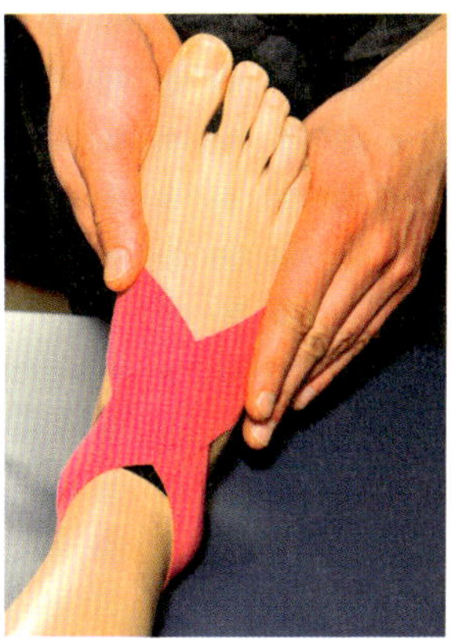

Abbildung 17-153: Fertige Schlaufe, Ende ohne Zug

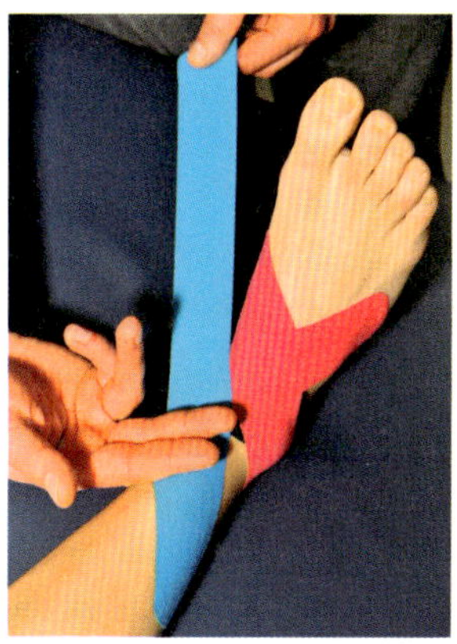

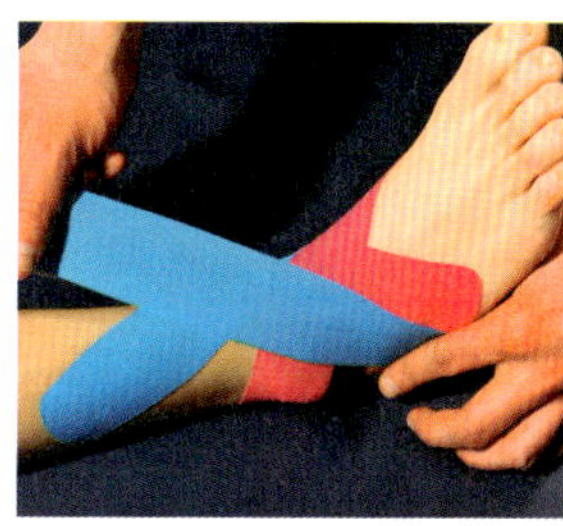

Abbildung 17-154 und 17-155: Die zweite Schlaufe stabilisiert das untere Sprunggelenk. Anker ohne Zug auf laterale Seite des Unterschenkels ankleben. Tape mit max. 75 % Zug zur medialen Fußkante, über die Füße und die laterale Fußkante bis zum medialen Unterschenkel anlegen. Ende ohne Zug

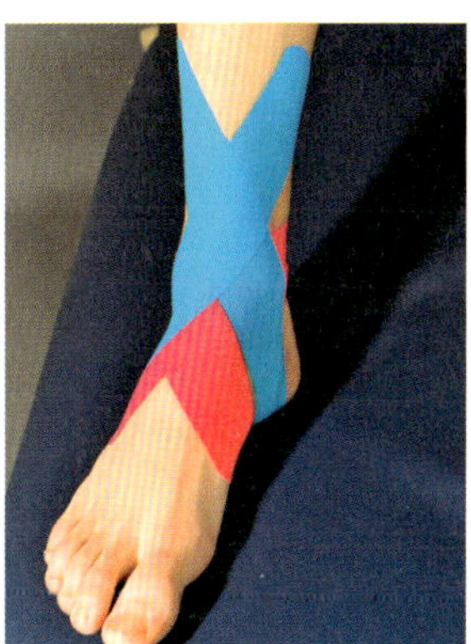

Abbildung 17-156: Fertige Anlage

Sprunggelenkläsion (Forts.)

Schlaufentechnik B:

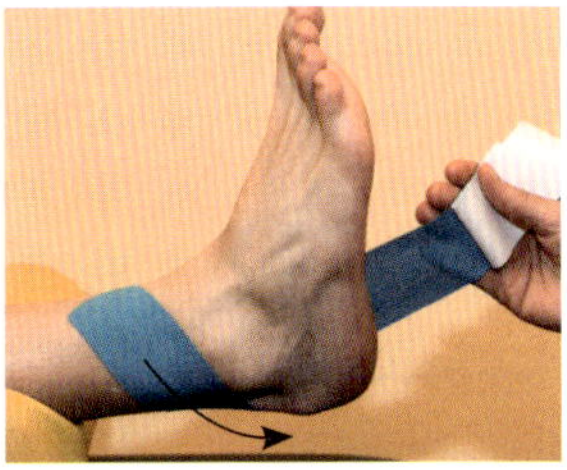

Abbildung 17-157: Fuß in ca. 90° Position einstellen, Anker ventral über dem Sprunggelenk fixieren.

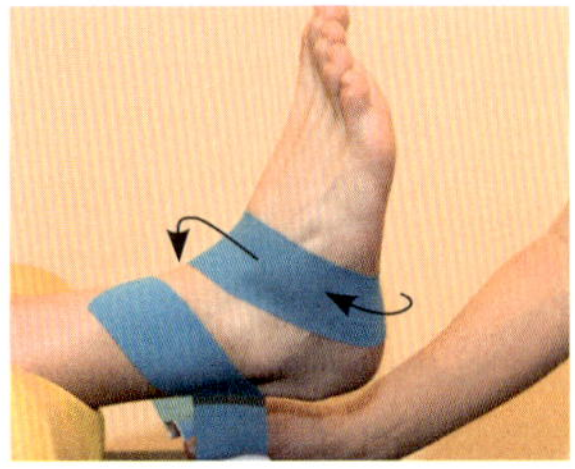

Abbildung 17-158: Anlegen laut Pfeilrichtung, max. 75 % Zug

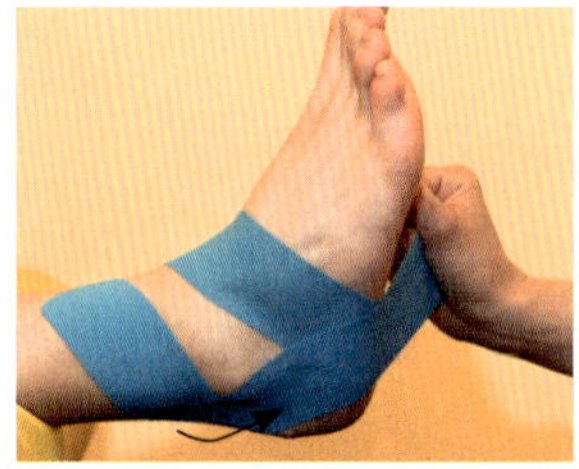

Abbildung 17-159: Anlegen laut Pfeilrichtung

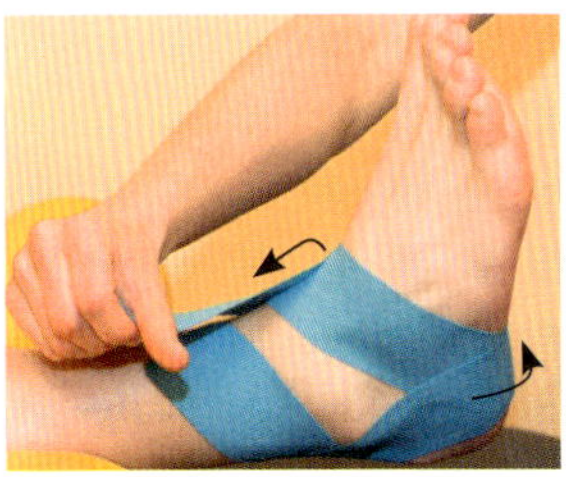

Abbildung 17-160: Pfeilrichtung folgen

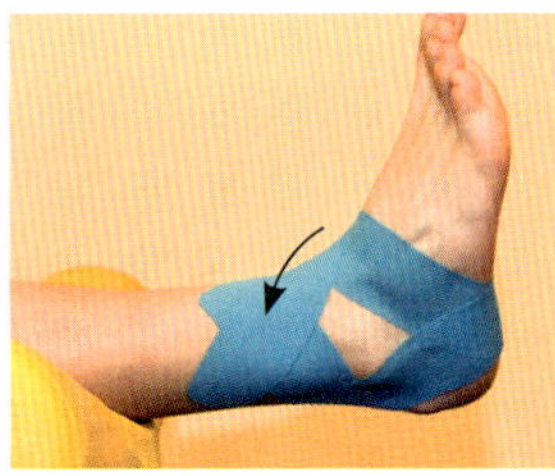

Abbildung 17-161: Ende lateral mit Hautkontakt, ohne Zug auslaufen lassen.

Schlaufentechnik C:

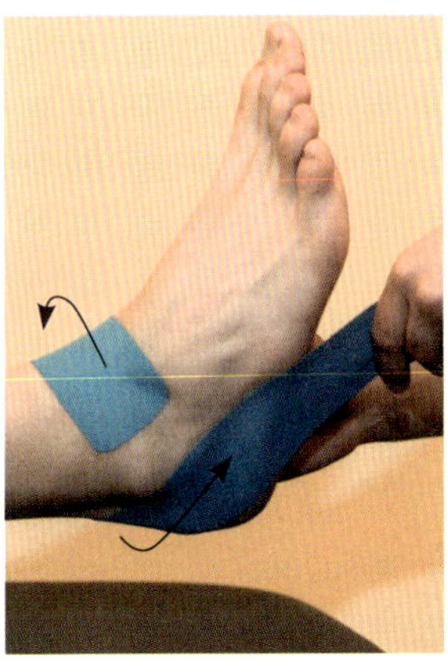

Abbildung 17-162: Gewünschte Korrekturstellung des Fußes einstellen. Beginn von lateral nach medial, Anker fixieren

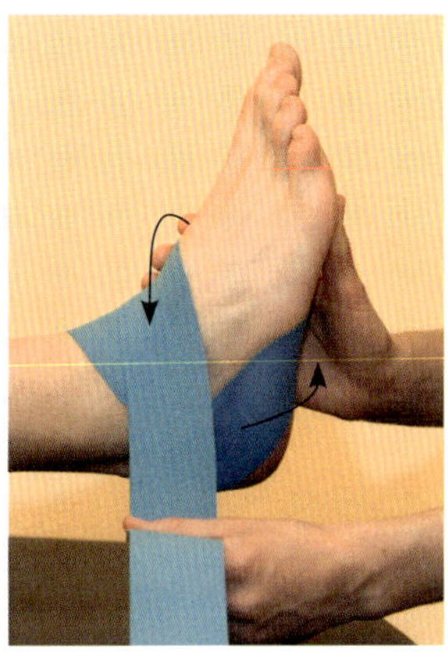

Abbildung 17-163: Anlegen laut Pfeilrichtung, max. 75 % Zug

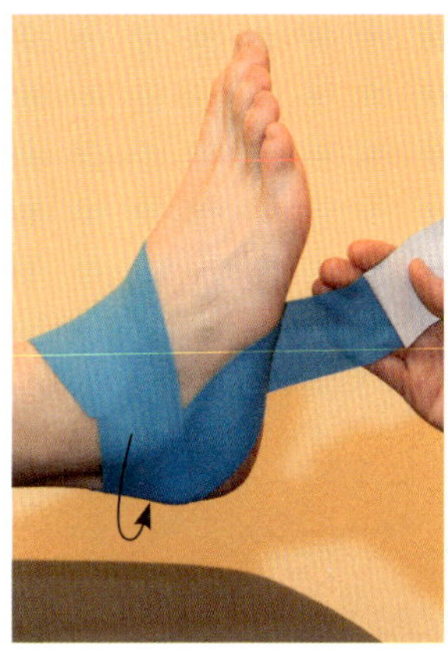

Abbildung 17-164: Pfeilrichtung folgen

Sprunggelenkläsion (Forts.)

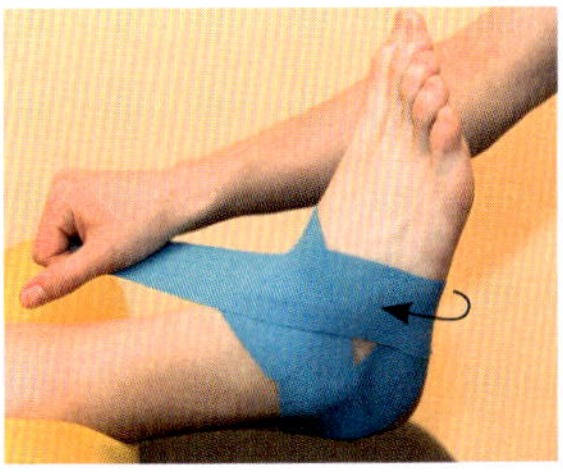

Abbildung 17-165: Ende nach medial, ohne Zug auslaufen lassen

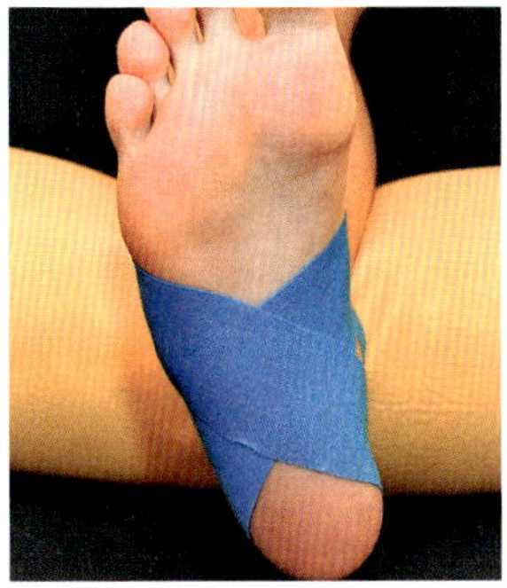

Abbildung 17-166: Fertige Anlage, Ansicht von plantar

Schlaufentechnik D:

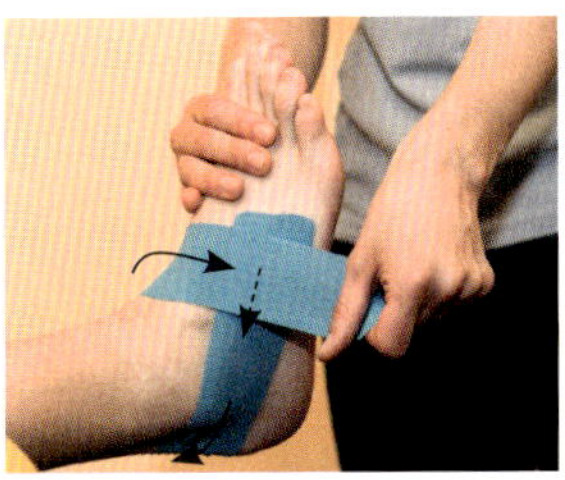

Abbildung 17-167: Fuß in Korrekturstellen einstellen. Anker am lateralen Fußrücken fixieren, Pfeilrichtung folgen

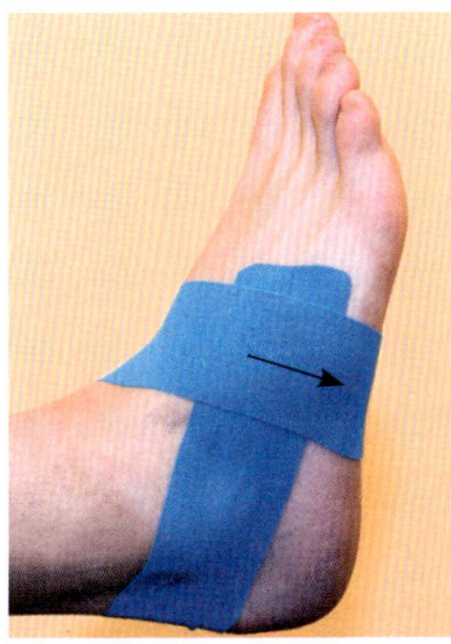

Abbildung 17-168: Ende ohne Zug nach plantar auslaufen lassen. Fertige Anlage mit max. 75 % Zug

Schlaufentechnik E:

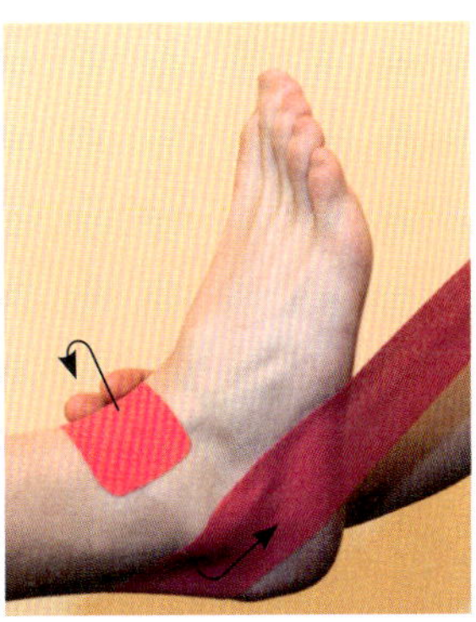

Abbildung 17-169: Fuß in Korrekturstellung, Anker ventral über dem Sprunggelenk fixieren, Pfeilrichtung folgen

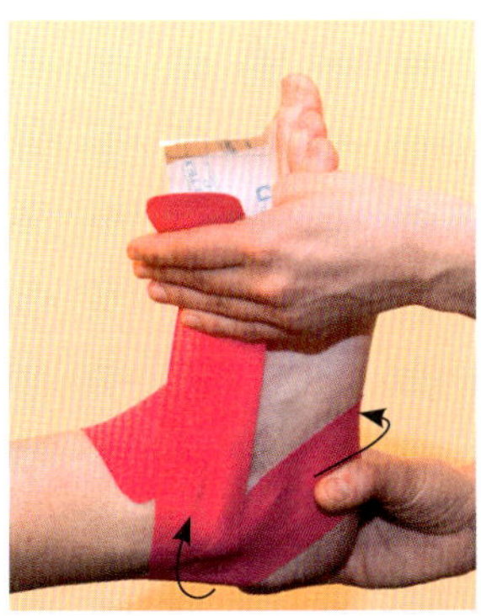

Abbildung 17-170: Mit max. 75 % Zug laut Pfeilrichtung anlegen

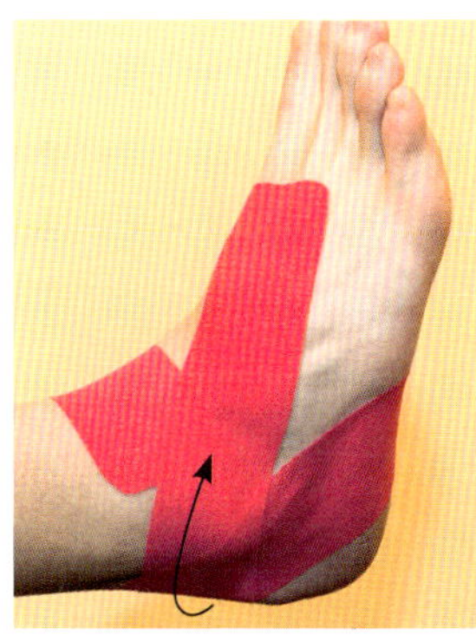

Abbildung 17-171: Ende ohne Zug am Fußrücken auslaufen lassen.

Teil 3

Kinesiologisches Testen im Sinne der Physioenergetik

18 Einführung in die Physioenergetik

Einleitung

In diesem Teil stellen wir eine Anleitung vor, die sich mit einiger Übung auch ohne kinesiologische Vorkenntnisse in die Praxisarbeit einbringen lässt. Für Patienten mit komplexen Symptomen bzw. Krankheitsbildern, sehr allgemeinen Befunden oder bei unklaren klinischen Untersuchungen bietet sich damit eine effektive Möglichkeit, Tapeanlagen auf Anlagetechnik und Farbe zu testen. Ziel ist es, die wirksamste Anlageform und Farbe für *die richtige Tapeanwendung* zu finden.

Diese Anleitung ist kein Ersatz für eine ärztliche Untersuchung bzw. Diagnose!

Eingesetzt wird der aus der Physioenergetik® stammende *Armlängenreflextest nach Raphael Van Assche* (kurz AR-Test). Diese kinesiologische Untersuchungsmethode ist einfach zu erlernen und nach unserer Sicht und langjährigen Erfahrung die genaueste.

Das *Prinzip* der kinesiologischen Testverfahren beruht auf der Erfahrung, dass der Körper sämtliche Stressoren bzw. Informationen speichert und sichtbar/spürbar darauf reagiert. Zu solchen auslösenden Faktoren gehören sowohl äußere (Umweltgifte, Lärm, Ernährung etc.) als auch innere Einflüsse (Traumen, Schmerz, Emotion etc.). Diesen *Informationsaustausch* macht man sich beim Testen durch manuelles Auslösen eines Schmerzes bzw. Aktivieren der *Schmerzerinnerung* durch Berührung beim Testen zunutze.

Begriffserklärung und Erfinder

Der Begriff *Physioenergetik®* ist aus dem Griechischen abgeleitet: *Physio* (Natur) und *Energetik* (Lehre von der Energie). Die *Physioenergetik®* gründet auf einer ganzheitsorientierten Denkweise, die Körper, Seele und Geist als Einheit betrachtet. Die erste Zusammenfassung über diese *Diagnose- und Therapietechnik* entstand an der ehemaligen Arbeitsstätte von Raphael Van Assche in Spanien, unter dem Titel «Kinesiologica Holistica». Im deutschen Sprachraum ist die Methode als «Physioenergetik®» bzw. «holistische Kinesiologie» (holistisch = ganzheitlich, Kinesiologie = Lehre der Bewegung) bekannt. Aufbauend auf der *holistischen Sichtweise* arbeitet die Physioenergetik mit biochemischen, strukturellen, vaskulären, lymphatischen, nervalen und emotionalen Mechanismen des Körpers, sowohl in der Diagnostik als auch in der Therapie – ein *Biofeedbacksystem des Körpers.*

Der Begründer dieser Diagnose- und Therapietechnik ist Raphael Van Assche, MSc D. O. Zu seiner Person:

- geboren in Belgien, lebt und arbeitet seit 1991 in Wien
- Physiotherapeut, Diplomosteopath und *Master of Science* (Osteopathie)
- Ausbildung in Akupunktur und TCM in Nanking/VR China
- entwickelte die Physioenergetik (holistische Kinesiologie) und die AORT (Autonome Osteopathische Repositionstechnik)
- Mitbegründer und Direktor der Wiener Schule für Osteopathie
- Autor mehrerer Fachbücher.

Ziel der Methode

Das Wort «holistisch» (griech. *holos* = alles, *holismus* = Ganzheitslehre) soll verdeutlichen, dass der Organismus zwar als die Summe seiner Teile erscheinen kann, aber viel mehr ist als nur das. Die Therapie basiert auf der Integration der Teile, und die Diagnostik zielt darauf ab, die wahre *Ursache der Störung* zu finden. Durch den AR-Test lassen sich Ungleichgewichte im Körper feststellen. Die Ergebnisse geben Hinweis, auf welcher Ebene sich das Problem befindet – im *strukturellen, chemischen, psychischen oder elektromagnetischen* Bereich.

> In diesem Teil zur Physioenergetik® bewegen wir uns ausschließlich im strukturellen Bereich. Das Testen bezieht sich auf Muskeln, Sehnen, Bänder, Faszien, Knochen etc. – sozusagen auf die *Hardware* des Körpers.

Mithilfe der physioenergetischen Diagnoseverfahren können Wechselwirkungen erkannt werden. Darüber hinaus verursacht ein schwacher Muskel einen Hypertonus seines Antagonisten, wodurch eine Gelenkfehlstellung entsteht. Diese lokale Veränderung kann weit entfernt Symptome auslösen und dort als eigenständiger Störfaktor wirken. Das heißt: Ein schwacher Muskel fungiert als Warnsignal und bietet eine Diagnose- und Therapiemöglichkeit zur Prophylaxe einer manifesten Schädigung. Die Idee der Physioenergetik® ist, dem Körper zu ermöglichen, seine *Selbstheilungskräfte wieder voll aktivieren* zu können.

AR-Test nach Raphael Van Assche

Ausgangsstellung des Patienten:
Der Patient ist in gerader *Rücken- oder Bauchlage* positioniert. Die Arme werden entweder locker nach hinten über den Kopf ausgestreckt **(Abb. 18-1)** oder vor bzw. hinter dem Körper *an der Mittellinie* zusammengeführt **(Abb. 18-2, 18-3)**. Die Testung in Rückenlage, mit Armen nach hinten/oben, ist aufgrund der Deutlichkeit der Reaktion zu bevorzugen.

Testdurchführung:
Der Therapeut umfasst gefühlvoll beide Rückseiten der Handgelenke des Patienten – ohne Klammergriff (speziell an der Innenseite des Handgelenks, um Irritationen der dort befindlichen Akupunkturpunkte zu vermeiden). Unter geringem, individuell angepasstem Zug und leichter Rotation der Handinnenflächen bringt er die Daumen (als Anhaltspunkt) parallel zueinander. Dabei wird beobachtet, ob sich die Daumen auf gleicher Höhe befinden.

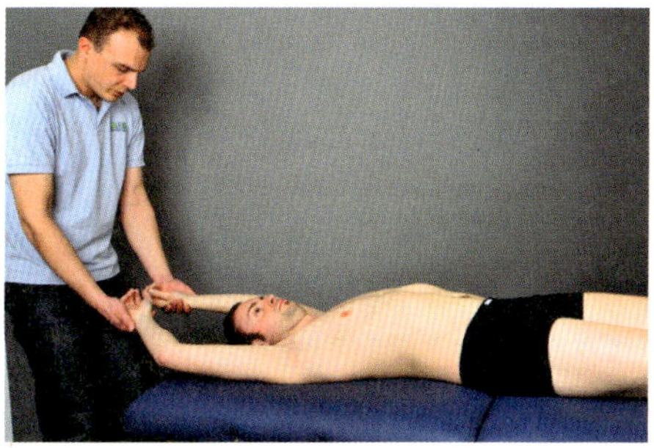

Abbildung 18-1: AR-Test in Rückenlage, Arme nach hinten/oben

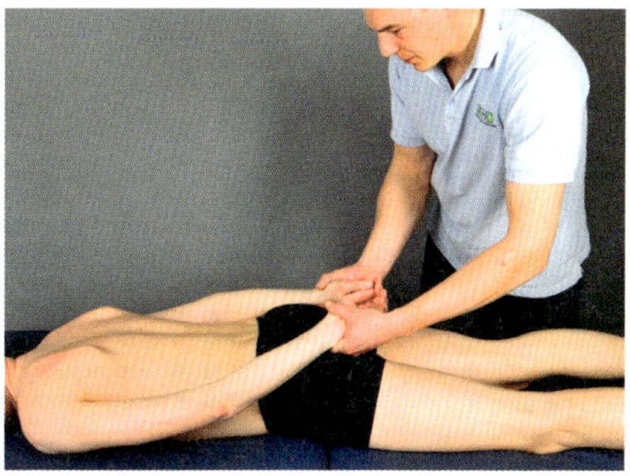

Abbildung 18-2: AR-Test in Bauchlage, Arme nach hinten

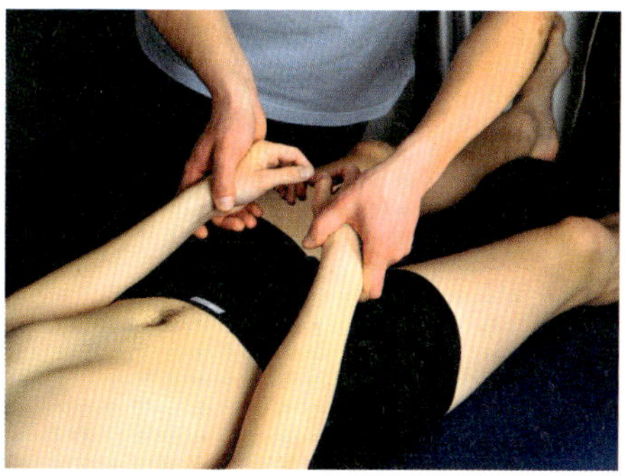

Abbildung 18-3: AR-Test in Rückenlage, Arme nach vorne

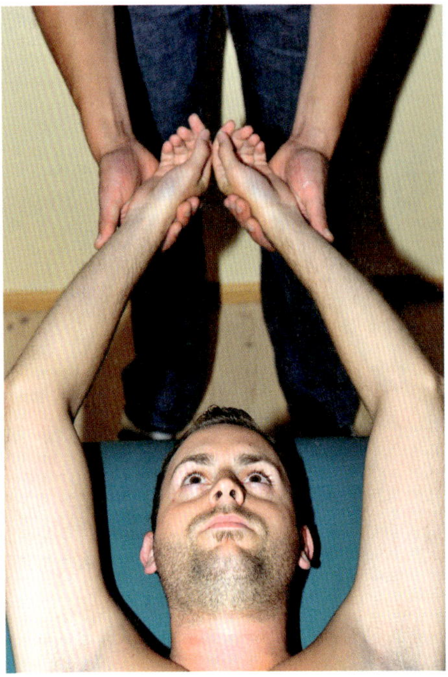

Abbildung 18-4: Kein AR: Daumen sind ausgeglichen

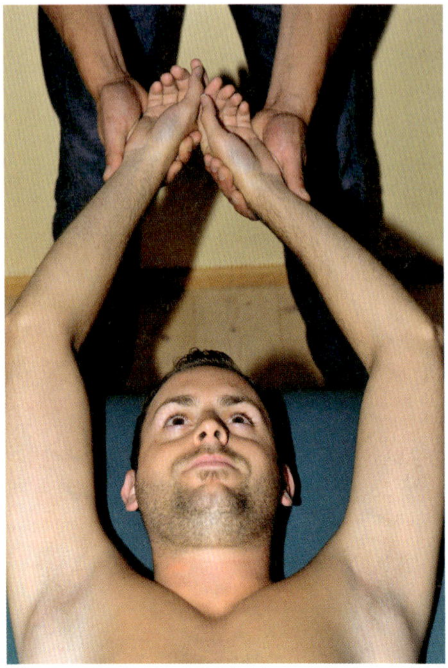

Abbildung 18-5: AR nach Raphael Van Assche: Daumen befinden sich auf unterschiedlicher Höhe

Interpretation:

- Befinden sich die Daumen auf gleicher Höhe: kein AR **(Abb. 18-4)**.
- Befinden sich die Daumen auf unterschiedlicher Höhe, liegt eine Armlängendifferenz vor: AR nach Van Assche **(Abb. 18-5)**.

Auswertung des Ergebnisses:

Ein AR zeigt zunächst nur eine Reaktion des Körpers an. Es wird nur beurteilt, ob auf einen bestimmten Reiz eine Veränderung stattgefunden hat oder nicht. Liegt von Beginn an ein AR vor, kann von einer Abweichung des Gesundheitszustands ausgegangen werden.

Wenn sich bereits zu Beginn, ohne jegliche Provokation, ein AR zeigt (siehe «Praktische Anleitung des Testablaufs»), spricht man von einem *Anfangs-AR*. Dies bedeutet, dass eine Unausgeglichenheit vorhanden ist. In diesem Fall sollte man die vorbereitenden Maßnahmen nochmals überprüfen (siehe «Vorbereitende Maßnahmen»).

Bleibt der Anfangs-AR bestehen, ist der Patient nicht testbar!

Es kann vorkommen, dass die Testung eines Patienten trotz aller getroffenen Maßnahmen nicht möglich ist. Grund dafür sind die komplexen Zusammenhänge zwischen den verschiedenen Ebenen (Struktur, Chemie, Psyche etc.), die in diesem kurzen Abschnitt zur Physioenergetik® nicht zu erfassen sind.

Vorbereitende Maßnahmen

Bevor mit dem Testen begonnen wird, sind für einen erfolgreichen Ablauf einige Bedingungen zu beachten:

- Der Therapeut sollte keine Erwartungen hinsichtlich bestimmter Testergebnisse haben und nur als Beobachter fungieren!
- Der Patient sollte entspannt atmen bzw. den Atem nicht anhalten.
- Der Patient sollte nicht abgelenkt, nervös, durstig, hungrig o. Ä. sein.
- Der Patient sollte keine störende Kleidung und keinen Schmuck tragen.
- Störfaktoren in der Umgebung, wie laute Geräusche, Musik, grelles Licht etc., sollten vermieden werden, um die Testung nicht negativ zu beeinflussen.

Für den Therapeuten gilt es,

- keinen unwillkürlichen Druck auf wichtige Akupunkturpunkte (besonders an den Handgelenkinnenseiten) auszuüben
- Seitenabweichungen in der Zugrichtung sowie zu starken Zug an den Armen und Händen (Muskelkette reagiert nicht!) zu vermeiden
- die einzelnen Testschritte zügig nacheinander durchzuführen, da eine Körperreaktion stets nur einige Sekunden anhält (Ausnahme: Einspeichern des Problems, siehe «Testablauf Schritt 3»).

19 Praktische Anleitung zum Testablauf

Die einzelnen Testschritte werden am Beispiel eines Patienten mit indifferentem Knieschmerz erläutert. Nach einigem Üben und Wiederholen der einzelnen Schritte lässt sich diese Methode schließlich auf alle Körperbereiche umsetzen.

Die Testung erfolgt in Rückenlage, die Arme sind nach hinten/oben ausgestreckt.

Schritt 1: Kontrolle des AR-Tests

Durchführung des AR-Tests wie oben beschrieben:

- Besteht zu Beginn kein AR, folgt unmittelbar Schritt 2.
- Liegt schon zu Beginn eine Armlängendifferenz vor **(Abb. 19-1)**, sind die vorbereitenden Maßnahmen nochmals zu überprüfen und eventuelle Störfaktoren auszuschalten. Lässt sich der AR nun ausgleichen, geht man weiter zu Schritt 2. Bleibt der AR weiterhin bestehen, ist der Patient für den weiteren Verlauf im Moment nicht testbar.

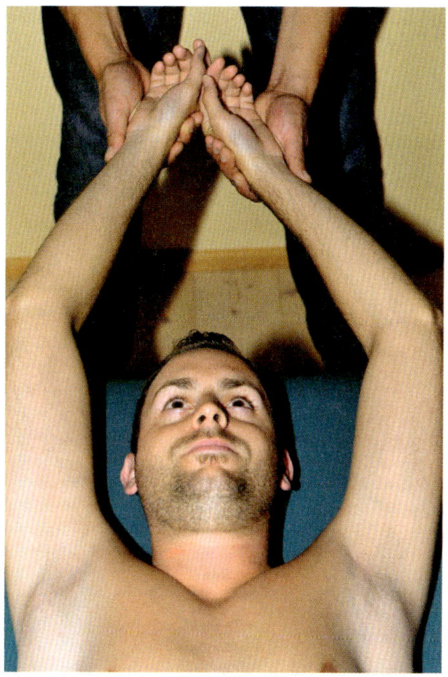

Abbildung 19-1: AR nach Raphael Van Assche: Daumen befinden sich auf unterschiedlicher Höhe

Schritt 2: Therapielokalisation (TL), Provokation (Challenge)

Um die therapiebedürftige Zone zu lokalisieren, gibt es zwei Möglichkeiten:

- Der Patient fasst, wenn möglich, mit beiden Händen auf das schmerzende Areal (= *TL*), hier auf das Knie **(Abb. 19-2)**. Sollte das Schmerzareal für den Patienten schwer erreichbar sein, übernimmt der Therapeut das Berühren, mit beiden Händen.
- Der Therapeut klopft zur Provokation (= *Challenge*) 2- bis 3-mal kräftig auf das Zielgewebe bzw. die Problemstelle **(Abb. 19-3)**. Durch die Erschütterung werden die Rezeptoren gereizt.

Durch das Berühren bzw. Klopfen wird im Körper Stress ausgelöst, der über die Reaktion der Muskelketten am AR sichtbar wird. Da diese Reaktion jedoch nur für einige Sekunden anhält, ist es nötig, den AR unmittelbar nach der TL/Challenge nachzutesten:

Eine AR-Reaktion gibt Hinweis, dass an dieser Körperstelle lokal tatsächlich das Problem vorhanden ist, und die Therapiezone ist lokalisiert. Um das strukturelle Problem mittels passender Tapeanlage auszugleichen, kann der Therapeut nun die provozierte Stressreaktion für den weiteren Testverlauf im Körper des Patienten einspeichern.

Sollte der Patient nach wiederholter TL/Challenge auf der Problemstelle nicht mit einem AR reagieren, ist dieses Problem als sekundär zu sehen und demzufolge nicht testbar.

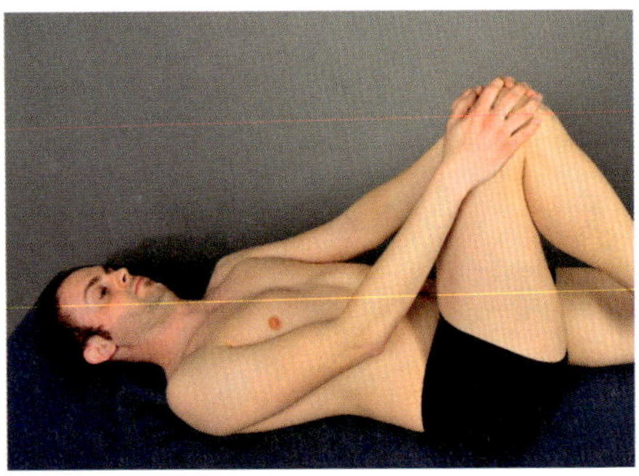

Abbildung 19-2: Therapielokalisation (TL): Berührung des Schmerzareals durch den Patienten

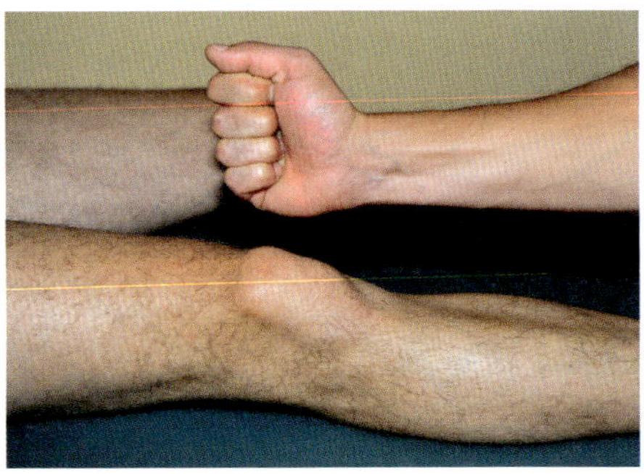

Abbildung 19-3: Challenge: Therapeut klopft auf das Schmerzareal

Schritt 3: Einspeichern der Stressreaktion bzw. der TL/Challenge

Wurde eine TL/Challenge festgestellt (Patient hat mit einem AR reagiert), folgt das Einspeichern **(Abb. 19-4)**. Hierzu wird die TL/Challenge (Berührung oder Klopfen im Schmerzareal bzw. Zielgewebe) wiederholt, und direkt anschließend streicht der Therapeut mit dem Daumen auf der Mittellinie der Stirn des Patienten entlang, beginnend zwischen den Augenbrauen bis nach oben in den Haaransatz **(Abb. 19-5)**; der Patient hält die Augen dabei einmal geöffnet und einmal geschlossen.

Die TL/Challenge ist nun für den weiteren Testablauf eingespeichert und verschwindet nicht mehr nach einigen Sekunden.

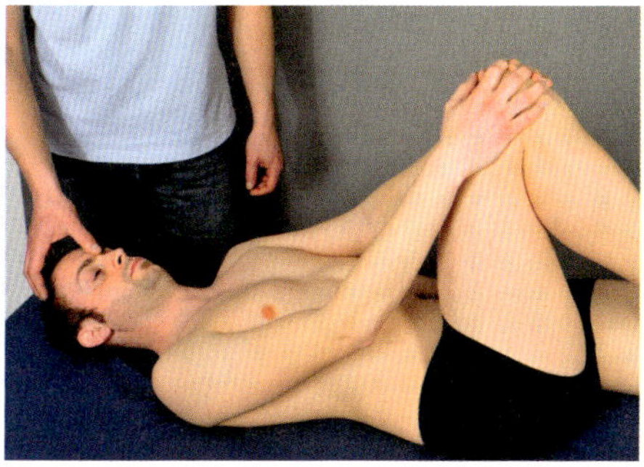

Abbildung 19-4: Einspeichern der TL/Challenge

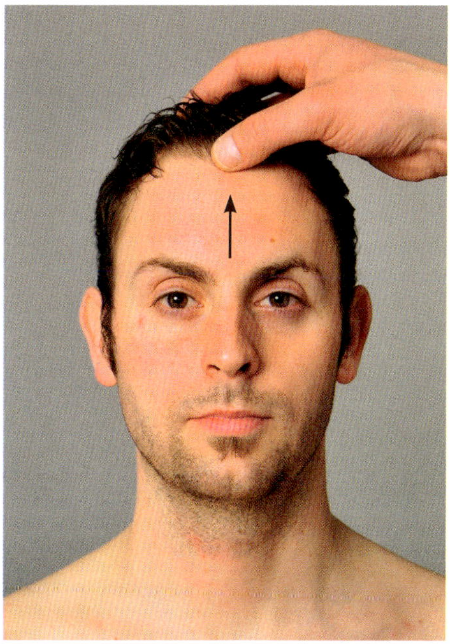

Abbildung 19-5: Einspeichern der TL/Challenge: Streichen entlang der Stirnmittellinie

Schritt 4: Auswählen der Farbe

In dem Kapitel über die Farblehre wurde die Wirkung der Grundfarben (rot, blau, schwarz und beige), wie sie im Originalkonzept nach Dr. Kase verwendet werden, bereits erläutert. Um für den Patienten die passende Farbe auszuwählen, kann man bei gespeichertem AR die einzelnen Taperollen nacheinander auf den Bauch oder Rücken des Patienten auflegen und den AR jeweils nachtesten. Die Farbe, mit der sich der zuvor gespeicherte AR ausgleicht, ist die indizierte Farbe für das Problem **(Abb. 19-6, 19-7)**.

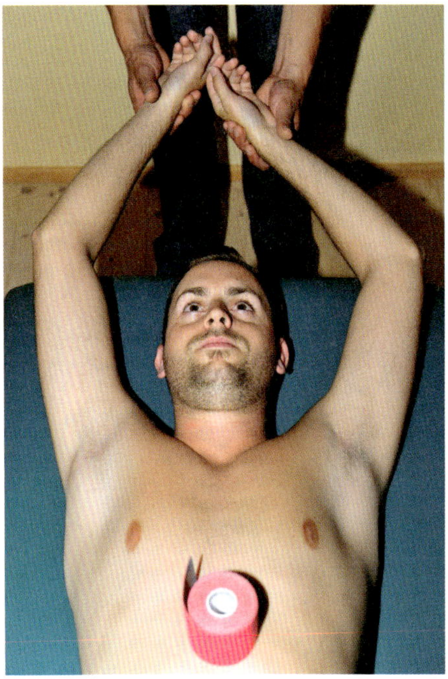

Abbildung 19-6: Farbe gleicht AR nicht aus

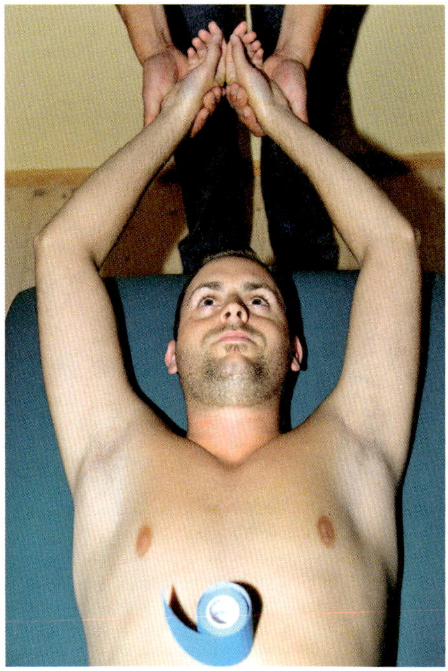

Abbildung 19-7: Farbe gleicht AR aus: Diese wird für das Tape verwendet

Schritt 5: Austesten der Tapeanlage

Jede Tapeanlage hat eine spezielle Wirkung auf die Struktur. Durch manuelles Andeuten der jeweiligen Wirkung im Zielgewebe und unmittelbares Testen des AR kann die passende Technik gefunden werden: Diejenige Technik, mit der sich der AR ausgleicht, entspricht dem gewünschten Reiz des Körpers und ist die indizierte Tapeanlage.

Die positiv getestete Tapeanlage wird dann unmittelbar (in der zuvor getesteten Farbe) angebracht. Anschließend wird der AR erneut getestet. Ist kein AR mehr vorhanden, hat die Anlage die TL/Challenge ausgeglichen.

Um sicherzustellen, dass das Tape ausreicht, um das Problem zu lösen, wird nochmals Schritt 2 wiederholt (Auslösen der TL/Challenge und Testung der Armlängen):

- Bleiben die Armlängen ausgeglichen, ist die Tapeanlage ausreichend.
- Bleibt der AR bestehen bzw. entsteht dieser trotz Tapeanlage erneut, benötigt die Struktur noch weitere Unterstützung. Dann wird Schritt 3 (TL/Challenge und Einspeichern) wiederholt und Schritt für Schritt weitergetestet.

> Sehr langes bzw. häufiges Testen an einer Stelle, mit wiederholten manuellen Reizen, wird vom Körper manchmal schon als erwünschter Ausgleich angenommen, dies kommt dann bereits einer Therapie gleich. Das bedeutet, dass sich der zuvor vorhandene AR u. U. durch wiederholtes Testen ausgleichen lässt.

Da es durchaus sein kann, dass verschiedene Anlagen für den Ausgleich einer Problematik benötigt werden, und bekanntlich die Reihenfolge der Tapes sich nach der Intensität des Zuges richten, beginnen wir auch beim Testen mit der Technik des geringsten Zuges – der Lymphanlage.

Schritt 5.1: Lymphtape anbieten

Ist man auf dem Gebiet der Manuellen Lymphdrainage nicht fachkundig, ersetzt auch diese Testweise nicht das Wissen über die Zusammenhänge des Lymphsystems sowie Indikationen und Kontraindikationen. Lymphanlagen sind nur mit Fachkenntnissen anzuwenden!

Außer bei offensichtlich benötigten Lymphanlagen zur Entstauung bei Schwellungen, Hämatomen etc. kann das Lymphtape auch in vielen anderen Fällen vom Körper gewünscht sein, beispielsweise zur Schmerzlinderung.

Zur Andeutung der Lymphwirkung ist es ausreichend, einen Griff aus der Manuellen Lymphdrainage (z.B. den Pumpgriff) auf dem Zielgewebe anzuwenden **(Abb. 19-8)** und anschließend den AR zu testen. Gleicht dieser sich aus, ist eine Lymphanlage indiziert.

Schritt 5.2: Muskelanlage anbieten

Ein Muskeltape kann entweder zur Anregung oder zur Hemmung des Gewebes verwendet werden. Um festzustellen, welcher Reiz gewünscht ist, werden die Muskelspindeln wie folgt manipuliert:

- Hemmung: 1–2 kurze Stöße mit den Fingerspitzen (oder den Daumen) beider Hände zueinander (am Muskelbauch, im Faserverlauf) entsprechen einer Verkürzung der Muskelfasern. Wird durch diesen Reiz ein Ausgleich des AR erzielt, ist eine hemmende Muskelanlage indiziert **(Abb. 19-9)**.
- Anregung: Mit 1–2 kurzen Stößen der Fingerspitzen (oder der Daumen) in überkreuzter Position der Hände (am Muskelbauch, im Faserverlauf) werden die Muskelfasern gedehnt. Gleicht dieser Reiz den AR aus, ist eine anregende Muskelanlage indiziert **(Abb. 19-10)**.

Es können auch beliebige Muskeltechniken aus dem eigenen therapeutischen Repertoire zum Testen einer gewünschten Sedierung/Tonisierung ausgewählt werden.

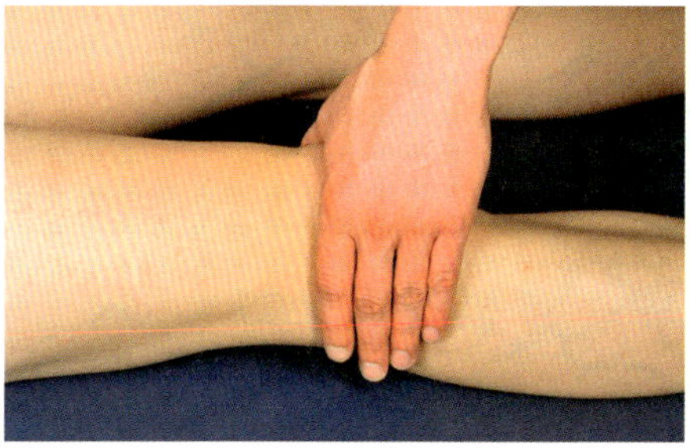

Abbildung 19-8: Pumpgriff im Schmerzbereich

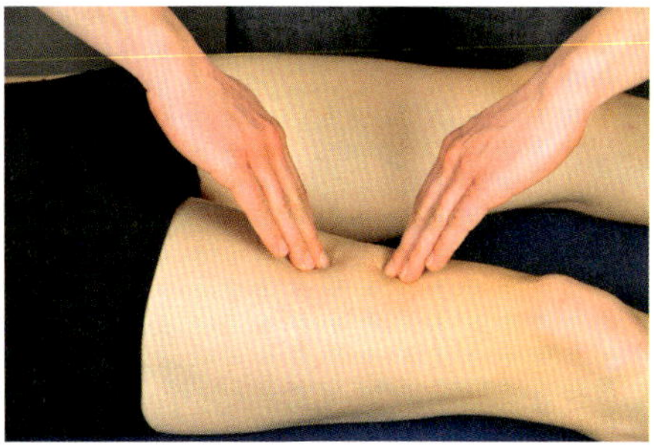

Abbildung 19-9: Hemmung der Muskelspindel

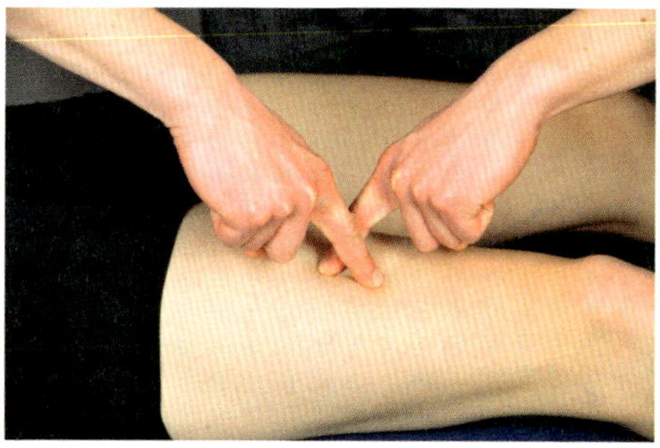

Abbildung 19-10: Anregung der Muskelspindel

Schritt 5.3: Raum schaffende Korrektur anbieten

Ziel ist es, mit dem Tape das betroffene Gewebe anzuheben, um den interstitiellen Raum zu erhöhen (Convolutions!).

Um zu testen, ob es einer Raum schaffenden Korrektur bedarf, wird das Zielgewebe mit den Händen eingegrenzt **(Abb. 19-11)**. Durch Zusammenschieben und leichtes Anheben der Haut (*Lifting*) wird ein Unterdruck im Gewebe erzeugt **(Abb. 19-12)**. Das Augenmerk liegt auf dem Abheben der Schichten, und nicht auf zu starker Kompression. Gleicht dieses *Lifting* den AR aus, ist eine Raum schaffende Korrektur indiziert.

Schritt 5.4: Faszienkorrektur anbieten

Eine Kombination aus Muskel- und Faszienkorrektur ist sehr häufig notwendig, um die Struktur nachhaltig positiv zu beeinflussen (z.B. bei Epicondylitis).

Ziel der Faszienkorrektur ist es, pathologische Zugrichtungen zu minimieren bzw. auszugleichen. Aufgrund der dreidimensionalen Beschaffenheit der Faszien wird die manuelle Verschiebbarkeit des Zielgewebes nacheinander in verschiedene Richtungen getestet **(Abb. 19-13)** und danach jeweils der AR kontrolliert. Zudem wird zwischen oberflächlicher und tiefer Schicht differenziert. Die Richtung und Tiefe, mit der sich der AR ausgleichen lässt, entspricht der indizierten Tapeanlage.

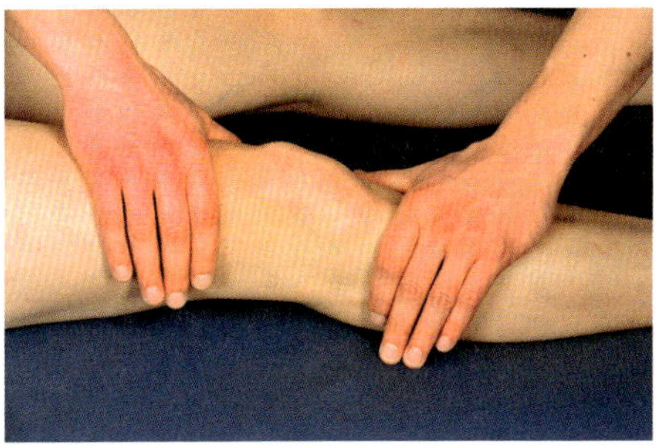

Abbildung 19-11: Eingrenzen des Zielgewebes

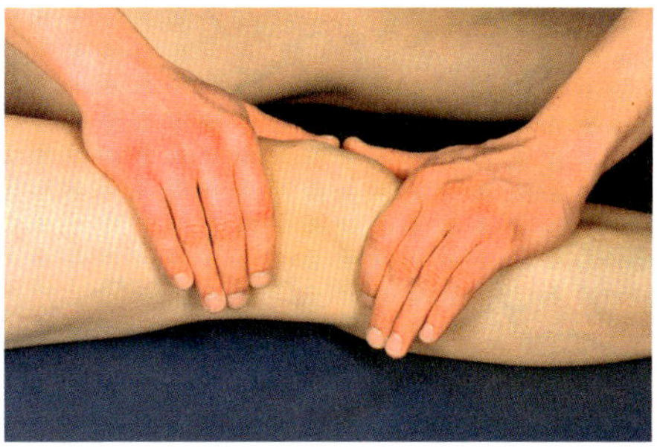

Abbildung 19-12: Zusammenschieben und Anheben des Zielgewebes

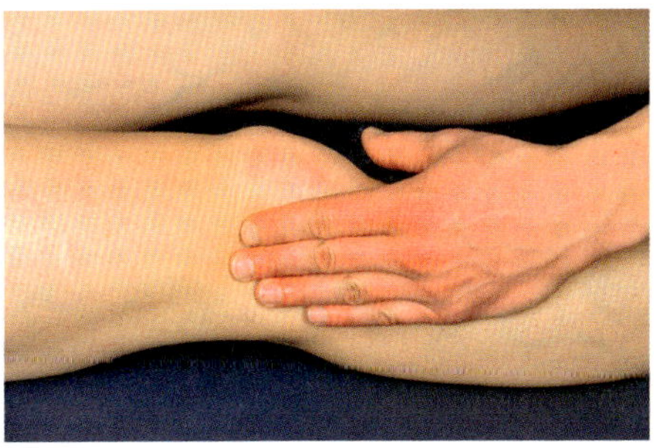

Abbildung 19-13: Verschiebeprobe der Faszie

Schritt 5.5: Evaluierung des Ergebnisses

Nach dem Austesten von Muskel-, Lymph-, Faszien- oder Raum schaffender Korrektur sind nun entweder die indizierten Tapes appliziert und der AR ausgeglichen, oder der AR kann weiterhin vorhanden sein. Dies kann mehrere Ursachen haben:

- Das Problem hat noch andere Komponenten, deren Umfang in diesem Abschnitt nicht erfasst werden kann (Psyche, Emotion etc.).
- Es besteht eine Querverbindung zu einer anderen Struktur (entlang der Muskelkette, korrespondierendes Gelenk etc.), die nicht bedacht wurde (evtl. zu sehr auf das Symptom orientiert).
- Bei einem Gelenksproblem (Knieproblem) brauchen die Bänder und/oder Sehnen möglicherweise weitere Unterstützung, die mit den bisher angewandten Techniken nicht ausreichend gegeben werden konnte (weiter mit Schritt 6).

Sollte aufgrund der klinischen Voruntersuchung bereits zu Beginn eine Indikation für eine Ligamentanlage bzw. Band- und Sehnenkorrektur gegeben sein, kann diese natürlich als erster Testschritt durchgeführt werden.

Schritt 6: Austesten einer Band- und Sehnenkorrektur

Um eindeutig testen zu können, wird der Patient in neutraler Ausgangsstellung positioniert. Der AR wird nicht durch Berühren oder Klopfen ausgelöst, sondern durch Manipulationen bzw. Stresstests (im Sinne einer Dehnung der Bänder) im Gelenk provoziert.

Begonnen wird mit Schritt 1. Wenn kein AR vorhanden ist, wird nun durch passives Bewegen des Gelenks die Schmerz auslösende Position bzw. Bewegung ausgetestet. Das Kniegelenk wird über Ab-/Adduktion **(Abb. 19-14)**, Meniskustests, Querdehnungen, Seitenband- und Kreuzbandtests **(Abb. 19-15, 19-16)** provoziert.

Nach jedem gesetzten Bewegungsreiz wird der AR getestet. Diejenige Bewegung, die einen AR auslöst, benötigt Stabilisation und Unterstützung bzw. Führung.

Bevor die Tapeapplikation durchgeführt wird, empfiehlt es sich, nach Anleitung die Schritte 3–5 durchzugehen: Zuerst mit dem Bewegungsreiz den Stress auslösen, und diesen unmittelbar einspeichern. Dann die gewünschte Farbe testen, die entsprechende Band- bzw. Sehnenkorrektur anlegen, und erneut den AR testen.

Ist der AR ausgeglichen, folgt das Nachtesten wie in Schritt 5 erklärt, um sicherzustellen, ob die Anlage ausreicht. Es kann durchaus sein, dass noch ein zweites Tape oder auch andere Techniken (Muskel, Faszie) zur Stabilisation nötig sind. Für diese Überprüfung wird der Stresstest im Gelenk wiederholt, der AR, falls vorhanden, gespeichert, und weitere Techniken werden angeboten (siehe Schritt 5).

> Bleibt der AR trotz alldem vorhanden, gilt es zu akzeptieren, dass der Patient möglicherweise aus den oben bereits genannten Gründen nicht testbar ist.

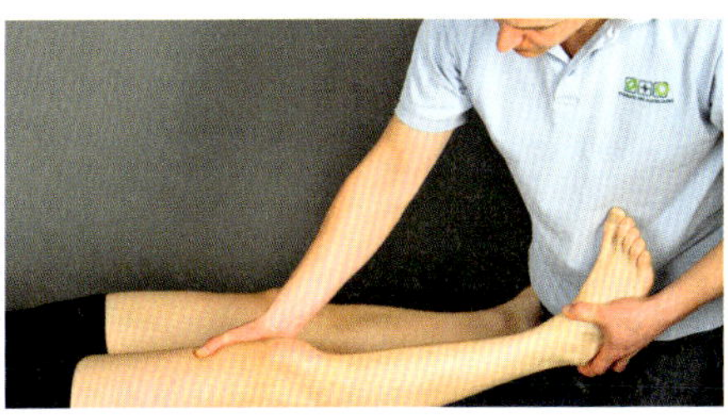

Abbildung 19-14: Ab- und Adduktion prüfen

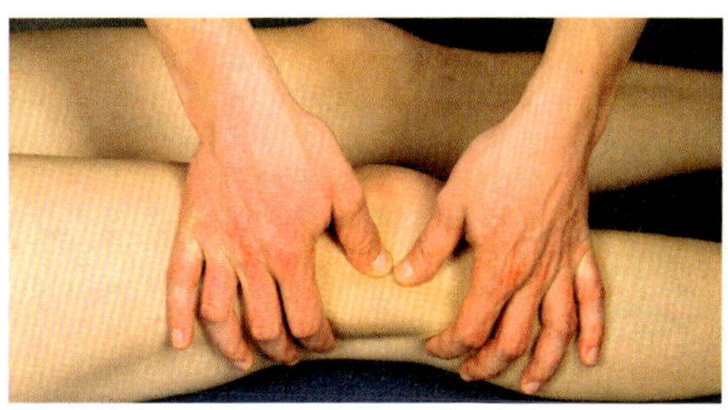

Abbildung 19-15: Querdehnung der Seitenbänder provozieren

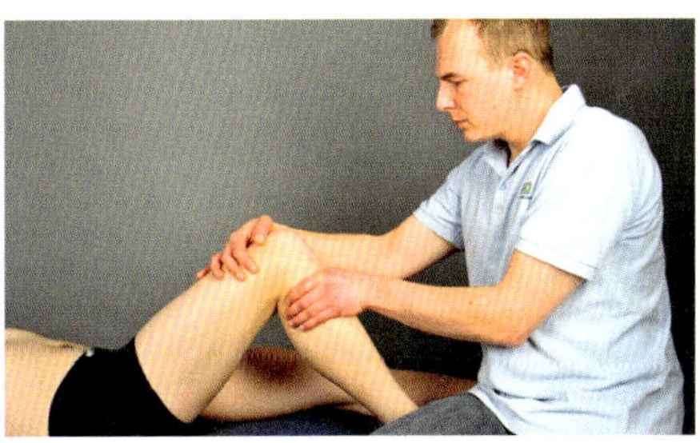

Abbildung 19-16: Kreuzbänder überprüfen

Schritt 7: Löschen der gespeicherten TL/Challenge

Nach Abschluss der Behandlung muss die gespeicherte Information beim Patienten unbedingt gelöscht werden, unabhängig davon, ob am Ende noch ein AR vorhanden ist oder nicht. Dies ist zu beachten, um den Patienten nicht mit unnötig gespeicherter Muskelkontraktion, quasi in «Schieflage», aus der Therapie zu entlassen.

Zum Löschen streicht der Therapeut mit zwei Fingern auf der Vorderseite des Körpers der Mittellinie entlang, beginnend über dem Proc. xiphoideus bis hin zum Bauchnabel **(Abb. 19-17)**. Das Streichen wird 1- bis 2-mal wiederholt. Die gespeicherte Stressinformation ist somit gelöscht, und der Körper kann die Selbstregulierungsprozesse starten.

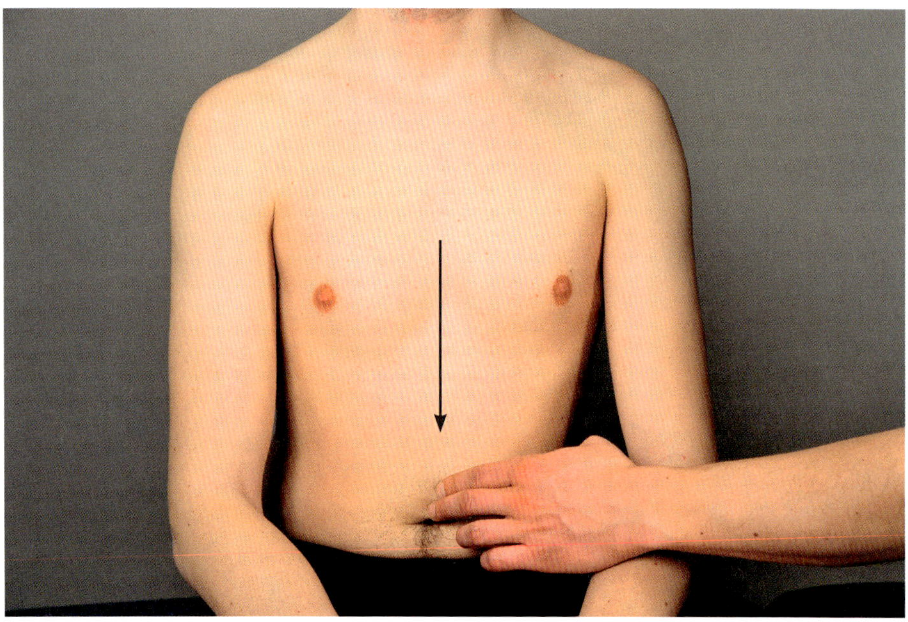

Abbildung 19-17: Löschen der gespeicherten Information

20 Kurzanleitung im Flussdiagramm

Wie bei allen manuellen Techniken braucht man auch für das kinesiologische Testen einige Übung, um Sicherheit in der Ausführung und klare Ergebnisse zu erhalten. Doch wenn das Konzept erst einmal verinnerlicht ist, lässt sich dieses therapeutische Vorgehen schnell und effektiv umsetzen. Es ist eine *großartige Hilfestellung* für Therapeuten.

Der folgende Überblick im Flussdiagramm soll Hilfe beim Üben geben.

Wir wünschen dabei viel Erfolg und Freude!

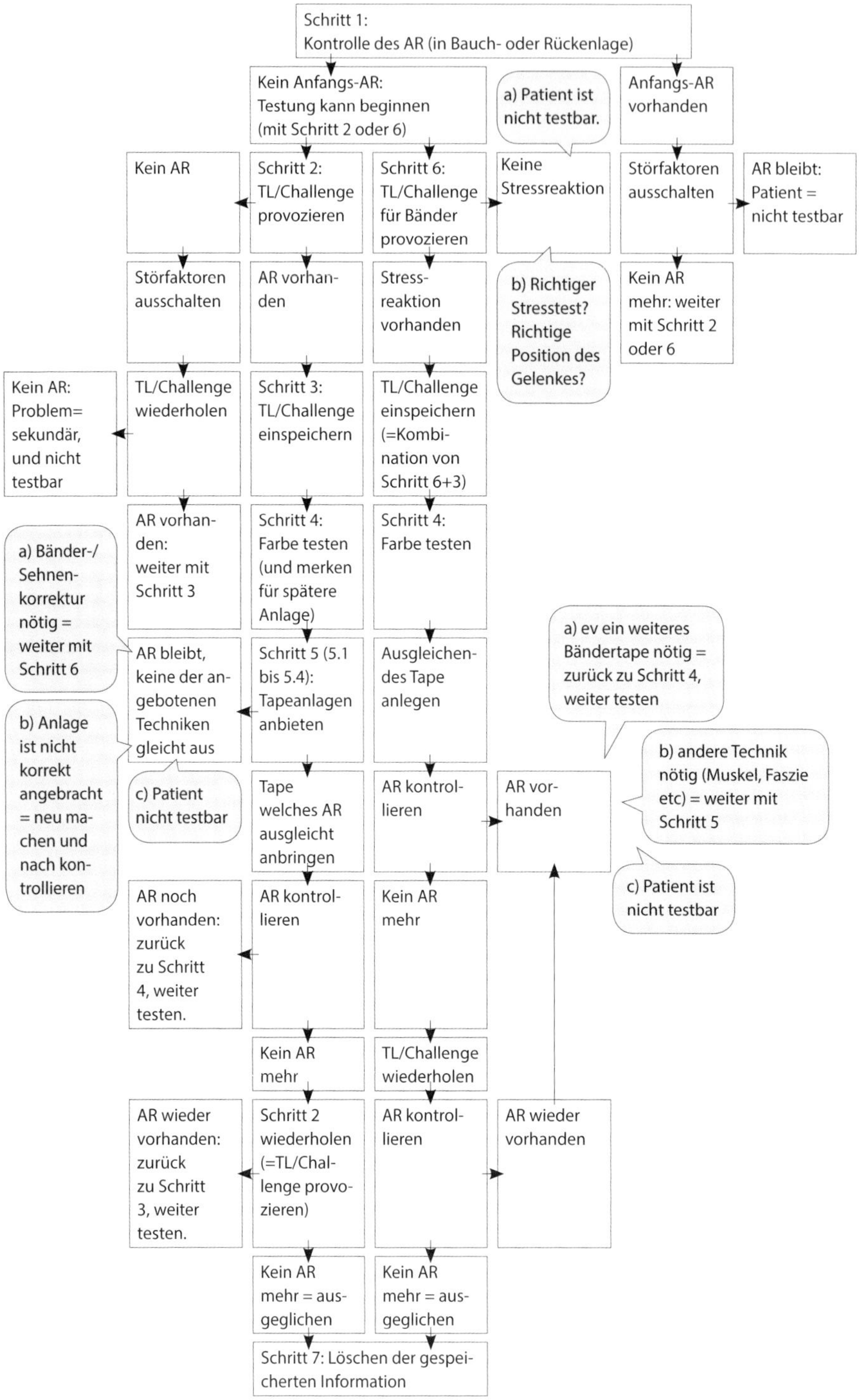
Schritt 1: Kontrolle des AR (in Bauch- oder Rückenlage)
Kein Anfangs-AR: Testung kann beginnen (mit Schritt 2 oder 6)
a) Patient ist nicht testbar.
Anfangs-AR vorhanden
Kein AR
Schritt 2: TL/Challenge provozieren
Schritt 6: TL/Challenge für Bänder provozieren
Keine Stressreaktion
Störfaktoren ausschalten
AR bleibt: Patient = nicht testbar
Störfaktoren ausschalten
AR vorhanden
Stress-reaktion vorhanden
b) Richtiger Stresstest? Richtige Position des Gelenkes?
Kein AR mehr: weiter mit Schritt 2 oder 6
Kein AR: Problem= sekundär, und nicht testbar
TL/Challenge wiederholen
Schritt 3: TL/Challenge einspeichern
TL/Challenge einspeichern (=Kombination von Schritt 6+3)
AR vorhanden: weiter mit Schritt 3
Schritt 4: Farbe testen (und merken für spätere Anlage)
Schritt 4: Farbe testen
a) Bänder-/Sehnen-korrektur nötig = weiter mit Schritt 6
AR bleibt, keine der angebotenen Techniken gleicht aus
Schritt 5 (5.1 bis 5.4): Tapeanlagen anbieten
Ausgleichendes Tape anlegen
a) ev ein weiteres Bändertape nötig = zurück zu Schritt 4, weiter testen
b) Anlage ist nicht korrekt angebracht = neu machen und nach kontrollieren
c) Patient nicht testbar
Tape welches AR ausgleicht anbringen
AR kontrollieren
AR vorhanden
b) andere Technik nötig (Muskel, Faszie etc) = weiter mit Schritt 5
c) Patient ist nicht testbar
AR noch vorhanden: zurück zu Schritt 4, weiter testen.
AR kontrollieren
Kein AR mehr
Kein AR mehr
TL/Challenge wiederholen
AR wieder vorhanden: zurück zu Schritt 3, weiter testen.
Schritt 2 wiederholen (=TL/Challenge provozieren)
AR kontrollieren
AR wieder vorhanden
Kein AR mehr = ausgeglichen
Kein AR mehr = ausgeglichen
Schritt 7: Löschen der gespeicherten Information

Literaturverzeichnis

Quellenverweise

Assche v. R. (2012): http://www.physioenergetik.at.

Kase K. (2003): Illustrated Kinesio Taping, 4th ed. Tokio: Ken'i-Kai.

Kase K. (2006): Founder of the Kinesio Taping Method, Kim Rock Stockheimer, MS, ORT/L, CKTI, Acknowledgement by Professor Neil Piller: Kinesio Taping for Lymphoedema and Chronic Swelling. Albuquerque: Kinesio Taping Association USA.

Kinesio Taping Association International (KTAI) (2012): http://www.kinesiotaping.com.

Widgerow A. et al. (2009): Multimodality Scar Management Program. Aesthetic Plast Surg 33(4):533-43, PMID 19048338.

Widgerow A. (2010): Scar Management – marrying the practical with the science. Wound Healing Southern Africa, Bd 3, Nr. 1.

Literaturempfehlungen

Montag H. J., Asmussen P. D. (2003): Taping-Seminar, 5. Aufl. Balingen: Spitta Verlag.

Silbernagl S., Despopoulo A. (2001): Taschenatlas der Physiologie. Stuttgart: Thieme.

Valerius K.-P., Frank A., Kolster B. C. (2006): Das Muskelbuch. Stuttgart: Hippokrates.

Sachregister

A

Abmessen 47
Abnahme, sofortige 45
Abschwellung 153
Abziehen s. Entfernen
Achillessehne 146–147
Achillodynie/Tapeanlage 174–175
Acrylatkleber 28, 31–33, 36, 47
Adduktorengruppe 98
Adhäsionslösung 119
Agonist 23, 61, 65
Akupunkturpunkte 171
Allergiker 43
Anlageformen 52–53
Anlagekorrektur 47
Anlagereihenfolge/-kombinationen 56
Anlagerichtung, distale/proximale 51
Anlagetechniken 22, 55–56
Anlegen, korrektes 47–50
Ansa cervicalis 69
Antagonist 23, 61, 65
Anwendung 51–57
Anwendungsgrundlagen 43–45
– Maßnahmen, nach-/vorbereitende 43
– Maßnahmen, unterstützende/Patienten 44
Aponeurosen 119
Arm/Lymphanlage 156
Armlängenreflextest/AR 225–227, 229
– Ausgangsstellung 225
– Durchführung 225
– Ergebnisauswertung 226
– Kontrolle 229
– Maßnahmen, vorbereitende 227
– Testablauf 229
– Therapielokalisation 230
Assche, Raphael van 224–227
Atmungsfähigkeit 31–32

B

Bänder/Bänderkorrekturen 23, 56, 119, 127, 139–142, 148–149, 237
– Anlageformen 141
– Anlagerichtung 141
– Austesten 237
– Anwendungsgebiete 139
– Beispiele 140
– Kniegelenk/Seitenband 140, 148
– Vordehnung 141
– Wirkungsweise 140
– Ziel 139
Bandscheibenproblematik 129
Baumwollgewebe 28–31
Befundung 43
Behandlungsvorbereitung/-nachbereitung 43–44
Beige 37
Bereich, energetischer 171
Bewegung/Beweglichkeit, freie 44, 47, 62
Bewegungsausmaß 25
Bindegewebe 119
Biofeedbacksystem 224
Bizepssehne 125
Bizepssehnenreizung/Tapeanlage 176
Blau 37
Brücke 21
Bunt 37
Bursitis 129

C

Challenge 230–231, 233, 238, 240
Convolutions 21, 51, 62, 64–66, 129, 153
Corium 20

D

Daumengrundgelenk/Tapeanlage 177–178
DB-Tape 179–181
– Knie/Schulter 179
– Rücken 181
Dehnfähigkeit 29, 33–35, 54
Dehnung, maximale 34
Dehnung, unnötige 47
Dehnungsreflex, monosynaptischer 63
Detailerkennung 30–33
Diagnoseverfahren, physioenergetisches 221
Diaphragma 116–117
Ductus lymphaticus dexter/sinister 152
Dysbalancen, muskuläre 22–23, 119

E

Ellbogen 134, 137, 182
– Korrektur, raumschaffende 134
– Lochschnitt 134
– Netzschnitt 137
– Tapeanlage 182
Entfernen, schonendes 49–50
– Abziehen unter Druck 50
– Abziehen unter Vorspannung 49
Enthaarung 43
Entstauung s.Lymphanlage; Korrektur, raumschaffende

Epicondylitis 129
Epicondylitis humeri lateralis u. medialis/Tapeanlage 183
Epidermis 20
Erfinder 17
Extremität, obere 156
Extremität, untere 157

F

Fächer 53, 120, 154, 156–158
Farbe/Farblehre 29, 37–38, 232
Faszien 20, 22–24
Faszienkorrektur 22–23, 56, 119–128, 168, 235
– Anlageform/-richtung 120
– Anwendungsgebiete 120
– Knie 127
–, oberflächliche 122
– Oberschenkel 128
– Schulter 125
–, tiefe 123
– Verschiebeprobe 120
– Wirkungsweise 120
– Ziel 119
Fersensporn/Tapeanlage 184–185
Fesseln 119
Fibrosen 153
Fibrosen/Tapeanlage 191
Fingerkontusion/Tapeanlage 186
Föhntrocknung 44
Frozen Shoulder/Tapeanlage 187
Fußgelenk/Korrektur, funktionelle 144

G

Ganzheitslehre 224
Gelenkkapseln 119
Gelenkstellungen 23–24
Geruch, chemischer 29
Gewebeentstauung 62
Gewebefunktionsanregung 20
Gewebeschichten, gleitfähige 119
Gitterpflaster 53, 56, 168–169, 171–172
– Anlage 172
– Anwendungsgebiete 171
– Wirkungsweise 171
– Ziel 171
Glutealmuskulatur 102–103
Grundbegriffe 51–52
Grundspannung 54

H

Haftung 25, 31–32, 47, 49, 56
Hallux valgus/Tapeanlage 188–189
Haltungskorrektur/Tapeanlage 190
Hämatome 153
Hämatome/Tapeanlage 191
Handgelenk/Korrektur, funktionelle 145
Handgelenksstabilisierung/Tapeanlage 192
Hauptwirkungsweisen 19–24
Haut trocknen 43
Hautnachbehandlung 44
Hautreinigung 43
Hautschichten 20–22
Hautverträglichkeit 25
Homöostase 22
HWS-Syndrom/Tapeanlage 193
Hypertonus 23
Hypotonus 23

I

Iliosakralgelenk/Tapeanlage 194
Impingement-Syndrom/Tapeanlage 195
Indikationen 39–40
Indikationsanlagen 173–219
Interkostalneuralgie/Tapeanlage 154, 196
ISG-Beschwerden 129
I-Streifen 53, 63, 120, 130, 132–133, 169

J

Jingeln 120, 122, 124

K

Karpaltunnelsyndrom 129
Karpaltunnelsyndrom/Tapeanlage 197
Kase, Kenzo 17
Kiefergelenk/Tapeanlage 198
Kinesiologie 18
Kinesiologie, holistische 224
Kinesio-Taping® 17–18
Kleberaktivierung 47
Kleberqualität 31–33
Klebestreifenentfernung 44
Klebstoff 28, 31–33, 36, 47
Klebstoffreste/-struktur 32
Kleidung, bequeme 44
Klopfen, provokatives 230
Knie/DB-Tape 179–180
Knie/Korrektur, funktionelle 199
Knie/Korrektur, raumschaffende 136–137
Knie/Seitenbänder 127, 140, 148, 200
– Bandkorrektur 148, 200
– Faszienkorrektur 127
– Sehnenkorrektur 200
Kniedrainage 158
Kniegelenksüberstreckung/Tapeanlage 199
Kommunikation über die Haut 19–20
Kontraindikationen 40–41
Kopie 27–28
Korrektur 23–24, 61
– Bänder 23, 119, 127, 139
– Faszien 22, 119
– Gelenke 23
– Muskelfunktion 22, 61
– Sehnen 23, 119, 125, 139, 146
Korrektur, funktionelle 56, 139–142, 144–145
– Anlageformen 141
– Anlagerichtung 141

- Anwendungsgebiete 139
- Beispiele 140
- Fußgelenk 144
- Handgelenk 140, 145
- Vordehnung 141
- Vorgehensweise 142
- Wirkungsweise 140
- Ziel 139

Korrektur, mechanische 56, 139–141, 143
- Anlageformen 141
- Anlagerichtung 141
- Anwendungsgebiete 139
- Beispiele 140
- Schultergelenk 140, 143
- Vorgehensweise 141
- Wirkungsweise 140
- Ziel 139, 141

Korrektur, raumschaffende 56, 129–137, 168, 235
- Anlageformen 130
- Anlagerichtung 130
- Anwendungsgebiete 129
- Ellbogen 134, 137
- I-Streifen 132
- Knie 136
- Lochschnitt 134
- Netzschnitt 136
- Übergang, thorakolumbaler 132
- Vordehnung 130
- Wadenmuskulatur 133
- Wirkungsweise 129
- Ziel 129

Kraftübertragung, umgelenkte 140

Kreuzbandtest 237

L

Latexfreiheit 32

Lochschnitt 53, 130, 134–135

Lufttrocknung 44

Lumbalschmerzen 129

LWS-Syndrom/Tapeanlage 201

Lymphanlage 56, 151–158, 166–167, 233
- Anlageformen 154
- Anlagerichtung 154
- Anwendungsgebiete 153
- Arm 156
- Austesten 233
- Fächer 154, 156
- Hämatom nach Anlage 154
- Interkostalneuralgie 154
- Knie 158
- Oberschenkel 157
- Spiraltape 156
- Umleitung, horizontale/vertikale 156
- Unterschenkel 158
- Vordehnung 154
- Wirkungsweise 153
- Ziel 153

Lymphflussverbesserung 62

Lymphgefäßsystem 151

Lymphmenge, erhöhte 153

Lymphödeme 153

Lymphströmungsgeschwindigkeit 153

M

M. adductor brevis 98

M. adductor longus 98

M. adductor magnus 98

M. biceps brachii 71

M. biceps femoris 99

M. brachioradialis 74

M. caput breve 99

M. caput longum 99

M. deltoideus 63, 72–73

M. erector spinae 90–92

M. extensor carpi radialis brevis 74

M. extensor carpi radialis longus 74

M. extensor digitorum longus 100

M. extensor hallucis longus 100

M. flexor carpi radialis 75

M. flexor carpi ulnaris 75

M. flexor digitorum longus 101

M. flexor digitorum profundus 75

M. flexor digitorum superficialis 75

M. gastrocnemius 114

M. gluteus maximus 102–103

M. gluteus medius 102–103

M. gluteus minimus 102–103

M. gracilis 98

M. iliopsoas 104

M. infraspinatus 76

M. latissimus dorsi 77

M. levator scapulae 78

M. masseter 70

M. obliquus externus abdominis 93–94

M. obliquus internus abdominis 93–94

M. palmaris longus 75

M. palmaris longus 98

M. pectineus 105

M. pectoralis major 79–80

M. pectoralis minor 81

M. pereneus brevis 106

M. pereneus longus 106

M. pereneus tertius 106

M. piriformis 102–103

M. plantaris 114–115

M. popliteus 107

M. pronator quadratus 82

M. pronator teres 82

M. quadratur lumborum 95

M. quadriceps femoris 108

M. rectus abdominis 96

M. rectus femoris 108

M. rhomboideus major 83

M. rhomboideus minor 83

M. sartorius 109

M. sartorius 63

M. scaleni 67

M. semimembranosus 110

M. semitendinosus 110

M. soleus 114–115

M. sternocleidomastoideus 68

M. sternohyoideus 69

M. sternothyroideus 69

M. supinator 84

M. supraspinatus 85
M. tensor fasciae latae 111
M. teres major 86
M. teres minor 86
M. tibialis anterior 112
M. tibialis posterior 113
M. transversus abdominis 97
M. trapezius 87–88
M. triceps brachii 89
M. triceps surae 114–115
M. vastus intermedius 108
M. vastus lateralis 108
M. vastus medialis 108
Materialhandhabung 47–50
Materialkunde 27–36
– Lagerung 36
–, Material, dickes 31
– Verarbeitung 29
– Vergleich 28, 35
– Voraussetzungen 35
– Wahl 27–28
Mechanorezeptoren 20
Meissner-Körperchen 21
Meniskustest 237
Menstruationsbeschwerden/ Tapeanlage 202
Merkelzell-Rezeptoren 21
Methodenentwicklung 17–18
Mikrozirkulation 20, 62
Miktionsstörung/ Tapeanlage 202
Muskelanlage 56, 61–117, 234
– Anlageform/-richtung/ -vordehnung 63
–, anregend/aktivierend 64
– Anwendungsgebiete 61
– Austesten 234
–, hemmende 66
– Innervationsphysiologie 63
– Muskeln 67
– Wirkungsweise 62
– Ziel 61
Muskelbalance 20, 22, 61
Muskelfaserriss 129, 153
Muskelfaserriss/ Tapeanlage 203
Muskelkontraktionen 61
Muskelsepten 119
Muskelspannung, veränderte 52
Muskeltapes 22, 61
Muttermale 43

N

N. accessorius 68, 87
N. axillaris 72, 86
N. dorsalis scapulae 78, 83
N. femoralis 104, 105, 108–109
N. gluteus inferior 102
N. gluteus superior 102, 111
N. iliohypogastricus 93, 95
N. ilioinguinalis 93, 95
N. ischiadicus 98, 102, 110, 161
N. medianus 75, 82, 161
N. musculocutaneus 71
N. obturatorius 105
N. obturatorius 98
N. pectorales lateralis 79–81
N. pectorales medialis 79–81
N. peroneus communis 99
N. peroneus profundus 100, 112
N. peroneus superficialis 106
N. phrenicus 116–117
N. radialis 74, 84, 89, 163
N. subcostalis 93, 95
N. supracapularis 76, 85
N. thoracodorsalis 77, 86
N. tibialis 99, 101, 107, 113–114
N. trigeminus 70
N. ulnaris 75, 164
Nachkontrolle 49
Nacken-Kombi/ Tapeanlage 204
Narben 171
Narbenbildung 153
Narbengewebe 165
Narbentape 56, 165–169
– Anlageformen 167
– Anlagerichtung 167
– Anwendungsgebiete 166
– Operationsnarbe 169
– Vordehnung 167
– Wirkungsweise 167
– Ziel 166
Nervenenden, freie 21
Nervenentlastung 159
Netzschnitt 53, 130, 135–137
Neuralanlagen 56, 159–164
– Anlageformen 160
– Anlagerichtung 160
– Anwendungsgebiete 159
– N. ischiadicus 161
– N. medianus 161
– N. radialis 163
– N. ulnaris 164
– Vordehnung 160
– Wirkungsweise 160
– Ziel 159
Nn. intercostales 93, 95–97
Nozisensoren 20
Nullspannung 35

O

Oberschenkel 128, 157
– Faszienkorrektur 128
– Lypmhanlage 157
Obstipation/ Faszienkorrektur 205
Operationsnarbe 169
Organfunktionen 40
Organkapseln 119
Originalmaterial 27–28

P

Paper-off-Anlage 31, 31, 54–55, 155–156, 209
Patellalateralisation/ Tapeanlage 206–207
Patellaspitzensyndrom/ Tapeanlage 208
Patienten, hautsensible 44
Patienten, kooperative 44–45
Patientenlagerung 43
Pereneusgruppe 106
Pes anserinus 127

Physioenergetik 18, 221–227
– Begriffserklärung 223
– Diagnostik/Test s. Testen, kinesiologisches
– Erfinder 223
– Ziel 224
Plantarfaszie 146–147, 214
Plattfuss/Tapeanlage 214–215
Plexus brachialis 67
Plexus cervicalis 67–68
Plexus lumbalis 104
Plexus sacralis 102
Praxis 59–219
Propriozeptoren 20
Provokation 230–231, 233, 240
Pumpgriff 234

Q
Qualitätskriterien s. Materialkunde; Materialwahl
Querdehnung 237

R
Ramus ventralis 67
Raum, interstitieller 129
Reflexbogen, monosynaptischer 63
Reizsetzung, reflektorische 171
Restless Legs-Syndrom/Lymphanlage 209
Retinakula 119
Rezeptoren 20, 21, 62, 64, 66
– Anregung 64
– Hemmung 66
– Stimulation 20
Rippenprellung/Tapeanlage 196
Rot 37
Rotatorenmanschette/Tapeanlage 210–211
Rücken/Tapeanlage 181
Rückenmuskulatur, autochthone 90–92
Ruffini-Körperchen 22

S
Schleudertrauma/Tapeanlage 212
Schmerzen 21, 62, 159, 171
Schmerzlinderung 56
Schmerzreduktion 20
Schmerzsymptomatiken 129, 132
Schulter/DB-Tape 179–180
Schulter/Faszienkorrektur 125–126
Schultergelenk/Korrektur, mechanische 140, 143
Schwarz 37
Sehnen/Sehnenkorrekturen 23, 56, 119, 125, 139–142, 146–147, 237
– Achillessehne 147
– Anlageformen 141
– Anlagerichtung 141
– Austesten 237
– Anwendungsgebiete 139
– Beispiele 140
– Plantarfaszie 146
– Vordehnung 141
– Wirkungsweise 140
– Ziel 139
Sehnenplatten 119
Seitenband, mediales s. Knie
Selbstheilungskräfte 224
Selbsttest 35
Senkfuss/Tapeanlage 214–215
Sensibilitätsstörungen 159
Sinusitis/Tapeanlage 213
Space-Tape 129
Spannkraft 35
Spannung 51–55
Spannungsverteilung 51–52, 54–55
Spannungszustand 47
Spinalnerven 90
Spiraltapes 154
Spreizfuss/Tapeanlage 214–215
Sprunggelenkläsion/Tapeanlage 216–219
– Schlaufentechnik A 217
– Schlaufentechnik B 218
– Schlaufentechnik C 218
– Schlaufentechnik D 219
– Schlaufentechnik E 219
Sterntape 132–133
Stoffabtransport 62
Stoßdämpfer, elastischer 119
Streifenenden, sich lösende 44
Subcutis 20

T
Tape, elastisches 24–25, 47, 51
– Anlage 47
– Anwendung 51
– Vergleich 25
Tape, klassisches 24–25
– Vergleich 25
Tapeabmessung 47
Tapeabnahme, sofortige 45
Tapeabschnitte 51
Tapeanker 51, 54
Tapeanker, dritter 139
Tapeanlage s. Anlage
Tapebasis 51
Tapebasis, dritte 139
Tapebausteine 28–29
Tapedehnfähigkeit 34–35
Tapedrittelung 139, 141
Tapeende 51, 54
Tapeende, drittes 139
Tapeenden, abgerundete 47
Tapeendenüberlappung 47
Tapeoptik, unterschiedliche 51
Tapequalitätskontrolle 27–36
Taperänder 33
Taperolle 29–30
Tapeschichten, mehrere 56–57
Tapespannung s. Spannung
Tapezuschneidung 30–31
Taping, kinesiologisches 18
Tenderpunkte 171
Testen, kinesiologisches 18, 221–240
– AR-Kontrolle 229
– AR-Test 225, 233

- Bandkorrektur austesten 237
- Challenge 230, 233
- Challenge einspeichern 231
- Challenge löschen 238
- Ergebnisevaluation 236
- Farbauswahl 232
- Faszienkorrektur 235
- Flussdiagramm 240
- Korrektur, raumschaffende 235
- Lymphtape 233
- Muskelanlage 234
- Patient, nicht testbarer 229
- Sehnenkorrektur austesten 237
- Stressauslösung 230
- Tapeanlage austesten 233
- Testablauf 229
- Therapielokalisation 230

Teststreifen 30–35
Theorie 15–57
Therapielokalisation s. Testen, kinesiologisches
Thorakalschmerzen 129
Tractus iliotibialis/ Faszienkorrektur 128
Tragedauer 25, 31, 49
Tragekomfort 31–33
Trägerfolie 28–29, 31–33
Trägerfolie einreißen/ zurückklappen 47–48
Triggerpunkte 171

U

Unterarmflexoren 75
Unterschenkel/ Lymphanlage 158
Untersuchung 43

V

Vati-Pacini-Körperchen 21
Verarbeitungs- unregelmäßigkeiten 29
Verklebungen 22. 119
Verschiebeprobe 120, 235
Verträglichkeit 25
Vordehnung 43

W

Wadenmuskulatur 106, 133
Webstrukturqualität 30
Wirbelsäule 190
Wirkungsweise 25

X

X-Tape 53

Y

Y-Streifen 53, 63, 120

Z

Zervikalschmerzen 129
Zirkulationsverbesserung 20
Zug, wechselnder 120
Zugstärke 31, 54–55
Zugwirkung 56
Zugwirkungen, pathologische 22
Zuschneiden 30
Zustände, akute 129
Zustände, postoperative/ posttraumatische 153
Zwerchfell 116–117